Repetitorium zum Gegenstandskatalog 4

Neuauflage des »Hannoverschen Antwortkatalogs«

Dieter Melzig

Antwortkatalog zum GK 4

Leitsymptome und Diagnostische Methoden in der Medizin

Unter Mitarbeit von Wolfgang Dittmar

W DE G

Walter de Gruyter
Berlin · New York 1981

Autor
D. Melzig
Drosselweg 15, D-3301 Lagesbüttel
Tel. (0 53 03) 41 84

CIP-Kurztitelaufnahme der Deutschen Bibliothek

Melzig, Dieter:
Antwortkatalog zum GK 4 [vier]: Leitsymptome diagnost. Methoden in d. Medizin/ Dieter Melzig. Unter Mitarb. von Wolfgang Dittmar. - Berlin; New York: de Gruyter, 1981. -
(Repetitorium zum Gegenstandskatalog 4)
ISBN 3-11-008486-4

Druck: Karl Gerike, Berlin. - Bindung: Lüderitz & Bauer Buchgewerbe GmbH, Berlin.

Vorwort

Das Studium der Medizin nach der neuen AO und das damit verbundene Prüfungsverfahren wird seit geraumer Zeit praktiziert und hat zu einer veränderten Arbeitsweise der Studenten geführt:

Aufarbeitung des im vorklinischen und klinischen Studium vermittelten Wissens anhand von bewährten Lehrbüchern und ergänzend dazu konzentrierte Vorbereitung auf die schriftlichen Prüfungen anhand eigener Ausarbeitungen oder kursierender Skripten.

Die im Verlag Walter de Gruyter erscheinenden REPETITORIEN ZUM GEGENSTANDSKATALOG sollen ausschließlich in diesem Zusammenhang verstanden werden. Sie können kein Lehrbuch ersetzen und erheben auch einen grundsätzlich anderen Anspruch: sie sollen ganz konkret Lernhilfe bieten für die letzte Phase der Vorbereitung auf die schriftliche Prüfung nach dem Multiple-Choice-Verfahren. Wie schon der Titel REPETITORIUM sagt, wird hier prüfungsorientiert repetiert, was die medizinischen Lehrbücher an Wissen vermitteln.

Eine Gruppe von Medizinern – bekannt als Hannoversche Autorengemeinschaft, die in der Vergangenheit im Eigenverlag den HANNOVERSCHEN ANTWORTKATALOG verlegte – studiert seit Beginn dieses Prüfungsverfahrens 1977 die Prüfungsfragen, kennt die Schwächen und Ärgernisse der unpräzisen Fragestellungen und auch die zweifellos eingetretene größere Sorgfalt bei der Auswahl der Fragen, die dennoch immer wieder Grund zur Klage bieten. Diese Gruppe, die während der Facharztausbildung über das ganze Bundesgebiet verstreut tätig ist, hat auch im engen Kontakt zu den jeweiligen Universitäten die Texte zu den Gegenstandskatalogen neu überarbeitet. Gegenstandskatalog und Prüfungsfragen bildeten dabei die Richtlinie für die Ausführlichkeit des Stoffes. Die Erfordernisse der Prüfung und die begrenzte Zeit der Kandidaten waren Richtlinie für die Didaktik und den Aufbau dieser Buchreihe. So wurde als Gliederung der Gegenstandskatalog zu Grunde gelegt; ein ausführliches Computer-Register sowohl in den Textbänden als auch in den Fragensammlungen ermöglicht es dem Kandidaten, schnell und sicher festgestellte Wissenslücken zu füllen und anhand von Fragen gewisse Themenkomplexe gesondert zu überprüfen.

Berlin, Juli 1981 Der Verlag

INHALT

1. Leitsymptome

2. Diagnostische Methoden

ABKÜRZUNGEN

Ae.:	Aetiologie
Di.:	Diagnose
DD.:	Differentialdiagnose
Def.:	Definition
Fo.:	Folgen
Ko.:	Komplikationen
Lo.:	Lokalisation
LSy.:	Leitsymptom
ma.:	makroskopisch
mi.:	mikroskopisch
Pg.:	Pathogenese
Pr.:	Prognose
Ve.:	Verlauf
Vo.:	Vorkommen
Sy.:	Symptome
Rö.:	Röntgenuntersuchung
Th.:	Therapie

♂	Männer
♀	Frauen
>	größer als, abnehmend
>>	viel größer als
<	kleiner als, zunehmend
<<	viel kleiner als
→	führt zu, hat zur Folge, ergibt im Verlauf, bewirkt
↑	steigt an, erhöht
↓	fällt ab, erniedrigt

AGS:	Adrenogenitales Syndrom
ARS:	Achillessehnenreflex
BDR:	Bauchdeckenreflex
BSR:	Bizepssehnenreflex
BW:	Bewußtsein
BWS:	Brustwirbelsäule
CP:	Cerebrale Parese
evtl:	eventuell
ggf:	gegebenenfalls
HVL:	Hypophysenvorderlappen
HWS:	Halswirbelsäule
KE:	Kontrasteinlauf
KM:	Kontrastmittel Knochenmark
LK:	Lymphknoten
LP:	Lumbalpunktion
LWS:	Lendenwirbelsäule
mBB:	Knochenmarksausstrich
MdW:	Mittel der Wahl
MS:	Multiple Sklerose
NNR:	Nebennierenrinde
pBB:	peripheres Blutbild
PNS:	Peripheres Nervensystem
PSR:	Patellarsehnenreflex
RG:	Rasselgeräusch
RM:	Rückenmark
RR:	Blutdruck
STP:	Stauungspapille
uva:	und viele andere
WHO:	World Health Organisation
ZNS:	Zentrales Nervensystem
ZVD:	Zentraler Venendruck

1 LEITSYMPTOME

LERNZIEL:

- Erkennen der Leitsymptome und ihre Zuordnung zu den Krankheiten
- Beurteilung des Krankheitswertes der Leitsymptome
- Kenntnis der diagnostischen Maßnahmen in ihrer notwendigen, sachgerechten, zeitlichen Reihenfolge, um zu einer zielgerichteten Abklärung der Leitsymptome zu kommen.

1.1 Allgemeine Symptome, Hautveränderungen

1.1.1 A N O R E X I A

Def.: Appetitlosigkeit (keine Begierde). Der Trieb zur Nahrungsaufnahme ist herabgesetzt.

Ae. : Appetitverlust bei Krankheiten (Mund-, Magen-, Darm-, Infektionskrankheiten), auch durch Tabletteneinnahme dagegen, Diarrhöen, Schwangerschaft, Hirnschädigung und mentale Ursache (A. mentalis oder nervosa).

Die Abneigung zur Nahrungsaufnahme kann also organisch, funktionell oder psychisch bedingt sein.

Die psychische Ursache der Anorexia nervosa ist psychiatrisch festzustellen. Man findet sie fast ausschließlich bei Mädchen in der Pubertät, seltener auch bei Frauen in der Menopause.

Differentialdiagnostisch sind jedoch alle somatischen Ursachen (meist mit den üblichen Laboruntersuchungen) abzugrenzen: Maldigestion, Malabsorption, Alkohol- oder Drogenabusus, chronische Infekte (z.B. Tonsillen), chronische Nieren- und Leberkrankheiten, metastasierende Malignome, Hyperthyreose, entgleister Diabetes mellitus, NNR-Insuffizienz und Hypothalamusprozesse und dabei vor allem die Hypophysenvorderlappeninsuffizienz (Panhypopituitarismus).

Bei beiden Erkrankungen (A. nervosa, HVL-Insuffizienz) finden sich:

Sekundäre Amenorrhoe, Asthenie, Hypotonie, Bradykardie, tiefe Körpertemperatur, Kälteempfindlichkeit, hypoplastische Genitale, Hypometabolismus, Neigung zu Hypoglykämie.

Unterschiedlich sind:

Anorexia nervosa zeigt normale Axillar- und Pubesbehaarung und normales Hautkolorit. Auffällig ist die extreme Magerkeit.

HVL-Insuffizienz zeigt meist eine geringere Pubesbehaarung, eine wächserne Blässe der Haut (durch Melaninmangel), einen Pigmentverlust der Mamillenhöfe (weißer Addison) und eine Mammaatrophie. Extreme Magerkeit kommt praktisch nicht vor.

Psychisch stehen sich Apathie (HVL-Insuffizienz) und demonstratives Verhalten (A. nervosa) gegenüber.

Charakteristisch für die Anorexia nervosa sind neben der sekundären Amenorrhoe noch Obstipation und häufig ein ausgeprägter Leistungsehrgeiz.

Labormäßig fällt meist eine Hypokaliämie durch den meist erfolgten Laxantienabusus bei der Anorexia nervosa auf sowie erniedrigte Blutzuckerwerte.

Bei der HVL-Insuffizienz fallen die stark erniedrigten Gonadotropin- und Östrogenwerte auf, die bei der Anorexia nervosa allerdings auch erniedrigt sind, nur nie so stark.

Weitere DD:

NNR-Insuffizienz (primäre chronische = M. Addison,
sekundäre durch ACTH-Mangel bei HVL-Insuffizienz)
Hyperkaliämie, Hyperpigmentation (Mamillen, Handlinien, Mundschleimhaut), Adynamie, Müdigkeit, Hypotonie, Neigung zu Hypoglykämie.

Häufigkeit: Die A. nervosa ist selten

Prognose: 1/3 stirbt in jungem Alter an schwereren Infekten

1.1.2 BEWUẞTSEINSSTÖRUNGEN

Def.: Der gesamte Bereich beginnend mit der Erschwerung bestimmter geistiger Funktionen bis zum Bewußtseinsverlust.

Begriffe:

Synkope = kurzzeitiger Bewußtseinsverlust (nicht epileptisch)

Somnolenz: Bewußtseinsstörung, krankhafte Schläfrigkeit, aus der der Patient erweckbar ist.

Sopor: Starke Form der Bewußtlosigkeit. Nur noch stärkste Reize vermögen Reaktionen auszulösen.

Koma: Stärkste Form der Bewußtlosigkeit. Selbst durch stärkste Schmerzreize ist keine Reaktion mehr zu erzielen. Lang andauernd.

Stupor: Reaktionslosigkeit aus psychischen und somatischen Gründen bei erhaltenem Wachbewußtsein (kommt vorwiegend bei Geisteskrankheiten vor).

Einteilung:

SYNKOPEN

1. Kardiovaskulär bedingte

11 *Verminderung des Herzminutenvolumens, HMV* ↓

Rhythmusstörungen, Herzinsuffizienz, Herzinfarkt, Vitien (Aortenstenose, Mitralstenose, Fallot, Transposition), Ventrikelstillstand (Adam-Stokes-Anfall, Carotissinussyndrom)

12 *Verminderung des venösen Rückflusses zum Herzen*

Periphere Gefäßdilatation = Vasomotorenkollaps (vagovasal, psychisch, posttraumatisch, reflektorisch, orthostatisch), innere Blutung, gestörter Rückfluß bei respiratorischer Insuffizienz (z.B. Husten)

13 *Cerebro-vaskuläre Erkrankungen*

Subclavian-Steal-Syndrom, intermittierende Insuffizienz

2. Cerebral bedingte

Epilepsien, Narkolepsien, Hysterie, Eklampsie

KOMATÖSE ZUSTÄNDE

1. Bei Stoffwechselstörungen

Coma diabeticum	*Coma hypocalcaemicum*
Coma hypoglycaemicum	*Coma hypercalcaemicum*
Insulom	*Coma hyperparaproteinaemicum*
Coma urämicum	*Hyperosmolares, nicht azidotisches Koma*
Coma hepaticum	*Elektrolytkoma (Hyponaträmie)*
Nebennierenkoma (Addison-Krise)	*Koma bei Störung des Wasser-, Säure-, Basen-, Elektrolythaushalts*
Hypophysäres Koma	*Koma bei schweren Allgemeinerkrankungen (Septikämien, Tumoren)*
Coma basedowicum	

2. Bei exogenen Intoxikationen

Schlafmittel, CO, Zyan, Opium, Morphium, Belladonna, Alkohol, Pilze, Schwefelwasserstoff, Lösungsmittel.

3. Bei cerebralen Affektionen

31 *Gefäßstörungen*

Encephalorrhagie, Encephalomalazie, subarachnoidale Blutung, Hämatom, Hirnsinusthrombose.

32 *Hirntumor, Hirnabszeß, Meningitis, Encephalitis, Trauma*

33 *Abnorme Schlafzustände*

Basiliarisinsuffizienz, Klein-Levin-Syndrom

Diagnose:

1. Anamnese

Den Patienten befragt man in den Phasen der Bewußtseinsaufhellung, sonst Verwandte: Berufliche Tätigkeit, frühere körperliche und psychische Erkrankungen, Verletzungen, Epilepsie, Hochdruck, Gewohnheiten (Alkohol, Medikamente).

2. Körperliche Untersuchung

Vitalfunktionen, Verletzungen (Hautverfärbungen hinter dem Ohr und unter dem Auge = Schädelbruch), Vergiftungszeichen, neurologische Abnormitäten.

Atmung: Cheyne-Stokes, Kußmaul, Aufblasen einer Backe zeigt Lähmung derselben Gesichtshälfte an.

Bewegungen: Spontan durch normal innervierte Muskeln oder fokale motorische Krämpfe.

Extremitätenlähmungen: Reizreaktion prüfen, Aufheben und Fallenlassen (gelähmtes Bein fällt sackartig, gesundes sinkt langsam), Tonusverlust bei schlaffer Hemiplegie.

Tonische Nackenreflexe und Decerebrierungsstarre weisen auf Funktionsstörungen im Hirnstamm hin.

Augen: Einseitige Pupillenerweiterung → ipsilaterales, subdurales Hämatom
Papillenödem → Hirndruck
Lidödem → Sinus-cavernosus-Thrombose
Okulomotoriuslähmung einseitig → Aneurysmaruptur

Nackensteife: → meningeale Reizung (Meningitis, Subarachnoidalblutung), intrakranielle Tumoren

3. Laboruntersuchungen

Je nach Verdacht untersucht man:

Urin: Eiweiß, Zucker, Aceton, Erythrozyten

Blut: Hb, Hk, Leukozyten, Differentialblutbild
Harnstoff, Elektrolyte, Blutzucker, Blutammoniak, Blutgase, pH

Liquor: Zellzahl, Eiweiß, Kultur

Toxikologische Untersuchungen

4. Besondere Untersuchungen am Schädel

Röntgen, EEG, Echo-EG, Hirnscintigramm, Angiographie, Pneumencephalographie dienen der Diagnose von Hirntumoren und Hämatomen.

Adam-Stokes-Anfall

Durch periodisch auftretende Überleitungsstörungen vom Vorhof auf den Ventrikel setzt die Ventrikeltätigkeit aus. Dauert dies länger als 7 Sekunden tritt Bewußtlosigkeit ein. Später setzt ein ventrikulärer Ersatzrhythmus ein. Danach meist schlagartiges Aufwachen ohne Schläfrigkeit (im Gegensatz zur Epilepsie).

Diagnose: EKG. Auch außerhalb des Anfalls meist AV-Block 1., 2. oder 3. Grades.

Karotissinussyndrom

Mechanische Reizung der Nervenendigungen im Bereich des Sinus caroticus (Prüfung durch Draufdrücken) löst folgende Symptomatik aus:

Blutdruckabfall bis 50 mm Hg
Ventrikelstillstand } → synkopaler Anfall

Vasomotorenkollaps

Kollaps ist ein Zustand, der sich vom Schock nur durch die Kurzfristigkeit abgrenzt.
Ursache sind in erster Linie psychische Faktoren. Ein vagovasaler Reflex (Vasopressorreflex) verursacht eine periphere Gefäßdilatation. Folge ist ein Blutdruckabfall (im Gegensatz zum hysterischen Anfall) und ein Kollaps.
Andere Ursachen siehe in der Übersicht.

Subclavian-Steal-Syndrom

Bei Verschluß der A. subclavia wird die A. vertebralis rückläufig. Die Subclavia stiehlt dem Gehirn das Blut. Die Folge sind Schwindel, Sehstörungen, Synkopen, besonders bei Armarbeit.

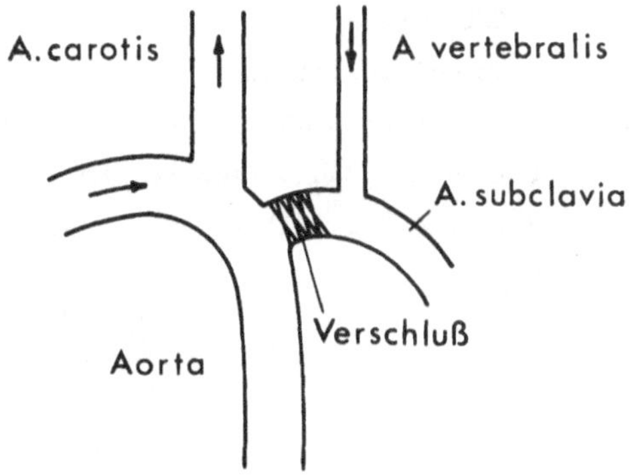

Epilepsie

Zerebrale Anfälle werden durch eine Störung der neuronalen Erregungsverarbeitung in der Hirnrinde verursacht. Zur Diagnose gehört eine eingehende Familien- und Eigenanamnese mit Fragen nach dem Geburtsverlauf und späteren Hirnschädigungen.

Neben den idiopathischen Epilepsien unbekannter Ursache ist besonders nach möglichen Ursachen für eine symptomatische Epilepsie (Alkohol, Medikamente, Neuroleptika, endokrine und metabolische Störungen) zu fahnden.

Narkolepsie

Ist ein chronisches klinisches Syndrom mit periodisch auftretendem zwanghaftem Einschlafen. Der Schlaf kann Sekunden bis Minuten dauern. Die Aetiologie ist unbekannt.

Die Narkolepsie kommt idiopathisch vor und auch symptomatisch bei Schädelhirntraumen, zerebraler Arteriosklerose, Encephalitiden und Tumoren im Hypothalamus.

Hysterie

Kurzzeitiger Bewußtseinsverlust von geringer Tiefe. Kennzeichnend ist das langsame Hinsinken und das Fehlen sonstiger Zeichen (kein Zungenbiß, kein Initialschrei, kein Urinabgang, Pupillen reagieren gut auf Licht, unveränderte Gesichtsfarbe).

Eklampsie (Schwangerschaftstoxikose)

Neben der Trias Ödeme, Proteinurie, Hypertonie treten auch tonisch-klonische Krämpfe und Bewußtlosigkeit auf wie bei der Epilepsie. Die Differentialdiagnose muß daher sorgfältig gestellt werden.

Coma hypoglycaemicum

Tritt vorwiegend beim Diabetiker nach Insulinüberdosierung auf oder auch bei Inselzelladenom. Es hat mit dem Coma diabeticum gemeinsam: die Bewußtlosigkeit und evtl. die Glucosurie. Im Unterschied dazu fallen hier auf: feuchte, kühle, blasse Haut, Zittern, Muskelrigidität, gut gefüllter Puls, reizbarer psychischer Zustand.

Besserung nach Injektion von ca. 30 ml einer 40%igen Glucoselösung.

Diagnose:

Fastentest:

Bei Hypoglykämie läßt sich das Absinken des Blutzuckers durch totales Fasten provozieren. Nichts zu essen geben und alle 4 Std Blutzucker bestimmen. Ein hypoglykämischer Anfall nach 12 - 36 Std deutet auf Hyperinsulinismus, d.h. Insellzelladenom hin. Bei Gesunden sinkt das Insulin beim Hungern ab.

Leucintest:

Nach 3 Tagen kohlehydratreicher Ernährung L-Leucin oral geben und alle 10 Min. Blutzucker bestimmen. Beim Gesunden erfolgt ein Anstieg des Insulins um 0 - 30 µE/ml.

Tolbutamidtest:

Sulphonylharnstoffe führen bei Gesunden zu einer raschen Stimulation der Insulinsekretion und folglich zu einem Blutzuckerabfall. Nach 3 Tagen kohlehydratreicher Ernährung wird 1 g Tolbutamid i.v. injiziert. Gesunde Personen reagieren nach 20 Minuten mit einem Blutzuckerabfall auf 80% des Ausgangswertes, nach 30 Minuten unter 75%. Bei Diabetikern wird der Abfall erst später erreicht, weil weniger Insulin zum Stimulieren verfügbar ist. Ein 30-Min.-Wert über 75% ist mit Sicherheit pathologisch. Bei einem Inselzelladenom fällt der Blutzucker stärker ab. Nach 30 - 60 Minuten erreicht er Werte unter 30 mg %. Der Ausgangswert muß hier immer höher als 50 mg % sein.

Glukosetoleranztest: (OGTT)

Mit diesem Test wird der Diabetes mellitus von anderen Glukosurien abgegrenzt. Ferner gestattet er die Beurteilung der Stoffwechsellage bei geringen Blutzuckererhöhungen.
3 Tage kohlehydratreiche Ernährung. Am Testtag 100 g Glukose in 500 ml Tee. Beurteilt wird der verzögerte Abbau der Blutglukose bei Diabetes nach der Abweichung vom Normalverlauf.

Coma diabeticum

Im Unterschied zum hypoglykämischen Koma tritt hier auf: Azetongeruch, Ketoazidose, Hyperpnoe, Exsikkose an Haut, Zunge, Bulbi. Die Atmung ist vom Kußmaultyp (tief und regelmäßig). Der Blutdruck ist erniedrigt. Fast regelmäßig ist eine Hypokaliämie vorhanden. Im hochgestellten Urin werden Zucker und Aceton gefunden. Ferner sind die Komazylinder im Urinsediment charakteristisch. Der Blutzucker erreicht Werte bis über 1000 mg %.

DD der Hyperglykämie:

1. Echter Diabetes mellitus
2. Sekundäre Hyperglykämie bei Pankreasstörungen, endokrinen Überfunktionen (Hyperthyreose, Cushing, Phäochromocytom, A-Zellen-Tumor des Pankreas), zentralnervösen Störungen (traumatisch, infektiös, vaskulär) und bei medikamentöser Therapie (Diuretika, Kortikosteroide, Überernährung).

Hyperosmolares, nicht-azidotisches Koma:

Ae.: Diätetische Exzesse, Diuretika, Verbrennungen, Dialyse etc.

Diagnose:

Es besteht meist erhebliche Hyperglykämie (500 - 2000 mg %), aber keine Azetonurie und keine Kußmaul-Atmung sowie keine Hypokaliämie.

Dafür besteht Hyperosmolalität des Plasmas bei Polyurie und Dehydratation.

Die Bewußtseinsstörung ist die Folge des raschen intrazellulären Wasserverlustes. (So ein hyperosmolares Koma kann auch bei Diabetes insipidus eintreten).

Coma uraemicum

Diagnose:

Wichtigstes Symptom Azotämie (erhöhter Rest-N > 100 mg %).
Atmung meist vom Typ Cheyne-Stokes, kann aber auch vom Typ Kußmaul sein. Die Pupillen sind eng (Miosis) im Gegensatz zur Mydriasis beim Coma diabeticum. Die Exspirationsluft riecht urinös, auf der Haut können sich Harnstoffkristalle abscheiden.
Augenhintergrund: Angiospastische Veränderungen
Urin: Eiweiß, Zylinder
Blut: Azotämie, K ↑, Ca ↓ (→ EKG)
EKG: QT verlängert, hohes T

Coma hepaticum

Diagnose:

Charakteristisch ist der Ikterus, der jedoch, besonders im Anfang, nicht sehr ausgeprägt sein muß. Die Bewußtseinstrübung tritt jedoch meist erst nach dem Auftreten des Ikterus auf.

a. Endogenes Koma bei Leberzerfall
   Transaminasen stark erhöht, Milz meist palpabel (wichtigstes Unterscheidungszeichen zu anderen Komata). Ferner: Prothrombingehalt stark vermindert, cholämische Blutungen.
   Ae.: Hepatitis, Intoxikation

b. Exogenes Koma bei Leberausfall
   Transaminasen kaum erhöht, Leber stark vergrößert, Prothrombingehalt normal.
   Ae.: Chronische Hepatopathie (Leberzirrhose, Neoplasma, Metastasen)

1.1.3 B S G - B E S C H L E U N I G U N G

Def.: Geschwindigkeit mit der Erythrozyten in einer Blutsäule zu Boden sinken.

Heut allgemein benutzt wird die Methode nach Westergreen. Dazu wird in einer 2 ml-Spritze 0,4 ml 3,8 - 5 %ige Natriumcitratlösung aufgezogen (Gerinnungsverhütung). Danach entnimmt man einer Vene 1,6 ml Blut. Nach Vermischung wird das Gemisch in eine Pipette gefüllt.
Als Meßwerte werden angegeben der Erythrozytenfreie Plasmaanteil in mm nach 1 Stunde und nach 2 Stunden (z.B. 5/10 mm).

Normalwert: Etwa bis 10/20 mm in Westergreen - Pipetten
Genauer: ♂ 6/8 mm, ♀ 10/16 mm.

Erkl.: Die Erythrozyten im Serum stoßen sich gegenseitig ab, weil ihre Oberfläche negativ geladen ist. Damit erklärt man, daß sie in einer Blutsäule langsamer absinken, als sie es infolge ihres größeren spezifischen Gewichtes im Vergleich zum Plasma eigentlich tun müßten. Einige Eiweißfraktionen, die bei bestimmten Krankheiten (Infektionen, Entzündungen, Malignomen) auftreten, führen zur Agglomeration der Erythrozyten und damit zu ihrem schnelleren Absinken.

Beschleunigung	Erkrankung
sehr stark:	• Sepsis • Plasmozytom • Malignome, bes. metastasierende • Makroglobulinämie • Rheumatisches Fieber • Kollagenosen • Nephrotisches Syndrom • Polyarthritis

stark:	• Infektionen (bes. bakterielle)
	• Nekrotische Prozesse, bes.
	  • Herzinfarkt
	  • Pyelonephritis
	  • chron. Lebererkrankungen

mässig:	• In Stadien der oben genannten Erkr. • Aktive Tbc • Aktive Lues • Klinisch stumme Entzündungen (z.B. Cholecystitis) • Postoperativ • Anämie, Leukämie • Schock • Gravidität nach mens 2 • Greisenalter
Verlangsamung:	• Herzinsuffizienz • Polyzythämia vera • Kryoglobulinämie • Allergische Reaktionen • Vegetativ bedingte (Ulcera, Stenocardien) • Manche Ikterusformen

Beachte: • Bei akuten Infektionen erscheint zuerst die Leukozytose, erst 1 - 2 Tage später die BSG - Beschleunigung.

• Eine normale BSG schließt eine Erkrankung nicht aus, eine erhöhte BSG weist immer auf eine Erkrankung hin.

• Normale BSG findet man bei: reinen Virusinfektionen, Krankheitsprozessen ohne Entzündung, Frühstadien.

1.1.4 D U R S T

Durst ist ein Symptom, das auf intrazelluläre Dehydration hindeutet. Zu fragen ist nach Wasserverlust. Man unterscheidet extrarenale und renale Verluste.

Extrarenaler Wasserverlust

bei Erbrechen, Diarrhoe, Schwitzen, Blutverlust (auch nach Teerstühlen fragen), Ödembildung (bes. bei Herzinsuffizienz), iatrogen bei Punktion von Ergüssen, Sekretverschiebung (insbes. bei Ileus, Peritonitis)
Wichtiges Erkennungszeichen: Die Urinmenge ist vermindert!

Renaler Wasserverlust = Polyurie

1. Polyurie mit erhöhtem oder normalem spezifischen Gewicht = osmotische Diurese. (Hyperstenurie - Isosthenurie)

   Ursachen:
   Übermäßige Salzzufuhr (Na, Ca), erhöhtes Angebot löslicher Stoffe an die Nieren wie beim *Diabetes mellitus* (Glucose).
   Primärer Hyperparathyreoidismus → erhöhter Serum-Calcium-Spiegel → Diurese bis zu 12 Liter/24 Std. kann vorkommen.
   Auch bei *osteolytischen Prozessen*, *M. Boeck*, *Milch-Alkali-Syndrom* gibt es erhöhte Serum-Ca-Spiegel.
   Bei chronischen Nierenleiden, Niereninsuffizienz, akutem Nierenversagen (hierbei meist niedriges Spez. Gew.).

2. Polyurie mit niedrigem spezifischen Gewicht = Wasserdiurese (Hyposthenurie).

Ursachen:

Störung der Wasserrückresorption in den distalen Tubuli und Sammelrohren bei:

Primärer Polydipsie bei der der Durst primär ist, ist die Polyurie die Folge (spychogene Störung).

Diabetes insipidus durch Mangel an Antidiuretin (=Vasopressin) oder mangelnde Ansprechbarkeit der distalen Tubuli darauf.

Diabetes mellitus

Chronischem Alkoholismus (Alkohol hemmt die Vasopressin-Sekretion).

Medikamente (insbes. Kopfschmerzmittel)

Diagnostische Maßnahmen:

Einfuhr - Ausfuhrbilanz mit Beachtung der Häufigkeit der Blasenentleerung, auch Tag - Nacht - Unterschied.

Verdacht auf Diabetes mellitus:

Glukose im Urin, Blutzucker nach Probefrühstück, oraler GTT.

Verdacht auf Diabetes insipidus:

Carter-Robbins-Test (oder Hickey-Hare). Messung der Urinausscheidung nach hypertoner NaCl-Infusion. Bei Normalen nimmt die Urinausscheidung rasch ab (das Spez. Gew. steigt an), bei Diabetes insipidus steigt die Urinausscheidung eher an. Erst nach Vasopressin (Pitressin) i.v. fällt sie hier rasch ab, jedoch nur bei der hypothalamisch-hypophysären Form, die auf Vasopressinmangel beruht. Bei der renalen Form, die auf dem Nicht-Ansprechen der distalen Tubuli auf Vasopressin beruht, natürlich nicht. Diese Form ist jedoch sehr selten.

Bei psychogener Polydipsie ist die Tubulusleistung nicht beeinträchtigt. Die Urinosmolalität wird daher nach NaCl-Infusion nicht erhöht. Für psychogene Ursache sprechen eine Inkonstanz des Durstes und ein Trinken nur tagsüber.

1.1.5 EXANTHEME

Def: Effloreszenz (efflorescere=emporblühen) = Hautblüte

Exanthem (gr. das Aufgeblühte) = Aussaat von Effloreszenzen = Hautausschlag

Enanthem: Ausschlag auf Schleimhäuten

Ae.: Entzündlich oder nervös-vasomotorisch

Ausbreitung: hämatogen, lymphogen, neurogen

Morphologie: Flecken, Papeln, Bläschen, Pusteln, Krusten, Schuppen, alle Arten von Effloreszenzen

Diagnostische Maßnahmen

- Anamnese (bes. im Hinblick auf Infektionskrankheiten)
- Begleitsymptome
- Art der Effloreszenz und Verlauf (Beginn, Höhepunkt, Abheilung)
- Lokalisation, befallene Areale
- Ausbreitung, Verteilungstyp (zeitliche Reihenfolge, Aussparungen)
- Umgrenzung (scharf, unscharf, regelmäßig, unregelmäßig)

Die wichtigsten zugrunde liegenden Erkrankungen

- Infektionskrankheiten (Bakterium, Pilz, Parasit, Virus?)
- Allergie

Differentialdiagnose der wichtigsten Infektionskrankheiten mit Exanthem

	Leitsymptome	Lokalisation, Ausbreitung
Masern (Morbilli)	Exanthem 2-gipflige Fieberkurve Konjunktivitis Enanthem Kopliksche Flecken	Hinterm Ohr → Gesicht → Rumpf → Arme u. Beine. Der ganze Körper ist bedeckt. Effloreszenzen: hellrot, flach bis leicht erhaben, scharf begrenzt, allmählich zu größeren Flecken konfluierend mit Farbänderung über dunkelrot, bläulich zu braun. Dann typisch die kleinschuppige Hautabschilferung.
Röteln (Rubeolae)	Exanthem LK-Schwellung	Vom Gesicht, hinter den Ohren schnell über den ganzen Körper ausbreitend. Effloreszenzen: blaßrot, nicht so zusammenfließend wie bei Masern
Pocken (Variola)	Exanthem 2-gipflige Fieberkurve	Kopf → Arme → Stamm → Beine (Auch immer Handinnenflächen und Fußsohlen) Effloreszenzen: derbe, tief sitzende Knötchen, die zu Bläschen, später Pusteln werden mit zentraler Delle (alle gleich reif). Konfluieren der Pusteln (8. Tag). Verschorfung und festhaftende Borken bis 14. Tag, danach Abstoßung der Borken unter Zurücklassung einer Narbe.

Windpocken (Varizellen)	Exanthem	Gleichzeitig an verschiedenen Stellen. Etwa 5 Tage lang kommen neue Stellen, daher buntes Bild. Effloreszenzen: linsengroße, leicht erhabene, blaßrote Knötchen, sich in wenigen Stunden zu Bläschen wandelnd mit zentraler Delle und rotem Hof. Wasserklarer Inhalt, später eitrig, nicht gekammert. Nach 2 Tagen Eintrocknung, gelbbraune Kruste. Abfall nach 2 Wochen.
Gürtelrose (Herpes Zoster)	Exanthem + starker neuralgischer Schmerz	Lo.: Thorax, Gürtel, Schulter, Arm, Nacken meist einseitig, Dermatomen zugeordnet Effloreszenzen: Knötchen → Bläschen → konfluierend zu größeren Bläschen, die eitrig eintrüben, Verkrusten und in 2-3 Wochen abheilen.
Scharlach (Scarlatina)	Exanthem Tonsillitis Enanthem Himbeerzunge Schuppung	Hals → Brust → Rumpf → Gliedmaßen Das Gesicht bleibt frei (Rötung mit blassem Munddreieck) Effloreszenzen: samtartig erscheinende Rötung durch kleine, dicht beieinander stehende Flecken. (Charakteristische Schuppung, am Stamm in kleinen Schuppen, an Hand- und Fußsohlen in Fetzen.
Wundrose (Erysipel)	Hautrötung mit Schwellung	Lo.: Besonders Gesicht, Kopf, Unterschenkel

Fleckfieber (Typhus exanthematicus)	fleckiges Exanthem Benommenheit bis Bewußtseinstrübung hohes kontinuierliches Fieber Konjunktivitis	Von Bauch, Schulter auf den ganzen Körper übergehend unter Aussparung des Gesichtes. Effloreszenzen: rötlich-bräunliche, später blutige Flecken von unterschiedlicher Größe und Dichte. Abheilung unter Bildung sehr feiner Schuppen.
Lepra	Exanthem	Bevorzugt im Gesicht, überall möglich. Flache rotbraune Flecken (Maculae) mit Störung der Sensibilität. Bei Nichtbehandlung entstehen knotige Infiltrate und eine Durchseuchung des ganzen Körpers mit Verstümmelungen an Händen und Füßen.
Tuberculosis (cutis luposa) (Lupus vulgaris)		Bevorzugt im Gesicht, an den durchblutungsgestörten Akren (Nase, Wangen, Ohrrand, Handrücken, Streckseiten der Glieder, auf den Glutäen) Effloreszenzen: Apfelgeleefarbene Lupusknötchen mit Mandrin-Phänomen (Blutung nach Einstoßen eines Mandrins).
Erythema infectiosum	Exanthem	Gesicht → Innenseiten der Arme Effloreszenzen: Makulöses (fleckig, nicht erhaben) Erythem, 5-Markstück-große Ringe, die girlandenförmig aneinander gereiht sind. Vorkommen selten, Prognose günstig.
Exanthema subitium	1) Fieber (40°, 3 Tage) 2) Exanthem	Rumpf → Extremitäten. Gesicht bleibt frei. Effloreszenzen: wie Röteln, aber andere Reihenfolge der Ausbreitung

Ferner zu denken ist an die Exantheme bei den Geschlechtskrankheiten, besonders die vielfältigen exanthemathösen Erscheinungsformen bei der Lues (z.B. die papulomatösen Syphilide, bevorzugter Sitz: Nasolabialfalten, meist symmetrisch im Gegensatz zur impetigo contagiosa).

Arzneimittel können ebenfalls die Ursache von Exanthemen sein. Sie können viele andere Exantheme nachahmen (z.B. Scharlach, Masern), auch Enantheme. Hinweise können sein: die stets symmetrische Anordnung, wenn die Noxe über den Blutweg an die Haut gelangte und die Vorliebe für die Streckseiten der Extremitäten.

DD.: Differentialdiagnostisch sind auch verschiedene Pyodermien (impetigo contagiosa, Folliculitis, Furunkulose, Erysipel, Phlegmone, Akne), Zoonosen* (Erysipeloid, Malleus, Milzbrand), Mykosen und Epizootien* (Läuse-, Wanzen-,Flohstiche, Scabies), sowie allergische Intoleranzreaktionen abzugrenzen.

Psoriasis vulgaris, eine sehr häufige Dermatose, tritt auch in einer exanthematösen Form auf. Typisch sind hier die trockenen silbrig glänzenden Schuppen, die sich bald auf den roten Flecken bilden. Oft haben die roten Flecken einen anämischen Rundsaum.

Lichen ruber befällt vorwiegend die Schleimhäute. Die Hauteffloreszenzen sind typisch: Stecknadel- bis reiskorngroße, derbe, polygonal begrenzte Papeln mit plateauartiger Oberfläche, begrenzten natürlichen Hautfurchen.

Prurigo (juckender Grind) ist durch den starken Juckreiz und die bläschenförmigen Papeln (urticaria papulosa infantim) sowie die Bevorzugung der Kinder gekennzeichnet. Die Erwachsenenform befällt vorwiegend Frauen (Streckseiten der Oberarme, Oberschenkel, Mammae und oberen Rücken).

Pemphigus - Dermatosen sind durch eine intraepidermale Blasenbildung gekennzeichnet, die Unterscheidung von anderen Hautkrankheiten daher meistens leicht. Hier sind auch Laborbefunde typisch (BSG ↑, Anämie, Leukozytose, γ - Globulin ↑).

---

* Zoonosen = Seuchenmäßig bei Tieren auftretende Krankheiten, die gelegentlich auch auf den Menschen übertragen werden.
Epizootien = durch Ektoparasiten hervorgerufene Hautkrankheiten

Lupus erythematodes verursacht kaum differentialdiagnostische Schwierigkeiten und besitzt als typisches diagnostisches Phänomen die LE - Zelle, einen neutrophilen Leukozyten mit randständigen Kernen als Folge eines Phagozytosevorgangs. Weiter kann man frühzeitig einen antinukleären Faktor (LE-Faktor) immunhistochemisch nachweisen.

1.1.6 F I E B E R

Physikalische Temperaturerhöhung durch starke Muskeltätigkeit in schwüler, feuchtigkeitsgesättigter Luft ist immer leicht zu diagnostizieren.

Chemische Ursachen hat das bei Erkrankungen auftretende Fieber. Ihm liegt eine Störung der chemischen Wärmeregulation im dafür spezifischen Zentrum des Hypothalamus zugrunde. Wahrscheinlich wird es durch im Blut zirkulierende endogene Pyrogene oder durch körperfremdes Eiweiß gereizt.

DD.:

1 Infektionskrankheiten

1.1 Lokalisierte Eiterungen

1.2 Septikämien, Endokarditis

Di.: Blutkulturen

Sy.: Intermittierendes Fieber, auch mit Schüttelfrösten, Tachykardie, Hyperventilation, weiche Milzschwellung, Ikterus, Bewußtseinsstörungen, Schock.

1.3 Bakterielle (Staphylo-, Strepto-, Pneumo-, Meningo-, Gonokokken, Haemophilus influenza, Pseudomonas, E. coli, Klebsiellen, Proteus, Salmonellen, Shigellen, Brucellen, Leptospiren usw.).

Besonders zu beachtende Krankheiten: Tbc, Typhus.

Di.: Erregernachweis

1.4 Virale

Sy. : Typisch für virale Erkrankungen ist die nicht eitrige Entzündung, eine charakteristische lymphozytäre Reaktion (z. B. Mononucleosis infectiosa) und der diphasische Fieberverlauf bei Masern, Pocken, Gelbfieber, Poliomyelitis, Hepatitis.

Di. : Serodiagnostik (Antikörpernachweis mit KBR, Hämagglutinations-Hemmtest, Neutralisationstest, Immunfluoreszenztest), Blutausstrich (bei Mononucleosis → Pfeiffer-Zellen).

1.5 Durch Pilze

Di. : Kultur aus Blut, Liquor, Sputum, Eiter, Punktat zum direkten Nachweis des Pilzes.

1.6 Durch Protozoen

Malaria Di. : Blutbild, Nachweis der Plasmodien im Erythrozyten. Typisch können sein : Bilirubin ↑,
GOT ↑, LDH ↑,
Urobilin im Urin.

Toxoplasmose Di. : Serodiagnostik (Sabin-Feldman-Test, KBR, u.a.).

1.7 Durch Würmer (Trichinose, Bilharziose, Filiariose, Askariden)

Di. : Erregernachweis

Häufige Krankheitsbilder :

Hepatitis Di. : GPT ↑, GOT ↑

Leberabszeß Di. : GOT ↑, CHE ↓

Leberzirrhose Di. : GOT ↑, GPT ↑, CHE ↓

Harnwegsinfekte Di. : Urinkultur

Meningitis LSy. : Nackensteifigkeit
Sy. : Kopfschmerzen, Übelkeit, Erbrechen, Fieber, Lichtscheu, Hyperästhesie, Krämpfe, Hyperreflexie, Koordinationsstörungen
Di. : Liquoruntersuchung EW ↑, Zellen ↑, Druck ↑

2 Kollagenosen

2.1 Rheumatisches Fieber, Polyarthritis

Sy. : Schwellung, Rötung, Überwärmung, Schmerzen im Gelenk und Funktionseinschränkung oder Karditis.

Manifestation: Beim Kind am Herzen, beim Erwachsenen am Gelenk.

Di.: Antistreptolysin-O-Titer +, Rheumafaktor + (Ig M), = Latex-Fixations-Test +, (α_2- und γ-Globuline ↑, hypochrome Anämie, BKS ↑).

2.2 Periarteriitis nodosa

Sy.: Klinisch verwirrend. (Arthralgien, subfebril bis septische Temperaturen, Gewichtsabnahme, BKS ↑, CPK ↑). Nach Hautveränderungen suchen (Knötchen, Urtikaria, vaskuläre Purpura).

Di.: Gezielte Muskel- und Hautbiopsie zum Nachweis der entzündlichen Gefäßveränderungen.

2.3 Lupus erythematodes visceralis

Sy.: Typische Hauterscheinungen: Erythem (Schmetterling), Teleangiektasie, Atrophie, Hyperkeratose.

Di.: Meist prima-vista-Diagnose nach den Hauterscheinungen. Im Blutbild L.e.-Zellen (Granulozyten mit phagozytierter Einschlußmasse).

2.4 Riesenzellenarteriitis (Arteriitis temporalis)

Lo.: Temporalarterien, Aa. ophthalmicae, Retinagefäße, u.a.

Ae.: Autoimmun?, relativ selten.

LSy.: Dauerkopfschmerz in der Temporalgegend.

Di.: Probeexzision aus der Temporalarterie.
Labor: BKS ↑, Leukozytose mit Linksverschiebung, α_2- und γ-Globuline ↑, hypochrome Anämie.

2.5 Polymyalgia rheumatica

Sehr ähnlich der Riesenzellenarteriitis.

LSy.: Schmerzen in Nacken, Schultern, Rücken.

2.6 Dermatomyositis (Polymyositis)

LSy.: Muskelbeschwerden und typisches Exanthem an Ellbogen, Knien, Knöcheln, Dorsalseite der Finger und im Gesicht (perinasal, periorbital). Lilaverfärbung der ödematösen Augenlider.

Di.: Muskelenzyme, (Transaminasen, CPK, Aldolase), Elektromyogramm, Muskelbiopsie.

2.7 **Sklerodermie**

LSy.: Zunehmende Hautatrophie besonders der Finger, des Gesichtes und des oberen Stammes.

Di.: Nach den Symptomen zu stellen.

3 **Arthritiden** (bakteriell, viral, durch Pilze)

Ae.: Gono-, Staphylo-, Pneumo-, Streptokokken, E. coli, H. influenzae.

Di.: Erregernachweis, Serodiagnostik (bei Viren).

4 **Resorptionsfieber**

4.1 **Infarktnekrosen** (Herz, Lunge, Milz, Nieren, Extremitätengangrän).

4.2 **Hämatome, intestinale Blutungen, hämolytische Krisen** (bei Sichelzellanämie, Transfusionen), **intrakranielle Blutungen.**

5 **Immundefekte**

→ rezidivierende febrile Krankheitszustände

6 **Periodisches Fieber**

Def.: Über Jahre in mehr oder weniger regelmäßigen Abständen auftretende Fieberschübe von 1 - 4 Tagen Dauer.

Begleitsymptome: Arthralgien, Myalgien, Hauterscheinungen.

Ae.: Allergisch und familiär erblich mit unklarer Aetiologie.

Di.: Aus der Anamnese und durch Ausschluß anderer Ursachen.

7 **Tumoren**

Insbesondere bei: *Hypernephrom*, Pankreas-Ca, Leber-Ca, Magen-Ca, Bronchial-Ca (hier auch Fieber durch Begleitpneumonie), Leukämie, Lymphogranulomatose.

Das Fieber tritt hier oft schon als Frühsymptom auf und ist nicht erst durch den Tumorzerfall bedingt.

Di.: Tumordiagnostik, sobald der Verdacht besteht. Manchmal sind ungeklärte Fieberzustände lange Zeit das einzige Symptom. Für das Lymphosarkom sind remittierend-intermittierende Temperaturkurven typisch, für das Lymphogranulom der charakteristische periodische Pel-Ebstein-Fiebertypus.

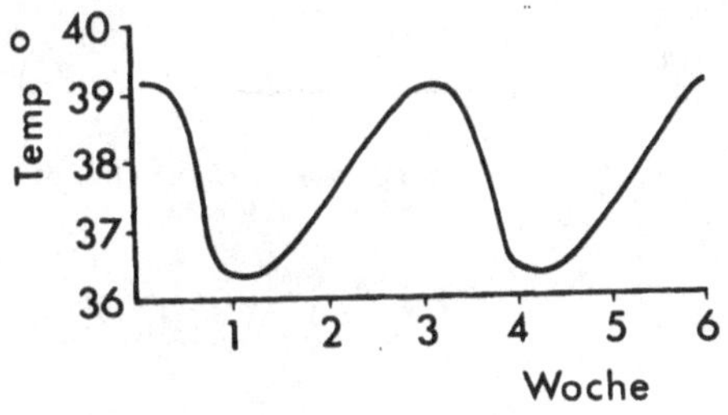

Allgemeine diagnostische Maßnahmen:

Anamnese, Inspektion, Palpation, (LK, Leber, Milz, Abdomen, rektal), Perkussion, Auskultation, neurologischer Status (Temperaturverlauf, Labor (BKS, BB, Urinstatus, Transaminasen, Eiweiß, Elektrophorese), EKG, Röntgen (Thorax), Blutkultur, Differentialblutbild.

Gezielte diagnostische Maßnahmen:

Tbc-Verdacht	Sputum-Bakteriologie Tuberkulin-Test
Fieber (Infektionsverdacht) (kein Infekt.-Hinweis)	Blutkultur Enzym-Latte: AP, SP, γ-GT, LDH, HBDH, CHE LE-Zellen, Antihumanglobulin-verbrauchstest Rö.: Pyelogramm, MDP
Herzgeräusche Milztumor Mikroembolien	Blutkulturen (Serie) aerob und anaerob
Roseolen + Apathie, Benommenheit	Salmonellen (Stuhl, Urin) Blutkultur Widal-Agglutinationstest
Pathol. Urinsediment	Urinkultur
Prostata-Druckschmerz	Urinkultur, Exprimatabstrich
Tierkontakt	KBR auf Brucellose, Leptospirose, Ornithose, Q-Fieber, Mykoplasmen, Toxoplasmose (hier auch Sabin-Feldman-Test)
Tropenaufenthalt	Blutausstrich auf Malaria
Hyperthyreose	PBI, T4, RT3U (Thyroxinbindungs-index), Scintigramm, T3, TRH-TSH-Test, Rö.: Sella

Subfebril sind die Temperaturen bei: Tbc, Hyperthyreose, vegetativer Dystonie, Fokalinfektionen.

1.1.7 FÖTOR

Der wahrzunehmende Geruch verbreitet sich ex ore, durch die Haut oder über Stuhl oder Urin.

Geruch wie	deutet hin auf
Azeton	schwerer Diabetes mellitus Coma diabeticum Hungerazidose
Urin	Präurämie - coma uraemicum
Leber	Lebererkrankung
Aas	Lungengangrän u.a. Zerfallprozesse der Lunge
Maus	Phenylketonurie
H_2S (nur Stuhl und Flatus)	Magenblutungen
Üblicher Mundgeruch	Karies, Tonsilleninfektion
Bittermandel	Zyankalivergiftung
Knoblauch	Phosphorvergiftung
Süßlicher Geruch	Diphterie Angina Plaut-Vincent

1.1.8 GANGSTÖRUNGEN

Def.: Ataxie = Störung der neuromuskulären Bewegungskoordination

Besondere Gangart	deutet hin auf
<u>Propulsions- und Festinationsgang</u> kleine Trippelschritte, schlürfend, vornübergebeugt, langsam beginnend und dann immer schneller werdend, kann nicht abrupt abbremsen, trippelt noch einige Schritte weiter	<u>Parkinson</u>
<u>Breitspurig, ataktischer Gang</u> = tabischer Gang. Breitbeiniges Gehen. Weit nach vorn Schleudern des Schwungbeines und stampfendes Aufsetzen.	<u>Tabes dorsalis</u> Urs.: Degeneration der Hinterstränge → Verlust der propriozeptiven Empfindungen (Vibration, Lage, Bewegung) der Extremitäten → verminderter Muskeltonus → Überstreckung der Gelenke
<u>Halbkreisförmiges Beinschwingen</u> Das Bein wird aus der Hüfte in einem Halbkreis geschwenkt (Zirkumduktion), damit die Fußspitze nicht schleift.	<u>Hemiparese</u> Urs.: Streckspastik und Spitzfußstellung
<u>Paretische Beinbewegung mit Intensionstremor</u>	<u>Multiple Sklerose</u>
<u>Scheerengang</u> Knie werden beim Gehen adduziert und die Füße gekreuzt voreinander aufgesetzt (durch Adduktorenspasmus). Steifes ruckartiges Gehen (durch Tonuserhöhung)	<u>Little'sche Krankheit</u> (Diphlegia spastica) Urs.: doppelseitige cerebrale Lähmung mit spastischer Paraparese der Beine und auch der Arme

Besondere Gangart	deutet hin auf
Steppergang Fußspitze schleift am Boden (weil Dorsalflexion ausfällt), hohes Anheben des Knies deswegen und Aufklatschen des Fußes	Peroneuslähmung Urs.: N. peroneus-Lähmung durch Verletzung, toxisch, alkoholische oder diabetische Polyneuropathie, Poliomyelitis, progressive Muskelatrophie
Watschelgang Bei Anheben des Schwungbeines sinkt das Becken durch die Muskelschwäche ab.Ausgleich durch Verlagerung zur Standseite.	Hüftdysplasie, Parese der Beckengürtelmuskulatur (z.B. bei Muskeldystrophie, dann meist auch Hyperlordose)
Torkelgang (wie ein Betrunkener)	Alkoholintoxikation, Medikamentenintoxikation, Hirntumor, auch bei MS.
Seiltänzergang unsicher - schwankend, mit überschießenden Bewegungen der Beine, ataktisch. Schnelle Richtungsänderungen sind erschwert.	Zerebelläre Erkrankung
Hinken Einseitig kurzer Schritt mit vorsichtigem Aufsetzen, schnellem Nachziehen des anderen Beines zur sofortigen Wieder-Entlastung des kranken Beines	Verletzung, Kürzeres Bein, Fußdeformation
Schleifendes gerades Nachziehen mit übertriebenen rudernden Gleichgewichtsbewegungen bis zu bizarren Gangbildern mit demonstrativem Charakter	Hysterie

Besondere Gangart	deutet hin auf
Abasie = nicht mehr Gehen können Astasie = nicht mehr Stehen können	Schwere Kleinhirnerkrankung

Ataxien nach der Lokalisation der Störung:

Ort	Gangstörung
Hinterstrang	stampfend, ausfahrend Ziel - und Richtungsunsicherheit mit Augenkontrolle korrigierbar Prüfung: Finger - Nasen - Versuch Hacken - Knie - Versuch
Cerebellum	Ataxie von Stand, Gang und Extremitäten. breitbeinig, torkelnd Asynergie der Gangbewegung (herdseitig verstärkt) mit Augenkontrolle nicht zu bessern Fallneigung zur Herdseite Prüfung: Blind gehen lassen Barany - Zeigeversuch (seitliches Abweichen der Hand der Herdseite) Romberg - Versuch
Cerebrum	Gesamtmotorik ist gestört, regellose Richtungsverfehlungen aller Körperteile Prüfung: Romberg - Versuch

Siehe auch: 1.7.6 Lähmungen

1.1.9 G L O B U S G E F Ü H L

Def.: Kloßgefühl im oberen Ösophagus.

Neben den verschiedenen Erkrankungen des Ösophagus, besonders bei zervikalen Stenosen und beim Plummer-Vinson-Syndrom (sideropenische Dysphagie durch die durch den Eisenmangel erzeugte Schleimhautatrophie), tritt das Globusgefühl auch ohne organisches Substrat auf. Es hat dann Beziehungen zu einer Psychopathie oder Neurose und wird daher mit Globus hystericus bezeichnet.

Begleitsymptome sind oft: Angst, Herzklopfen, Schwindel.

Di.: Ausschluß von Ösophaguserkrankungen durch Röntgen und Ösophagoskopie.

1.1.10 H A A R A U S F A L L

Effluvium = der dynamische Vorgang des Haarausfallens

Alopezie (gr., Fuchsräude) = Haarausfall, den aus dem Effluvium resultierenden Zustand.

Hypotrichose = zu geringe Behaarung

Atrichie = Fehlen der Haare durch Agenesie (nicht angelegt)

Ae.: Der Haarwuchs ist im allgemeinen endokrin gesteuert.
Es gibt jedoch rassische und familiäre Dispositionen.
Im wesentlichen sind Androgene (Testosteron) die Steuerungshormone, in geringem Maße auch Östrogene und Schilddrüsenhormone.
Die Ursachen des Haarausfalls sind auch heute noch nicht genau, bzw nur teilweise bekannt.

Das Haar wächst in 3 Tagen 1mm. Das erfordert eine hohe Zellteilungsgeschwindigkeit und bedeutet daher eine hohe Empfindlichkeit gegen Stoffwechselstörungen. Mangelzustände oder Vergiftungen kommen daher in Frage, beide können direkt oder indirekt durch Erkrankung zustande kommen, z.B. können Infektionen oder Entzündungen zu Stoffwechselstörungen der Haarpapille führen.

Alopezie	Erkrankung, Bild, Lokalisation, Prognose
Postinfektiöse = infektionstoxische Alopezien	Furunkel, Karbunkel, Mykosen, Erysipel Impetigo contagiosa. Lokalisiert im Infektionsbereich. Reversibel.
Infektiöse Alopezien	z.B. bei Lues II
Entzündliche Alopezien *Alopecia areata*	Kreisrunde haarlose Bezirke, auch im Bartbereich. Prognose günstig Begleitsymptome: Tüpfelnägel, Onychodystrophie, Leukonychie. Begleiterkrankungen: Vitiligo, Urticaria, LE, Mongolismus, Fokalinfekte, Vogt-Koyanagi-Syndrom (Iridozyklitis, Dysakusis, Vitiligo, Alopezie)
Ophiasis (besondere Form der A. areata)	Nacken + Schläfen + Stirn betroffen
Alopecia maligna seu totalis	Ausfall sämtlicher Kopfhaare Ae.: unbekannt (Allergie?)
Physikalische Alopezien *Alopecia mechanica*	Säuglingsglatze, Lastenträgerglatze,
Alopecia marginales	zu straffe Frisur
Trichotemnomanie	Abschneiden von Haaren (krankhaft bedingt)
Trichotillomanie	Ausrupfen von Haaren (werden meist geschluckt), (psychische Störung, Neurose)
Toxische Alopezien	Noxen sind: Thallium, Cytostatika, Vitamin A in hohen Dosen, Heparin oder Cumarin in hohen Dosen Pr.: gut nach Beseitigung der Noxe

Alopezie	Erkrankung, Bild, Lokalisation, Prognose
Endokrine Alopezien *Postpartale Alopezie*	 2-4 Monate nach der Entbindung, heilt nach wenigen Monaten wieder aus.
Klimakterische Alopezie	Ausfall des Kopfhaares in den Wechseljahren
durch *Hormonstörung*	Hypothyreose, Hyperthyreose (Myxödem, M. Basedow), Hypophysenunterfunktion, erhöhter Androgenspiegel, Ovarielle Erkrankungen Typisch meist nur allgemeine Haarlichtung. Pr.: gut, nach Beseitigung der Störung
Alopezie bei chronischen Krankheiten	Eisenmangelanämie, Diabetes mellitus, maligne Neoplasmen, Kachexie, Erythrodermie, Dermatomyositis, Lupus Erythematodes. Typisch: Verdünntes, glanzloses, pigmentarmes Haar.
Alopezie bei Syndromen	*Cronkhite-Kanada-Syndrom* (intestinale Polyposis, Nagelatrophie, Alopezie) *Vogt-Koyanagi-Syndrom* (Iridozyklitis, Dysabusis, Vitiligo, Alopezie) *Graham-Little-Syndrom* (Lichen ruber, Nageldystrophie, atrophische Alopezie)
Hereditäre Alopezien *Männliche Alopezie*	 Bei Vererbung und normalem Androgenspiegel (Eunuchen bekommen keine Glatze)
Alopecia praematura	Haarausfall zwischen 20 - 30 Jahren
Congenitale Alopezien *Alopecia congenita totalis = Atrichia*	 Angeborener völliger Haarmangel, oft kombiniert mit Fehlen der Nägel
Alopecia congenita circumscripta	Angeborene haarlose Bezirke mit narbiger Hautveränderung Pr.: Irreversibel

1.1.11 HAUTEMPHYSEM

= Emphysema subcutaneum

Ae.: Durch Zerreißen eines lufthaltigem Organs (Lunge, Trachea) gelangt Luft in subkutanes Gewebe

Di.: Bei Palpation der Haut typisches Knistern (Schneeballknistern), meist auch das Froschgesicht.

Lo.: Hals, Gesicht, Schultern, Oberarme, Thorax

Hinweis auf Erkrankungen, bzw. Vorkommen bei:

Rippenserienfraktur
Pneumothorax
Trachealverletzung, Bronchialverletzung
Ösophagusverletzung
Perforationen des Gastrointestinaltraktes bei gleichzeitiger Zwerchfellruptur

Die Ursachen können also sein:

traumatisch (Stich oder stumpf)
entzündlich (Tumoren, Ulzera, auch Druckulzera bei künstlicher Beatmung)
idiopathisch (bei Preßatmung → Anstieg des intrapulmonalen Drucks, z.B. bei Entbindung, Gewichtheben, oder bei Ventilstenosen)
iatrogen (Bronchoskopie, Gastroskopie, Probeexzision, Blindpunktion, Laparaskopie bei Vorliegen einer Hiatushernie)

DD.: Infektionen mit gasbildenden Bakterien

In den meisten Fällen ist das Mediastinum ebenfalls mit Luft gefüllt = Mediastinalemphysem. Das Röntgenbild zeigt dabei streifige Aufhellungen und ein verbreitertes Mediastinum. Abhebung der Pleura mediastinalis mit einem Doppelschatten entlang der Herzkontur.

Als Beweis des Mediastinalemphysems gilt das Hammansche Zeichen: Herzsynchrones Knistern und Rasseln.

Ko.: Einflußstauung (untere und obere), meist mit Zyanose und Hervortreten der Halsvenen
Lungenödem (über die gestauten vv. pulmonales)
Abnahme des Herzminutenvolumens (durch Drosselung des venösen Rückflusses und Kompression des Herzens)

Th.: Man kann die Luft durch Inzision der Haut abströmen lassen. Im allgemeinen genügt das Beheben des Defektes.

Pr.: Bei Bewältigung der Ursache günstig

1.1.12 HIRSUTISMUS

hirsutus = struppig

Def.: *Hirsutismus* = männlicher Behaarungstyp bei Frauen
Pubes: rhomboid in Richtung Nabel
Bart, Brust, Extremitäten

Virilismus = Hirsutismus + weitere Vermännlichung, Ausbildung weiterer männlicher sekundärer Geschlechtsmerkmale und Rückbildung der weiblichen: tiefe Stimme, kleine Mammae, Klitorishypertrophie, versiegende Menses, verstärkte Muskelentwicklung.

Hypertrichose = Vermehrte Körperbehaarung, aber kein männlicher Behaarungstyp

Aetiologie des Hirsutismus: Erhöhte Androgenspiegel

Di.:
- 17 - Ketosteroidausscheidung im Urin
  Sie sind leicht zu bestimmen, geben aber keinen genauen Anhalt für den Androgenstatus und die verschiedenen Androgene, besonders nicht für das Testosteron. Daher ist auch der Normalbereich sehr groß 2-12 mg/24 Std. Zusätzlich besteht altersabhängigkeit.
  Besser ist die komplizierte direkte Bestimmung von
- Testosteron im Plasma
  Normalbereich: ♂ 5 - 11 µg/l (18-45 Jahre, danach abfallend)
  ♀ 0,2 - 0,8 µg/l

Der Spiegel bei der Frau ist zyklusabhängig mit Maximum in Zyklusmitte. Während der Schwangerschaft steigt der Testosteronspiegel im Plama bis 12 µg/l an. Nach der Menopause kommt es zum Rückgang.

Formen, Schweregrade, Erkrankungen:

Idiopathischer, einfacher Hirsutismus

Der Androgenspiegel liegt im oberen Grenzbereich. Vorwiegend sind junge Frauen betroffen. Auch um die Menopause zeigt sich eine Häufung.
Zyklusstörungen kommen neben dem Hirsutismus vor, Fertilisationsstörungen nicht.
Begleitend tritt oft eine Akne auf.

Medikamentöser Hirsutismus

Durch Anabolika, Kortikosteroide, Testosteronhaltige Kombinationspräparate.

Androgenproduzierende Tumoren

Tumoren der Nebennieren und der Ovarien kommen bei der Frau in Frage.

Bei speziellen Erkrankungen:

M. Cushing

Stein-Leventhal-Syndrom: Trias:
- Polycystische Ovarien
- Amenorrhoe (auch anovulatorische Oligomenorrhoe)
- Sterilität, Genitalhypoplasie, Hirsutismus

Porphyria cutanea tarda (Photodermatose, Hyperpigmentierung, Hirsutismus, Lebererkrankung)
Auch Enzephalitis und Hirntumoren kommen DD in Betracht.
Tritt zusätzlich eine Virilisierung auf, ist eine genauere Abklärung erforderlich.

1.1.13 KACHEXIE

Def.: Auszehrung, extreme Gewichtsabnahme, Kräfteverfall

Beim Hungern werden zunächst die Kohlenhydratspeicher in Leber und Muskel verbraucht. Sie reichen allerdings nur für 2 Tage. Danach werden auch Proteine eingeschmolzen, die zunächst aus Muskeln genommen werden, später auch aus Organen, das Gehirn wird bis zum Schluß geschont.
Bei Normalgewicht hat ein Mensch von 80 kg noch ca. 10 kg Fett. Dieses abgebaut und genutzt ergibt ca. 60.000 Kcal. Davon kann man ruhend noch ca. 60 Tage leben.

Bei der Lipolyse werden Ketonkörper gebildet, die zu einer metabolischen Azidose führen.

Ursachen der Kachexie

Neben dem absichtlichen Hungern müssen bedacht werden:

- Mangelernährung • Resorptionsstörung • Organerkrankung
- Stoffwechselstörung • Verluste

Da die Kachexie erst im späten Verlaufsstadium einer Erkrankung auftritt, wird sie selten hinweisendes als vielmehr erwartetes Symptom sein.

Tumorkachexie

Maligne Tumoren sind die häufigste Ursache einer Kachexie in unserem Lebensraum.
Der Tumor kann die funktionelle Leistung eines Organs vermindern oder durch sein Wachstum mit mechanischem Druck andere Organe an deren Leistung hindern. Auch toxische Zerfallsprodukte können Stoffwechselstörungen bewirken. Ungeklärt ist, warum Karzinomkranke die Nahrungsaufnahme verringern, ehe der Tumor funktionell oder mechanisch die Organleistung eingeschränkt hat.

Kachexie bei Insuffizienz endokriner Organe

- *Hypophysenvorderlappeninsuffizienz* (erst im fortgeschrittenen Stadium tritt Abmagerung bis zur Kachexie ein)
- *Nebennierenrindeninsuffizienz*
- *Hyperthyreose*
- *Dekompensierter Diabetes*

Differentialdiagnostisch sind zu bedenken:

- *Chronische Pankreatitis* (führt bei zunehmender Parenchymzerstörung zu Steatorrhoe und Kachexie)
- *Leberzirrhose*
- *Kardiale Kachexie* (Spätstadium eines Vitiums (Tricuspidal), daß zu Leberzirrhose und enteropathischen Eiweißverlusten geführt hat)
- *Amyotrophe Lateralsklerose*
- *Zerebralsklerose*
- *Anorexia nervosa* (s.S. 1)
- *Chronische Intoxikation durch Alkohol oder Drogen*
- *Schweres Trauma*, *Operation* mit anhaltend kataboler Stoffwechsellage
- *Maldigestion* (Enzymmangel bei Pankreasinsuffizienz, Magenresektion, Achlorhydrie)
- *Malabsorption* (bei Dünndarmresektion, Sprue, Zöliakie, M. Crohn, M. Whipple, Kokzidiose, Chromvergiftung, Parasitosen)
- *Mangelernährung*

Ko.: Infektionen des geschwächten Körpers (Pneumonie, Tbc, Phlegmone)
Atrophie der gastrointestinalen Schleimhaut → schwerste Diarrhoen.
Herz-Kreislaufversagen durch Herzmuskelatrophie, HMV-Abfall, Kammerflimmern.
Metabolische Azidose durch Ketonkörperanstieg.

Di.:

Gesamt-Eiweiß im Serum, normal		100 %,	6,6-7,9 g/100 ml
Elektrophorese, normal:	Albumin	54-65 %,	3,8-5,0 g/100 ml
	α_1-Globulin	2- 6 %,	0,2-0,35 g/100 ml
	α_2-Globulin	3- 8 %,	0,5-0,75 g/100 ml
	β -Globulin	8-14 %,	0,6-1,0 g/100 ml
	γ -Globulin	10-19 %,	0,7-1,5 g/100 ml

Deutlicher Eisenmangel bei Gesamteiweiß < 5 g/100 ml und Albumin < 2 g/100 ml.
Abnahme des Serumalbuminspiegels um 1 g/100 ml bedeutet einen Verlust von ca. 1200 - 1500 g Körpereiweiß.

Weiter prüft man:

Blutbild (Anämie?), Elektrolyte (K, Ca, Fe ist oft erniedrigt), Gerinnungsstatus (Prothrombin bei Vit.K-Mangel verringert), Enzymstatus (Cholinesterase, alkalische Phosphatase und Amylase sind bei Proteinmangel vermindert), Harnsäure (erhöht), Harnstoff kann bei Proteinmangelernährung erniedrigt sein, bei kataboler Stoffwechsellage aber auch erhöht.

Im Harnstatus findet sich bei Kachexie Azeton.

Calciummangel kann sich im Röntgenbild einer Skelettaufnahme zeigen.

Pr.: Die Prognose der Kachexie ist von der Beseitigung der Ursachen abhängig. Ausgehend von seinem Normalgewicht kann der Mensch eine Gewichtsreduzierung bis auf 50 % dieses Gewichtes überleben. Meistens tritt der Tod durch Komplikationen oder Organausfall durch die Primärerkrankung früher ein.

1.1.14 K O P F S C H M E R Z

Der echte Kopfschmerz ist die Folge einer mechanischen (Druck, Dehnung) oder einer chemischen Nervenreizung.

Einteilung:

1. Intrakranielle Ursachen

   Raumfordernde Prozesse: Tumoren, Abszesse, Blutungen, Ödeme
   Entzündungen: Meningitis, Enzephalitis
   Vaskuläre Prozesse: Ischämie, Thrombose, Embolie, Aneurysmen
   Liquordruckveränderungen
   Posttraumatisch
   Funktionell: Migräne, Menière-Syndrom (Drehschwindel, Übelkeit, Nystagmus bei Labyrintherkrankung), Bing-Horton-Syndrom (Histaminkopfschmerz: halbseitige frontotemporale Kopfschmerzattacken mit Rötung der Gesichtshälfte, Tränenfluß, Rhinorrhoe. Meist nächtliche Attacken, meist Männer).

2. Extrakranielle Ursachen

   Vaskulär: Arteriitis temporalis
   Augen-, Ohren-, Nebenhöhlen-, Zahn- und Kiefererkrankungen
   Halswirbelsäule: Spondylose, Osteochondrose, Trauma
   Neuralgien: Trigeminus, Glossopharyngeus

3. Allgemeine Ursachen

   Intoxikationen: Alkohol-, Schlafmittel-, Phenacetinabusus, CO, Nitroglyzerin, Blei, Nitrite, Tetrachlorkohlenstoff
   Endogene Störungen: Urämie, Cholämie, Diabetische Azidose, Hypoglykämie
   Infektionen: Typhus, Sepsis, Tbc
   Herzerkrankungen: Hypertonie, Hypotonie, Hypoxämie, Rechtsherzinsuffizienz
   Allgemeinerkrankungen: Nephritis, Anämie, Polycythämie, Hypothyreose, Obstipation, hämorrhagische Diathese
   Funktionelle Störungen: Lärm, Schlafkosigkeit, Hunger, Menstruation, psychische Spannung, endogene Depression.

Diagnostische Maßnahmen:

1. **Anamnese**

Schmerzeintritt: allmählich oder schlagartig
wann? (Tageszeit, bei Bettruhe)

Schmerzdauer

Schmerzcharakter: reißend, brennend, bohrend, stechend, wühlend, pulsierend, dumpf?

Häufigkeit

Vorausgehende Erscheinungen: Sehstörungen? Schwindel?

Auslösende Faktoren: Ermüdung, Licht, Geräusche, psychische Spannung, Wetter, Speisen, Getränke, besondere Kopfhaltung, Menstruation?

Lokalisation: Halbseitig? Ausstrahlung?

Begleiterscheinungen: Fieber, Nackensteife, Übelkeit, Erbrechen, Doppelsehen, Flimmern vor den Augen, Gesichtsfeldausfälle, Lichtscheu?
Ausfälle des Nervensystems (Sprache, Kraft, Bewegung, Gefühl, Koordination, Hören)?
Schwellung und Rötung im Gesicht, Tränen- und Nasensekretion?

Erkrankungen: Schädelbruch mit wässrigem Ausfluß aus der Nase? Ohrenleiden? Augenleiden? Gürtelrose? Lungenleiden? Herzerkrankungen? Nierenleiden? Hochdruck? Diabetes mellitus? Alkohol? Gifte? Medikamente? Antikoagulantien? Operationen? Bestrahlungen?

Familienanamnese: Kopfschmerzen?

2. **Untersuchung**

Bewußtsein? Fieber? Dyspnoe? Zyanose? Plethora? Anämie? Ikterus?
Nackensteifigkeit?
Druck- und Klopfempfindlichkeit? Ausfluß aus dem Gehörgang?
Nystagmus? Pupillenweite? Pupillenreaktion? Exophthalmus?
Motorik? Reflexe? Sensibilität? Koordination? Sprache?
Herz- und Kreislaufstatus, Lungenbefund?
Hämorrhagische Diathese? Lymphome?

3. **Labor**: BKS, Blutbild, Urinstatus, Blutzucker, Kreatinin

4. **Röntgen**, EKG, Augenhintergrund.

Gezielte Untersuchungen:

Befund	Diagnostische Maßnahme
Nackensteifigkeit, Fieber	Meningismus, s.S. 295
Hypertensive Anfälle	Katecholamine im Urin
Verdickte schmerzhafte A. temporalis (+BKS↑)	Biopsie
Neurologische Abnormitäten	Rö.: Schädel in 2 Ebenen EEG, Echo-EG
Verdacht auf raumfordernden Prozeß	zusätzlich Hirnszintigramm Pneumenzephalographie Rö.: Tomographie
Verdacht auf vaskuläre Störung	Angiographie der A. carotis und A. vertebralis (von der A. brachialis aus).
Anfallsartiger Halbseitenkopfschmerz, Übelkeit auf dem Höhepunkt, Erbrechen bringt Erleichterung, Lichtscheu	Gezielte Anamnese auf Migräne
Blitzartig einschießende heftige Schmerzen im Gesicht	Trigeminusneuralgie - Druckschmerzprüfung
Paroxysmale Schmerzen tief am Zungengrund	Glossopharyngeusneuralgie ist symptomatisch erfaßbar
Plötzliche heftige Schmerzen im Gehörgang	Intermediusneuralgie
Heftiger Kopfschmerz vom Nacken nach frontal bis in die obere BWS ausstrahlend, Kopfzwangshaltung	Subarachnoidalblutung Lumbalpunktion *

* Bei Übergang ins Koma kann die Diagnose nur durch Lumbalpunktion gestellt werden, weil der Meningismus verschwindet. Lumbalpunktion ist daher bei Bewußtseinsschwund stets indiziert.

1.1.15 MAMMAVERÄNDERUNGEN

Zu beachten sind alle auftretenden Veränderungen, insbesondere sind Leitsymptome bösartiger Erkrankungen:

- Apfelsinenhaut
- Einziehung der Mamille
- Krebsnabel, isolierte Eindellung der Haut über einer harten Unterlage
- Sekretion der Mamille (zu 20 - 50 % steckt ein Ca dahinter)
- Tastbare Knoten, harte, indolente
- Hochstand einer Mamille
- Verkleinerung einer Brust mit Verhärtung (beim Szirrhus, selten)

Di.:

- Tastbefundung
- Mammographie, kraniokaudal + mediolateral, kurz nach der Menstruation
- Probeexzision

  ferner zusätzlich oder bei spezieller Indikation:
- Xeroradiographie, Vorteil: bessere Kontraste, Nachteil: hohe Strahlenbelastung
- Thermographie, als Ergänzung zur Mammographie geeignet
- Milchgangdarstellung, bei spezieller Indikation

Die Mammographie soll jeder verdächtigen Tastbefundung folgen und im kritischen Alter, auch bei fettreichen Mammae, regelmäßig erfolgen. Bei etwa 1 % der klinisch unauffälligen Frauen wird damit ein Mamma-Ca entdeckt.
Mit der Mammographie werden bestehende Ca zu 60 % sicher und in weiteren 30 % als verdächtig diagnostiziert, 10 % sind falsch negativ. Falsch positiv sind etwa 3 % der Diagnosen.

Die Probeexzision ist bei allen Ca-verdächtigen Befunden dringend angezeigt. Die entnommene Probe sollte sofort einer histologischen Schnellschnittdiagnostik unterzogen werden, die in 98 % richtige Ergebnisse liefert. Damit wird die sofort anschließende Amputation gerechtfertigt. Eine höhere Überlebensrate bei Verkürzung der Zeitspanne zwischen PE und Op. ist jedoch noch nicht deutlich statistisch belegt.

DD.: Die Mastitis, die selten auch außerhalb des Puerperium auftritt und das auch seltene entzündliche Karzinom, sind differentialdiagnostisch nur histologisch mit Sicherheit zu unterscheiden.

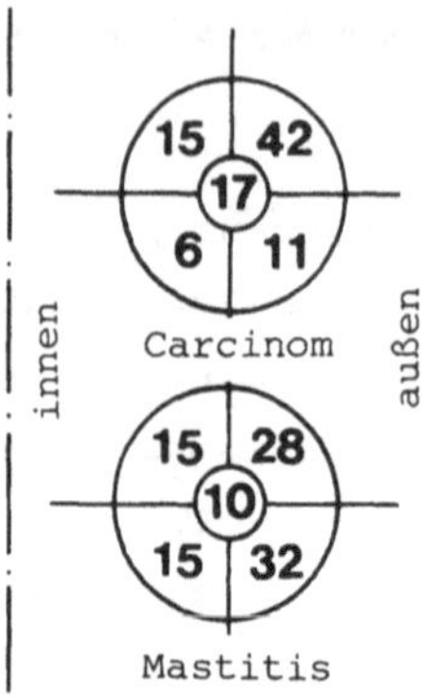

Die häufigste Mammaerkrankung ist die chronische zystische Mastopathie. Die zystischen Knoten sind nicht so hart und höckrig wie die Ca-Knoten, ferner sind sie gut verschiebbar. Zysten treten oft multipel auf.
Schwieriger ist die Abgrenzung durch bloßes Tasten gegenüber Fibroadenomen und Adenomen, die allerdings selten sind (2 %). Die Knoten sind ebenfalls isoliert und verschieblich, meist jedoch solitär und härter als eine Zyste.
Flächenhafte knotenartige Gebilde in der Mammae sind meist Granulome nach Fremdkörpern, Fettgewebsnekrosen, Hämatomen oder Zirkulationsstörungen.

1.1.16 Ö D E M E

Def.: Ansammlung von Flüssigkeit im Interstitium.

Ursachen:

1. Verminderung des onkotischen Druckes (Hypoproteinämie):
   Eine große Rolle spielen die Plasmaeiweiße, die ein kolloidosmotisches (auch genannt onkotisches) Druckgefälle von 25 Torr (= mmHg) aus dem Interstitium zum Blutgefäß hin bewirken.
   Der Blutdruck muß also höher sein als 25 Torr, bevor Flüssigkeit das Kreislaufsystem verlassen kann. Eiweißverlust im Blut bedeutet niedrigeren onkotischen Druck in den Gefäßen → Flüssigkeitsaustritt ins Interstitium = Ödeme.
   Zugrunde liegende Erkrankungen können sein:
   - Nephrotisches Syndrom
   - Leberparenchymerkrankungen, Leberzirrhose
   - Hungerödem
   - Exsudative Gastroenteropathie (proteinverlierende)

Intestinale Erkrankungen mit sekundärem Eiweißverlust sind:

entzündlich: Colitis ulcerosa, M. Crohn, Gastroenteritis

neoplastisch: Polyposis, Polyadenomatose (z.B. Menetrier)
Carcinome

andere: M. Whipple, Sprue

2. Anstieg des Blutdrucks

Häufig ist die Erhöhung des Blutdrucks auf der venösen Seite durch Rechtsherzinsuffizienz (LSy.: Halsvenenstauung) oder durch den erhöhten hydrostatischen Druck bei Insuffizienz der Venenklappen, besonders auch bei der tiefen Venenthrombose (LSy.: einseitig prall gestaute periphere Venen mit Ödemen von livider Farbe).

Erkrankungen sind also:

- Rechtsherzinsuffizienz
- Phlebothrombose

LSy.: Venenstauung

DD.: bei Halsvenenstauung: obere Einflußstauung

3. Herzinsuffizienz

Bei der Linksherzinsuffizienz ist das Herzminutenvolumen herabgesetzt, damit wird die Nierendurchblutung verringert, folglich auch die Kochsalzausscheidung mit der Folge der Wasserretention und der Bildung von Ödemen.

HMV↓ → renaler Plasmafluß↓ → NaCl-Retention → Wasserretention → Kardiale Ödeme

4. Kapillarwandschäden

Geschädigt werden die Kapillarwände der Glomeruli der Nieren bei

- Glomerulonephritis (weiche, gut verschiebliche Ödeme an Extremitäten und Lid)
- Glomerulosklerose Kimmelstiel-Wilson

Pg.: Proteinverlust durch die Nieren → Hypoproteinämie

Die Kapillarwände des subkutanen Gewebes werden geschädigt bei:

- Entzündungen
- Allergie (Quincke-Ödem: Gesicht, flüchtig, Juckreiz)
- Enzymmangel (C_1-Esterase-Inhibitor-Mangel → hereditäres Angioödem)

- Diabetes mellitus
- Ischämie

5. Störung des Lymphabflusses bei
   - Aplasie oder Hypoplasie der Lymphgefäße (= primär)
   - Tumoren (im kleinen Becken), Entzündungen, Operationen, Bestrahlung, Filariose (= sekundär)

   LSy.: blasses, derbes, schwer eindrückbares Ödem, relativ schmerzlos

   DD.: Lymphographie

6. Elektrolytstörungen

   Na-Retention bei Nierenerkrankungen, Herzinsuffizienz
   Hypokaliämie bei Laxantienabusus, Diarrhoe, Diuretika (Di.: EKG)
   Hyperhydration (z.B. iatrogen bei Infusionen)

7. Hormonstörung

   Mineralokortikoidüberschuß (Aldosteron → Na-Retention)

8. Andere Störungen oder Erkrankungen
   - Lipödeme bei Adipositas
   - Myxödem bei Hypothyreose
   - EPH-Gestose (Ödeme, Proteinurie, Hypertonus)
   - Chagas-Krankheit
   - Medikamente: Phenylbutazon, Guanethidin, Hydralazine, α-Methyl-Dopa, Reserpin, Salizylsäure, Carbenoxolon, Lakritze
   - Trauma: bei Fraktur, Quetschung, Sudeck-Syndrom
   - Neurogen: in gelähmten Extremitäten
   - Intoxikation: Insektenstiche, Schlangenbisse, Brennesseln

Diagnostische Maßnahmen:

1. Anamnese:

   Schwellungen wann und wo? Urinmenge?
   Atemnot? Herzschmerzen?
   Herzleiden? Hochdruck? Nierenleiden? Diabetes? Medikamente?

2. Labor:

   BKS, Blutbild, Urinstatus, Blutzucker, Kreatinin im Serum, Gesamteiweiß im Serum, Elektrophorese.
   EKG, Rö.: Thorax

Gezielte Untersuchungen:

Befund	Diagnostische Maßnahmen
Pathologischer Harnstatus	Eiweiß, Erythrozyten, Leukozyten pro Zeiteinheit quantitativ bestimmen.
Kreatinin i. S. erhöht	Flüssigkeitsbilanz (Einfuhr und Ausfuhr messen), Clearance
Verdacht auf Nierenerkrankung (Kreatinin > 1,0 mg %)	Infusions-Urogramm Osmolalität des Urins (Maximalwert) (Durstversuch)
Proteinurie, Chronische Eiterungen i. d. Anamnese	Rektumschleimhautbiopsie, Leberbiopsie, Histol. Unters. auf Amyloid
Verdacht auf Leberzirrhose	Laparaskopie
Hypoprotein-, Hypalbuminämie (bei unverdächtiger Leber)	Ernährung überprüfen, Xylose-Resorptionstest, Eisenresorptionstest, Elektrolyte i. Serum

1.1.17 PIGMENTVERÄNDERUNGEN

Melanin wird in der Basalzellschicht der Epidermis von Melanocyten gebildet. Ein wichtiger Schritt dabei ist die Umwandlung von Tyrosin zu DOPA (Dihydroxyphenylanalin) durch das Enzym Tyrosinase.
Pigmentstörungen sind nun entweder Störungen der normalen Melaninsynthese (Hemmung führt zu Depigmentierungen, Stimulation zu Hyperpigmentierungen) oder es sind Einwirkungen von anderen Farbstoffen, die von außen eindringen können oder endogen abgelagert werden.

I PIGMENTIERUNG

Epheliden (Sommersprossen)

Ae.: Die Melanocyten bilden in Herden vermehrt Melanin. Besonders deutlich wird das nach Stimulation, z.B. durch die Sonne.

Epheliden werden dominant vererbt.

Peutz-Jeghers-Syndrom

Bildet ähnliche, jedoch dunklere schwarzbraune Pigmentflecken (Naevi spili). Sie sitzen bevorzugt perioral, sowie an der Mundschleimhaut und an der Augenbindehaut. Gleichzeitig entwickeln sich hier Polypen am Intestinum, die entarten können.

Chloasma

Vermehrte Pigmentbildung durch Melanozyten, wahrscheinlich durch hormonelle Stimulation durch das MSH des HVL (Melanozytenstimulierendes Hormon des Hypophysenvorderlappens). Gebremst wird das MSH durch die Nebennierenrinde. Es kann also auch eine Unterproduktion von Hydrocortison vorliegen. Ferner kann der Abbau in der Leber gestört sein, und auch der Vitamingehalt (A, B_2, C) spielt eine Rolle.
Es treten begrenzte unregelmäßige, gelblich-braune Flecken bevorzugt symmetrisch an Stirn, Schläfen und Wangen von Mädchen auf. Sie wachsen von kleinen Anfängen zu großen Plaques zusammen.

Chloasma uterinum: Während der Schwangerschaft und auch bei der Einnahme von Ovulationshemmern entstehen Hyperpigmentierungen an Linea alba, Mamillen und Genitale.

Chloasma extrauterinum: Vorwiegend an den Halsseiten in der Menopause oder bei Ovarialtumoren.

Chloasma virginum: Sitzt perioral und ist oft von Dysmenorrhoe begleitet.

Sekundäre Hyperpigmentierungen durch vermehrte Melaninbildung werden ferner bei folgenden Krankheiten beobachtet:
Hämochromatose (durch Melanin)
Leber- und Gallenleiden (meist periokulär = Masque biliaire)
M. Addison (durch die Nebenniereninsuffizienz wird MSH nicht gebremst, Pigmentierung überall auch an Schleimhäuten)
Hyperthyreose (Pigmentverschiebungen)
Lymphogranulom
Melanosarkom
Sklerodermie (Pigmentverschiebungen)
Neurofibromatosis Recklinghausen (umschriebene Pigmentverschiebungen, Cafe-au-lait)
Acanthosis nigricans (hyperkeratotische, warzenähnliche Stellen, die wie mit Kohlenstaub bepudert erscheinen)
Entzündliche Dermatosen (Psoriasis, Lichen ruber, Neurodermitis, Pemphigus, die aber auch zu Depigmentierung führen können).
Viele andere Krankheiten können auch zu Hyperpigmentierungen führen. Hier wurden nur die wichtigsten erwähnt.

Ferner kommen Hyperpigmentierungen vor nach mechanischem Reiz (Büstenhalter) oder chemischem Reiz (Kölnisch Wasser, das das lichtsensibilisierende Bergamotteöl enthält → Berlock Dermatitis).

Die *Urticaria pigmentosa* (Mastozytose-Syndrom) geht mit einer Mastzellproliferation in der Haut einher und äußert sich in einem gelbraunen makulösem bis papulösem Exanthem.

Endogene Farbstoffeinlagerungen entstehen bei:
Chronischer Porphyrie (durch Porphyrin)
Ochronose = Alkaptonurie (durch Homogentisinsäure)
Argyrose (durch Silber)
Chrysiasis (durch Gold)
Arsenmelanose (durch Arsen)

II DEPIGMENTIERUNG

Def.: Fehlender oder verminderter Melaningehalt.
Formen: Umschrieben oder generalisiert.
Ae.: Angeboren oder erworben.

Albinismus

Ae.: Genetisch bedingte Enzymstörung bei der Melaninbildung, die rezessiv vererbt wird.

Beim totalen Albinismus fehlt das Melanin völlig in Haut, Haaren, Iris und Choroidea.
Beim partiellen Albinismus fehlt das Melanin in scharf begrenzten Herden.

Diagnose:

Da Albinismus angeboren ist, tritt er früh in Erscheinung. Reibt man die depigmentierte Haut, erfolgt eine normale Rötung, da das Gefäßsystem intakt ist.

Naevus anaemicus

Imponiert als weißer Fleck, beruht aber auf einer angeborenen, umschriebenen Hypo- oder Aplasie von oberflächlichen Hautgefäßen. Es herrscht kein Pigmentmangel. Nach Reiben tritt keine Rötung ein.

Vitiligo

Def.: Auftreten von pigmentfreien, scharf umschriebenen weißen Flecken, die auf Pigmentschwund beruhen.
Der Rand kann hyperpigmentiert sein.

Ve.: Die Herde sind erst klein (Linse), nehmen dann an Zahl und Größe zu und können konfluieren.

Lo.: Bevorzugt alle stärker pigmentierten Hautregionen: Gesicht, Hals, Hände, Genital, After, Mamillen, Nabel, Achsel. Haare in den Herdbereichen können auch pigmentfrei sein. Die Schleimhäute bleiben stets frei.

mi.: Basalzellen sind frei von Melanin als Folge einer gestörten Melanogenese (Hemmung oder Verlust der Tyrosinase).

Diagnose:

Von den angeborenen Albinismus und Naevus anaemicus ist die Vitiligo schon durch das spätere Auftreten und die Ausbreitung abzugrenzen. Leukoderme erkennt man daran, daß sie sich an Orten anderer Dermatosen entwickeln oder nach der Einwirkung chemischer Substanzen (z.B. in der Gummi-Industrie) entstehen. An Pityriasis versicolor alba muß gedacht werden.

Leukoderme

Def.: Fleckförmiger, vorübergehender Melaninverlust durch Hemmung der Pigmentproduktion.

Ae.: Kommt bei vielen entzündlichen Hautveränderungen vor (z.B. bei Psoriasis, Lichen ruber, Neurodermitis), ferner bei Lues II und durch chemische Einwirkungen (z.B. hemmen Monobenzyläther und Hydrochinon die Melaninsynthese), oder auch um Naevi herum (Morbus Sutton).

Lokale Traumen können die Melanozyten ganz zerstören. Dann entsteht eine bleibende Depigmentierung. Das kommt z.B. in Narben vor.

Pseudoleukoderme

Beruhen auf Konstrastphänomenen. Z.B. wird bei einer Pityriasis versicolor durch die Schuppenauflagerung die Haut an dieser Stelle nicht mitgebräunt und erscheint nach Abfallen der Schuppen weiß. Der Melaninstoffwechsel ist jedoch völlig intakt. Die Stellen bräunen nach.

1.1.18 P R U R I T U S

Exogene Noxen

Allergie, Urtikaria (Medikamente, Allergene)
Mykosen, Skabies

Endogene Ursachen

• Lebererkrankungen:	Verschlußikterus, biliäre Cirrhose, Cholostase → Gallensäureanreicherung in der Haut.
• Niereninsuffizienz:	mit Suburämie oder Urämie
• Gicht:	Harnsäure im Blut hoch
• Hormonstörung:	Pruritus senilis, Schwangerschaft, Pubertät, Diabetes mellitus und insipidus, M. Basedow (Hyperthyreose)
• Blutkrankheiten:	Lymphogranulomatose (häufig Juckreiz); Leukämie (myeloische und lymphatische), Polyzythämie, Lymphosarkom (selten Juckreiz)
• Retikulosen	
• Genitalerkrankungen:	Fluor, Kraurosis vulvae
• Hautkrankheiten:	bei vielen Dermatosen, mit oder ohne Effloreszenzen
• Maligne Tumoren:	(selten)
• Würmer:	in der Analgegend lokalisierter Juckreiz

Psychischer Pruritus

ist sehr häufig

Neurologische Ursachen

• Neurodermatitis

1.1.19 S C H L A F S T Ö R U N G E N

Schlaflosigkeit

Man unterscheidet

- Einschlafschwierigkeit
- Durchschlafschwierigkeit

Ursachen können sein:

- psychogen (Hauptursache!)
- Genußmittel: Koffein
- Medikamente: Schilddrüsenhormone, Weckamine, Schlafmittelentzug
- kardial: Herzinsuffizienz mit Dyspnoe (Cheyne-Stokes-Atmung), Angina pectoris (nächtliche Schmerzattacken durch Mehrbelastung des linken Herzens im Liegen)
- pulmonal: Asthma, Husten
- gastrointestinal: z.B. ulcus duodeni
- Hiatushernie
- urogenital: Prostatahypertrophie mit Harndrang, Nykturie
- endokrinogen: Hyperthyreose, Klimakterium
- neurogen: Polyneuritis

Schlafsucht

Meist ist die Ursache hier ebenfalls psychogen, weil nämlich eine psychische Störung häufig zu einem Medikamentenabusus (Sedativa, Schlafmittel) führt.
Normal ist das erhöhte Schlafbedürfnis bei schweren Krankheiten.

- Hypothyreose
- Enzephalitis
- Zerebrale Störungen: Basiliarisinsuffizienz bei alten Leuten, bei jungen Mädchen Basiliarismigräne, bei jungen Männern (auch Mädchen) Kleine-Levin-Syndrom (mehrtägige Schlafphasen, die nur kurz zu zügelloser Nahrungsaufnahme unterbrochen werden)
- Schlafkrankheit

1.1.20 S C H O C K

ÄTIOLOGIE / PATHOPHYSIOLOGIE

Hauptursachen des Schocks

Def.: Akutes Kreislaufversagen mit Minderdurchblutung der Gewebe, Gewebshypoxie und Gewebsschädigung durch Sauerstoffmangel.

Die verschiedensten Ursachen sind es, die jedoch alle zu einem Sauerstoffmangel der Gewebe führen. Die symptomatische Therapie kann daher weitgehend einheitlich sein. Nach Beseitigung des Notstandes muß dann kausal behandelt werden.

Ursachen nach der Kausalität sind:

1. *Volumenmangelschock*

   a. Blutung (nach außen oder innen)
   b. Dehydratation (Erbrechen, Durchfälle, Ileus)
   c. Plasmaverlust (Verbrennungen)

2. *Kardiogener Schock*

   a. Myokardinfarkt
   b. Akute Linksherzinsuffizienz
   c. Rhythmusstörungen
   d. Perikarditis
   e. Hämoperikard

3. *Schock bei Gefäßveränderungen*

   a. Lungenembolie
   b. Arteriovenöse Aneurysmen

4. *Infektiös-toxischer Schock*

   a. Endotoxinschock (septischer Schock durch gramnegative oder grampositive Bakterien)
   b. Andere Toxine

5. *Anaphylaktischer Schock*

   a. Seren
   b. Antibiotika
   c. Röntgenkontrastmittel u.a.

Pathophysiologie des Schocks

Ursachen →	Volumenverlust Herzinsuffizienz Vasodilatation	
Folgen →	Venöser Rückstrom $\downarrow$ HMV $\downarrow$	Stadium der Zentralisation
Zeitlicher Ablauf $\downarrow$	Hypotonie	
	Vasokonstriktion	
	Gewebshypoxie Azidose	
	Kapillarpermeabilität $\uparrow$	Stadium der Dezentralisation
	Plasmaübertritt ins Gewebe Bluteindickung (sludge) Verbrauchskoagulopathie	
	Volumenverlust Vasodilatation HMV $\downarrow$ = Circulus vitiosus (Irreversibilität)	

Charakteristik des Kreislaufverhaltens bei:

Volumenmangelschock

Blutvolumen: Echte Verminderung durch Blut- oder Plasmaverlust.

Zentraler Venendruck: (ZVD)	Wird anfangs durch Vasokonstriktion vorübergehend aufrechterhalten. Wird nicht sofort Flüssigkeit ersetzt, tritt Abfall ein.
Herzminutenvolumen: (HMV)	Wird kurzfristig durch Tachykardie kompensiert, dann Abfall.
Peripherer Widerstand: (Wp)	Wird sofort kompensatorisch erhöht durch Vasokonstriktion.

Kardiogener Schock

HMV:	fällt sofort ab, da Herzinsuffizienz oder Arrhythmie, Tachykardie, Tamponadie vorliegt.
Blutvolumen:	Die Zirkulation wird durch den Abfall des HMV verringert.
ZVD:	Zunächst noch normal oder erhöht.
Wp:	kompensatorisch erhöht

Septischer Schock

Wp:	Durch die Toxämie entsteht primär ein peripherer Gefäßkollaps mit einer initialen Vasokonstriktion, der eine Vasodilatation mit Absacken des Blutes in die Venen folgt. Die klassischen Schockzeichen folgen erst danach.
Blutvolumen:	Zirkulierendes Blutvolumen wird verringert.
ZVD:	Zunächst erhöht.
HMV:	Durch Minderangebot verringert. Häufig besteht eine direkte toxische Wirkung auf das Herz und auf die NNR.

ERKENNUNG / ÜBERWACHUNG

Klinische Zeichen des Schocks

Blässe, Kälte, Zyanose, Schweißausbruch, Tachykardie, Hypotonie.

Beim septischen Schock tritt anfangs nur Hypotonie zusammen mit Schüttelfrost auf, die klassischen Zeichen manifestieren sich erst später.

Zusatzuntersuchungen

ZVD: Der zentrale Venendruck muß laufend gemessen werden, weil man danach das HMV beurteilen kann (Normalwertuntergrenze: 5 - 8 cm H_2O). Ist er erniedrigt, liegt Hypovolämie vor. Dann muß Flüssigkeit zugeführt werden, ein zu hoher Venendruck (> 15 cm H_2O) deutet (außer Hypervolämie) ein erniedrigtes Schlagvolumen (Stau vor dem Herzen) an. Eine Normalisierung nach Abfall deutet auf den Therapieerfolg hin.

Harnzeitvolumen: Gibt Auskunft darüber, ob noch eine ausreichende Nierendurchblutung besteht. Die Urinausscheidung sollte > 20 ml/Std. sein. Sonst besteht Gefahr der Tubulusnekrose.

Blutgasanalyse: Gibt Auskunft über die Lungenfunktion (Normalwerte: pO_2 = 90, pCO_2 = 45 mmHg)

Säure-Basen-Status: Ist wichtig zur Erkennung einer metabolischen Azidose. Bei pH < 7,35 muß Natriumbikarbonat gegeben werden.

Serumelektrolyte: Na, K (und Eiweiß)

Gerinnungsstatus: Wegen Verbrauchskoagulopathie

Blutbild: tgl. 1 x. Erythrozytenzahl, Leukozytenzahl

Hb u. Hkt: Anfangs stündlich. Wenn der periphere Hämatokrit > 4 % höher liegt als der zentrale, ist die Mikrozirkulation gestört.

Therapie:

1. Lagerung in Schockhaltung: Beine hoch (evtl. Kopf nach unten)

2. Sedieren

3. Flüssigkeitszufuhr = Volumensubstitution
   Sofort 500 - 2000 ml Kochsalz- oder Glukoselösung, (Vorsicht mit Kochsalz bei Herzinsuffizienz).
   Bei HKt < 35 % Vollblut, darüber Plasmaexpander.
   Später nach Vorliegen der Laborwerte substituieren.

4. Vasoaktive Pharmaka und Positiv inotrope Substanzen
(α- und β-Sympathomimetika).
Hier ist die schwierige Entscheidung zu treffen, ob man in erster Linie den Blutdruck aufrechterhalten will (α- Sympathomimetika) und dafür die Vasokonstriktion in Kauf nimmt oder ob man eine maximale Durchblutung der lebenswichtigen Organe den Vorzug geben will (β-Symphathomimetika).

α-mimetische Wirkungen:	Vasokonstriktion → Blutdruckanstieg HMV ↓, viszerale Durchblutung ↓, ZVD ↑, keine direkte inotrope Wirkung.
β-mimetische Wirkungen:	positiv inotrop → Kontraktilität des Herzens ↑, → Schlagvolumen ↑, Vasodilatation → viszerale Durchblutung ↑, ZVD ↓, kein wesentlicher Blutdruckanstieg.

Man kann natürlich nun Präparate mit gemischter α- und β-mimetischer Wirkung geben. Das empfiehlt sich bei den hypotensiven Schockformen ohne Volumenmangel. Auch beim Myokardinfarkt und bei anderen Schockformen zur Steigerung der Förderleistung des Herzens. Sympathomimetika sind jedoch nur zur unterstützenden Intervallbehandlung gedacht bis andere schockbekämpfende Maßnahmen einsetzen.

Präparate:	Phenylephrinhydrochlorid	(nur α-mimetisch)
	Isoproterenol	(nur β-mimetisch)
	Orciprenalin (Alupent)	
	Noradrenalin	(α- und β-mimetisch)

Rein positiv inotrop wirken Herzglykoside.
Methylprednisolon wirkt wie ein α-Blocker. Man kann es gemeinsam mit Adrenalin, Noradrenalin geben

Bedrohliche Schockfolgen entstehen durch Durchblutungsstörungen in lebenswichtigen Organen:

- Schockniere → Anurie → Urämie (Die Anurie dauert länger als die Schädigung)
- Schocklunge
- Schockleber
- Cerebrale Schädigung

1.1.21 S C H W E I ß S E K R E T I O N, A B N O R M E

Die Schweißsekretion wird vegetativ über den Symphatikus gesteuert:

Großhirnrinde → Zwischenhirn → Medulla oblongata → Rückenmark

Der Schweiß ist eine hypotone Lösung mit:	Die normotone Lösung in Plasma und Interstitium enthält:
Na 60 mvol/l	Na 145 mvol/l
Cl 45 mvol/l	Cl 110 mvol/l
K 10 mvol/l	K 4 mvol/l

Tägliche Verdunstung (d.h. ohne sichtbar zu schwitzen) durch die Haut:

500 ml Schweiß/Tag,

bei sichtbarem Schwitzen entsprechend mehr.

Die Dehydration des Körpers hinterläßt in ihm aufgrund der Hypotonie des Schweißes eine hypertone Lösung. Die Folge ist, daß dann durch Osmose den Zellen Wasser entzogen wird.

Die Osmoregulation, die eine Isotonie wiederherstellen will, erfolgt über Hypothalamus → Hypophysenhinterlappen, der erste schüttet ADH (antidiuretisches Hormon = Adiuretin = Vasopressin) aus, der zweite speichert es. ADH greift am distalen Nephron an und bewirkt eine Wasserrückresorption.

Ursachen für abnorme Schweißsekretion sind:

- Fieber (Verlust ca. 500 ml pro Grad Fieber am Tag)
- Hyperthyreose
- Körperliche Überanstrengung
- Überhitzung, besonders bei hoher Luftfeuchtigkeit
- Vegetative Störung (z.B. Schwindel)

Di.: Na im Serum. Ferner Hb, Eiweiß. Alle Werte sind erhöht.

LSy.: Durst

Th.: Zunächst elektrolytfreies Wasser, später isotone NaCl-Lösung.

1.1.22 S C H W I N D E L

Schwindel empfindet man als Gleichgewichtsstörung, ein Schwanken der Umwelt oder ein Drehen (Drehschwindel). Oft sind Überkeit, Erbrechen und Schweißausbruch die Folge. Nicht zum eigentlichen Schwindel zählt der sogenannte Höhenschwindel beim Herabblicken von einem hohen Turm.

Ursachen:

- zerebral:
  - Hirndrucksteigerung
  - Kleinhirnschädigung
  - Schädeltrauma → Commotio cerebri, etc.
  - Arteriosklerose
  - Augenmuskellähmungen → Doppelbilder
  - Epilepsie
  - Migräne
- Erkrankungen des Labyrinths
  - Schädelbasisbruch
  - Entzündung (Labyrinthitis)
  - Durchblutungsstörungen
  - M. Menière

Unter M. Menière ist ein Symptomenkomplex bei Labyrintherkrankungen zu verstehen mit

- Drehschwindel, Übelkeit, Erbrechen, Innenohrschwerhörigkeit, Nystagmus, Ohrensausen
- Intoxikationen (z.B. Alkohol, Nikotin, Medikamente: Schlafmittel, bromhaltige Präparate, Gentamycin, Streptomycin, Salicylate, u.a.)
- Anämie

Di.: • Verletzung? Blutung? Ausfluß aus Gehörgang? Gehör? Meningismus? Pupillenreaktion und -weite? Nystagmus? Augenmuskelparese?
Neurologischer Status einschließlich Gangbeurteilung (Zielgang, Blingang), Rombergversuch (Stehen mit geschlossenen Augen und Füßen)
Blutdruck? Herz? Durchblutung?

Labor: BKS, Blutbild, Blutzucker, Kreatinin, Harnstatus, EKG, Rö-Thorax

1.1.23 Ü B E R G E W I C H T

Übergewicht entsteht vorwiegend durch Fetteinlagerung. Aber auch Wasser kann die Ursache bei Ödemkranken sein. 99,5 % der Fettsucht gehen auf übermäßige Nahrungszufuhr zurück. Die seltene Adipositas als Folge endokriner Störungen findet sich bei:

Unterfunktion der Schilddrüse (Hypothyreose, Myxödem)
Unterfunktion der Ovarien (im Klimakterium und nach Op.)
Überfunktion der Hypophyse und NNR (Cushing)
Überfunktion des Pankreas (hyperinsuläre Adipositas)

Fettsucht gepaart mit anderen Symptomen tritt auf bei folgenden Syndromen:

Dystrophia adiposogenitalis Fröhlich (gepaart mit Kleinwuchs, genitaler Unterentwicklung, Hirndruckzeichen. Ursache Hypophyse) ist selten.
Prader-Labhart-Willi (typische Mehlsackform der Adipositas, schlaffe Muskulatur, verzögerte Pubertät, Prädiabetes, Imbezillität = mittlerer Schwachsinn)
Laurence-Moon-Bardet-Biedl (gepaart mit Polydaktylie und Retinitis pigmentosa sowie Schwachsinn, Hypogenitalismus, Störungen der extrapyramidalen Motorik)
Morgagni (gepaart mit Hyperostosis frontalis interna, Hypertrichose = verstärkte Körperbehaarung, und geistigen Schwächen)

Manche Autoren trennen die bei den endokrinen Störungen vorkommenden Fettablagerungen von der eigentlichen nahrungsbedingten Fettsucht ab, weil letzten Endes nur diese zu Übergewicht führen kann.

Ein Myxödem führt meist nicht zu starkem Übergewicht. Die Fettsucht nach der Menopause ist stark psychisch (Freßsucht zur Problembewältigung) bedingt. Die Hypophyse erzeugt nur dann eine Fettsucht, wenn ein Adenom den Hypothalamus zerstört (→ Steigerung des Eßtriebes).
Ein Hyperinsulinismus ist durch Anpassung der Nahrungsaufnahme (viele kleine Mahlzeiten) in den Griff zu kriegen.

Diagnostische Maßnahmen:

1. Anamnese im Hinblick auf die psychische Situation, die familiären Gewohnheiten und die Lebenseinstellung (z.B. Falstaff-Typ = allen Freuden des Lebens zugetan).
2. Klinikaufnahme und überwachte Diät (1000 Kcal oder Null-)
3. Labor: Hypophysen-, NNR-, Pankreas-, Schilddrüsenfunktion

Ein M. Cushing ist meist schon an der Fettverteilung (Büffelnacken, Stammfettsucht) zu erkennen. Eine plötzliche massive Fettsucht mit Lethargie und Polyurie läßt an hypothalamische Veränderungen denken.

Befunde wie Glukosurie, Hypertonie, Amenorrhoe, Dyspnoe verschwinden meist nach Gewichtsreduktion.

Th.: Körperliche Belastung, Kalorienreduktion, Psychotherapie

---

1.1.24 UNTERGEWICHT

Ursachen:

Schwere Allgemeinerkrankungen:	Tbc, maligne Tumoren, chronische Infekte
Endokrine Störungen:	M. Basedow, M. Addison, Simmondsche Krankheit, Diabetes mellitus, Thyreotoxikose, Phäochromocytom
Psychische Störungen:	Anorexia nervosa, Depressionen
Hunger, Diätfehler	
Konstitutionelle Erkrankungen:	Marfan-Syndrom (Spinnenfinger, Trichterbrust oder Hühnerbrust, Aneurysma der Aorta ascendens, Linsenschlottern) Es gibt auch nicht krankhaft konstitutionell bedingtes Untergewicht.

Neurale Magersucht: (trophische Störungen des Fettgewebes bei Erkrankung des 2. motorischen Neurons)

Diagnostische Maßnahmen:

1. Anamnese zur Abgrenzung der psychogenen von der organischen Form.
2. Ausschluß von Allgemeinerkrankungen (Labor-Latte)
3. Erkennung von konstitutionellen Syndromen
4. Ausschluß einer Insuffizienz von Hypophyse (Simmondsche Erkr.) oder Nebenniere.

1.1.25 VIELZAHL UND WECHSEL VON BESCHWERDEN

Eine Vielzahl von Beschwerden sowie ein oft rascher Wechsel deuten auf die in der Praxis große Krankheitsgruppe der Patienten mit psychovegetativen bzw. funktionellen Störungen hin, die als selbständige Krankheit oder als Begleit- oder Folgeerscheinung anderer Leiden auftreten.

Diagnostisch beweisende Befunde für eine somatische Erkrankung sind nicht zu finden, vielmehr sind die Erscheinungen an verschiedenen Organen charakteristisch. Hauptsächlich werden angegeben: Allgemeinsymptome wie Müdigkeit, Kopfschmerzen, Leeregefühl im Kopf, Konzentrationsschwäche, Schlafstörungen, Kreuzschmerzen, Wetterfühligkeit, Parästhesien, Pruritus, Schweißausbrüche, Potenzstörungen.
Gefunden werden: Herzklopfen mit raschem Wechsel von Bradykardie und Tachykardie, respiratorische Arrhythmie, Zyanose der Akren, Wechsel zwischen kalten und warmen Akren, Dermographismus, subfebrile Temperaturen, starke Blutdruckschwankungen, Kollapsneigung, Hyperreflexie, Obstipation oder Durchfall, rheumatoide Beschwerdebilder des Bewegungsapparates.

Funktionell nennt man die Beschwerden, wenn die Erscheinugnen an einem Organsystem im Vordergrund stehen:

Funktionelle Kopfschmerzen:	bis zur Migräne, Schwindel, Leere.
Funktionelle Herz-Kreislaufbeschwerden:	Rhythmus, Blutdruck, Zyanose, präkordiale Schmerzen, Effort-Syndrom.
Funktionelle Atembeschwerden:	Hyperventilation, Atembeklemmung, Dyspnoe, Seufzeratmung, Korsettatmung, Reizhusten.
Funktionelle Magen-Darmbeschwerden:	Magendruck, Nausea, Obstipation, Diarrhoe, Tenesmen, Meteorismus, Flatulenz, Reizmagen, Colon irritabile.
Funktionelle Beschwerden der Sexualorgane:	Organe des kleinen Beckens bei der Frau (Schmerzen, Dysmenorrhoe) Genitalorgane beim Mann.

Die Ursachen derartiger Funktionsstörungen sind bis heute nicht genau erklärbar. Man weiß, daß sie im Anschluß an Infekte oder Intoxikationen manifest werden können und daß Alkoholabusus, seelische Konflikte, Angst und Streß sie auslösen können.

Wurde die Diagnose früher mit vegetativer Dystonie bezeichnet, spricht man in neuester Zeit mehr von vegetativem Psychosyndrom (Staehelin) oder von allgemeinem psychosomatischem Syndrom. Man definiert es als körperlich zentriertes Beschwerdebild, das keine krankhaften organischen Ursachen hat, sich aber auf psychische Belastungen zurückführen läßt (Somatisierung seelischer und sozialer Konflikte).

Diagnostische Maßnahmen:

1. Körperliche Krankheitsursachen soweit wie möglich ausschließen.
2. Die Diagnose des vegetativen Psychosyndroms ist positiv zu stellen aus: zeitlichem und innerem Zusammenhang des Auftretens der Beschwerden mit einer äußeren Belastung oder inneren Konfliktsituation. Körpersprache und wirkliche Sprache (Schilderung der Lebenssituation).

1.1.26 WACHSTUMSSTÖRUNGEN

Def.: Abweichung von dem für das betreffende Alter statistisch ermittelten Normbereich der Körpergröße sowie der Körperform.

- Kleinwuchs: Körpergröße < 3. Perzentile,
  Erwachsener ♂ < 150 cm, ♀ < 140 cm
  (3. Perzentile = Quantile 0,03, d.h. 3 % einer Population unterschreitet diesen Wert)
- Zwergwuchs: Erwachsener < 130 cm
- Riesenwuchs

Auch Abweichungen vom Körpergewicht bei Kindern können zu den Wachstumsstörungen gerechnet werden.

- Magersucht
- Fettsucht

Minderwuchs: Kleinwuchs (Mikrosomie) oder
Zwergwuchs (Nanosomie)

Ae.:
- Hunger, Mangelernährung (vor allem Eiweißmangel → Kwashierkor)
- Chromosomenaberration (Turner, Down u.a.)
- Endokrine Störungen:
  Hypothalamus (dyszerebraler Minderwuchs)
  Hypophyse (z.B. Kraniopharyngeom, HVL-Unterfunktion
  → Epiphysenfugen länger offen, aber normale Proportionen, oft Hypogenitalismus, Infantilismus)
  Schilddrüse (Hypothyreose)
  Nebennieren (M. Cushing)
- Stoffwechselstörungen:
  Herz-Kreislauf (Hypoxämie bei Vitium, Anämie, Bronchiektasie, u.a.)
  Niere (Mißbildung, Insuffizienz, Funktionsstörungen)
  Leber (Zirrhose)
  Magen-Darm (Mucoviscidose, Zöliakie)
  Knochen (Rachitis)
  Speicherkrankheiten (Glykogen-, Lipid-, Mukopolysaccharid-)

• Skelettwachstumsstörungen:

Achondroplasie, Osteogenesis imperfecta,
lokalisierte enchondrale Dysostosen (Längenwachstum nur bei metaphysären Formen beeinträchtigt),
Dysostosis cleido-cranialis

• Ohne erkennbare Ursache:

Primordialer M. (normale Proportionen, Intelligenz, Geschlechtsentwicklung, Miniaturmensch, Liliputaner, primordial = urprünglich)
Familiärer M.
Konstitutioneller M. (Entwicklungsverzögerung)
Progerie (frühzeitige Vergreisung, Voralterung)

Überwuchs: Riesenwuchs (Gigantismus)
Höherwuchs (Makrosomie)

Ae.:

• Hypophysäre Überfunktion (vor Epiphysenschluß → Überwuchs
nach Epiphysenschluß → Akromegalie)

• Familiärer Höherwuchs (♂ > 190 cm, ♀ > 180 cm)

Weitere Störungen außer der HVL-Überfunktion, die zu Überwuchs führen, sind selten, so die Hyperthyreose.

Differentialdiagnose der wichtigsten erblich bedingten Wachstumsstörungen

Krankheit	Pathogenese	Leitsymptome
Osteogenesis imperfecta	ungenügende Fibro- und Osteoblastentätigkeit → Osteoporose, ungenügende Verkalkung	starke Verbiegung der Knochen, Spontanfrakturen, schlechte Frakturheilung, Kartenherzbecken, Coxa vara, Crura vara et antecurvata, blaue Skleren
Achondroplasie, Chondrodysplasie	ungenügende Proliferation der Knorpelzellen in den Wachtumsfugen, starke Störung der metaphysären Ossifikation (Epiphysen kaum betroffen)	Rhizomeler Zwergwuchs mit langem Rumpf, großem Schädel, plumpen, kurzen Röhrenknochen, trompetenartig verdickten Diaphysen → Hohlkreuz, O-Beine, Dreizackhand (= größerer Zwischenraum zwischen Finger III und IV)
Lokalisierte enchondrale metaphysäre Dysostosen	Störung der enchondralen Ossifikation der langen Röhrenknochen. Es gibt metaphysäre und epiphysäre Formen. Bei letzteren ist das Längenwachstum nicht auffällig beeinträchtigt.	Beine und Arme relativ zu kurz → Minderwuchs. Coxa vara infantum. Tibia vara (Blount), rezidivierende Osteochondrosis dissecans.
Dysostosis cleidocranialis	Störung des ganzen Mesenchyms, vor allem an Schädel und Clavicula	Breiter kurzer Quadratschädel mit eingefallener Nasenwurzel bei kleinem Gesicht, sich nur spät schließenden Fontanellen mit Worm'schen Schaltknochen, fehlende oder rudimentäre claviculae, Trichterbrust, WS-Fehlbildungen mit Skoliosen, dünne Röhrenknochen, Coxae varae, Genua valga, stummelförmige Endphalangen ohne proc. unguiculares, doppelte Epiphysen der metacarpalia. Häufig dabei Kleinwuchs.
Mukopolysaccharidosen: Pfaundler - Hurler	Verminderte Aktivität der α-Galaktosidase → Ablagerung von Mukopolysacchariden in verschiedenen Organen	Minderwuchs. Verkürzte Unterschenkel und Unterarme, X-Beine. Schwachsinn, Blindheit, Taubheit. Tod meist noch in der Kindheit.
Morquoi	Platyspondylie = Flachwirbelbildung. Kyphosierung besonders im unterem BWS-Bereich	Starke Verkürzung der WS bei meist normalem Schädel. X-Beine, verdickte Gelenke, überstreckbare Finger

1.2 Kardiovaskuläres System, Gefäße, Respiratorisches System

1.2.1 APNOE

Def.: Atemstillstand

Pathogenetische Mechanismen:

Der Antriebs- und Regelungsmechanismus der Atmung ist sehr kompliziert. Die peripher gelegene Atemmuskulatur wird von einem zentralen Atemzentrum gesteuert, das durch verschiedene Regelgrößen (pCO_2, pO_2) beeinflußt wird. Eine Atemlähmung kann daher sowohl durch Lähmung des Atemzentrums als auch durch direkte Lähmung der Atemmuskulatur erfolgen.

1. Zentrale Atemlähmung

Ae.: Opiate (Morphin), Barbiturate, Salizylate, Chloroform, Narkotika.
Cerebrale Prozesse: Hirndruck, Traumen, Ischämie, Meningitis, Enzephalitis.
Bei tief abgesunkenem pCO_2 → Effekt auf Atemzentrum
pO_2 → Effekt auf Chemorezeptoren.

LSy.: Meist Bewußtlosigkeit. Bei erhaltenem Bewußtsein ist die Fähigkeit zur willkürlichen Atmung voll erhalten.

2. Periphere Atemlähmung

Ausfall der Atemmuskulatur durch Krampf oder Lähmung.
Neurogen: Poliomyelitis, Polyneuritis, Tetanus
Myalgen (durch Muskelschmerz)
Neuromuskulärer Block: durch Curare

LSy.: Lange erhaltenes Bewußtsein und Todesahnung in den Augen des Patienten zeigen periphere Atemlähmungen.

3. Intrapulmonale Ursachen

Verlegung der Atemwege
Obstruktionen: Bronchospastik, Erhöhung des Atemwegswiderstandes (Asthma, Emphysem), Verschleimung (Bronchitis, Pneumonie), Aspiration.

Restriktionen: Pleuraschwielen, Zwerchfelladhäsionen,
Kyphoskoliose.

Diffusions- und Verteilungsstörungen: Fibrosen, Pneumokoniosen,
Emphysem, Lungenstauung,
Tumoren, Tbc.

4. Kardiale Ursachen

Rechtsherzinsuffizienz → pulmonale Hypertonie

Linksherzinsuffizienz → Lungenstauung

Th.: A = Atemwege freimachen

B = Beatmen

C = Cardiale Situation normalisieren

Diagnostische Maßnahmen

Sie beziehen sich primär auf die Abstellung der Ursachen. Leitsymptome und Fremdanamnese sind daher wichtige erste Anhaltspunkte. Im Vordergrund steht die Reanimation.

Wichtige diagnostische Maßnahmen sind:

- EKG - Überwachung
- Blutgasbestimmung
- Reaktionsprüfungen (z.B. Pupillen)

1.2.2 A R R H Y T H M I E

Def.: Störung der normalen Erregungsbildung (nomotop = vom Sinusknoten ausgehend) und Erregungsleitung

Erkennung

Nach den klinischen Symptomen ist eine Einteilung nach:

Bradykardien, Tachykardien und Arrhythmien

am einfachsten. Zweckmäßig ist jedoch die Einteilung nach elektrokardiographischen Gesichtspunkten in:

Supraventrikuläre Arrhythmien
Arrhythmien durch Störung der AV-Überleitung
Ventrikuläre Arrhythmien

Erscheinungen der Arrhythmien sind:

Extrasystolie
Vorhofflattern, Vorhofflimmern mit nicht konstanter Blockierung
Inkonstante Blockformen: Wenckebach-Periodik
Interferenzdissoziation (selten)
Parasystolie (selten)

Hauptursache für die Auslösung von Extrasystolen ist die Anoxie, die von zu geringem O_2-Angebot (Coronarsklerose, Anämie, Hypoxämie) oder von erhöhtem O_2- Verbrauch (z.B. Myokardinfekte) herrühren kann.

Vorhofflattern oder -flimmern folgt meist auf extreme hämodynamische Belastungen des linken Vorhofs.

Bei Ausfällen der Überleitung liegt meist ein organisches Herzleiden zugrunde.

Als schwere Arrhythmien, die einen malignen Verlauf annehmen können, sind anzusehen:

- Gehäufte ventrikuläre Extrasystolen, die zu paroxysmalen Tachykardien und weiter zu Kammerflattern übergehen können.
- Vorhofflattern bei Mitralvitium, Linksinsuffizienz und degenerativen Herzleiden mit der Gefahr eines Vollrhythmus und sog. 1 : 1 Überleitung und entsprechendem Kammerflattern.
- Kammerflimmern nach Herzinfarkten und schweren Stoffwechselentgleisungen.
- Adam Stokes-Anfälle (zerebrale Anoxie bei Bradykardie mit Bewußtlosigkeit und Krämpfen.

Diagnostische Maßnahmen

- EKG (1. Routinemaßnahmem Methode der Wahl)
- Kalium i.S. bestimmen
- Digitalisüberdosierung ?

Die wichtigsten Arrhythmien und EKG - Zeichen

1. Nomotope Reizbildungsstörungen (Reiz = Erregung)
   - Sinustachykardie (s.S. 118)
   - Sinusbradykardie (s.S. 72)
   - Sinusarrhythmie: respiratorisch bei Jugendlichen, nicht pathologisch. Bei älteren Patienten Hinweis auf Koronarinsuffizienz oder Herzmuskelschäden.

2. Heterotope (oder ektope) Reizbildungsstörungen

   Der Reiz ensteht nicht im Sinusknoten, sondern woanders im Vorhof, im AV-Knoten oder in den Ventrikeln (Frequenz 20-40/mm)

   AV-Knotenrhythmus: Frequenz leicht erniedrigt (40-60/mm)
   - Oberer Knotenrhythmus: P negativ in II, III und aVF PQ-Zeit verkürzt < 0,12 sec.
   - Mittlerer Knotenrhythmus: P und QRS verborgen
   - Unterer Knotenrhythmus: P hinter dem QRS-Komplex sichtbar und negativ.

   Die klinische Bedeutung eines Knotenrhythmus ist nicht besonders groß, da die Erscheinung meist vorübergehend ist.

   Hinweise bestehen auf:
   - vegetative Dystonie
   - Myokarditis, Koronarinsuffizienz, Herzfehler

3. Extrasystolen

   Def.: Vorzeitige Erregung mit Kontraktion des ganzen oder Teilen des Herzens

   - Supraventrikuläre ES (Ursprung oberhalb des His-Bündels, Vorhof und AV-Knoten)
   - Ventrikuläre ES (Ursprung unterhalb des His-Bündels)

Vorhofextrasystolie:	P-Zacke zu früh und leicht deformiert Keine kompensierte Pause Hinweis auf: Herzmuskelschädigung, kann Vorläufer von Flimmern sein.
AV-Knotenextrasystolie:	P-Zacke wie beim Knotenrhythmus PQ-Zeit < 0,12 sec QRS-Komplex und T nicht deformiert Keine kompensierte Pause
Ventrikuläre Extrasystolen:	QRS-Komplex schenkelblockartig deformiert QRS fällt frühzeitig ein, ohne Beziehung zur Vorhoferregung Kompensatorische Pause

Begriffe:

nomotope Extrasystolie:	die Extrasystolen kommen immer von dem gleichen Reizbildungsort
polytope Extrasystolie:	die Extrasystolen kommen von verschiedenen Orten
monomorphe Extrasystolie:	die Formbilder der Extrasystolen sind identisch
polymorphe Extrasystolie:	die Formbilder sind verschieden
fixe Kupplung:	die Extrasystolen stehen in festem Verhältnis zum Normalschlag
gleitende Kupplung:	das Zeitintervall zwischen ES und Normalschlag ist nicht konstant
Salven:	mehrere ES fallen hintereinander ein
Bigeminus:	jedem Normalschlag folgt eine ES
Trigeminus:	jedem Normalschlag folgen 2 ES (d.h. jeder 3. Schlag ist normal)

Bedeutung der Extrasystolie

ES kommen auch bei gesunden Menschen vor, bei körperlicher Belastung und bei vegetativer Labilität sind sie häufig.
Im allgemeinen deuten sie auf eine gestörte Myokardfunktion hin, besonders auf Herzinsuffizienz, koronare Herzkrankheit, Herzinfarkt.
Bei digitalisierten Patienten sind ES häufiger.

Als harmlos kann man ES im allgemeinen ansehen, wenn sie nach dem T einfallen, als gefährlich, wenn sie in die T-Zacke fallen (R auf T), weil sich der elektrische Zustand des Myokards zur Zeit der T-Welle in einem vulnerablen Zustand befindet. Es kann dann eine ventrikuläre Tachykardie oder ein Kammerflimmern ausgelöst werden.
Weiterhin ernst zu nehmen sind ES-Salven, polytope und polymorphe ES und mehr als 5 pro Minute.

4. Reizleitungsstörungen

Def.: Unterbrechung oder Verzögerung der Reizleitung = Block

Sinuauriculärer Block: Störung von Sinusknoten zum Vorhof

Sick-Sinus-Syndrom: (Bradykardie - Tachykardie - Syndrom)

Atrioventrikulärer Block: Störung am Vorhof zur Kammer
Im EKG gibt die PQ-Zeit einen Hinweis auf die Erregungsüberleitung vom Vorhof auf die Kammern.
PQ-Zeit normal bis 0,2 sec

AV-Block I. Grades:
Regelmäßige, aber verzögerte Überleitung der Erregung vom Vorhof auf die Kammern. PQ-Zeit > 0,2 sec. Dabei ist normale Sinusfrequenz vorausgesetzt. Bei hoher Frequenz sind PQ-Zeiten von 0,16 - 0,18 sec auch schon als verlängert anzusehen.

Hinweis auf: Vorhofseptumdefekt, Myokarditis, Degeneration des AV-Knotens, Intoxikation, Digitaliseffekt, auch Sportler oder Vagotonie, auch Herzmuskelschädigung oder Koronarinsuffizienz.

AV-Block II. Grades:

- Wenckebach'sche Periodik: PQ-Zeit wird von Periode zu Periode länger, bis eine Kammergruppe (QRS-Komplex) ausfällt.
- Konstantes Blockverhältnis: z.B. 2:1, d.h. jeder 2. P-Welle folgt ein QRS-Komplex. Dabei bleibt die PQ-Zeit gleich, normal lang oder verlängert.

Hinweis auf: Myokardschädigung, Koronarinsuffizienz (bei Wenckebach auch Überdigitalisierung oder vegetative Dystonie)

AV-Block III. Grades:

Es folgt keine Überleitung vom Vorhof auf die Kammern mehr (Dissoziation). Im EKG-Bild sind P-Wellen und QRS-Komplexe ohne gegenseitige Beziehung vorhanden. Ein Automatiezentrum im AV-Knoten (40-60/min) oder im His-Bündel (20-40/min) übernimmt die Reizbildung.

Hinweis auf: Myokarditis, Vitium , Myokardschädigung, Koronarinsuffizienz, Herzinfarkt, Hochdruck

Parasystolie = Pararrhythmie

2 oder mehrere Reizbildungszentren existieren. Dies ergibt einen Doppelrhythmus mit Interferenz ohne Rhythmusverknüpfung. Mit Rhythmusverknüpfung nennt man diese Störung Interferenzdissoziation oder AV-Dissoziation.
Solche Störungen sind selten.

5. Besondere Krankheitsbilder mit Arrhytmie

Carotissinus-Syndrom

Bei Druck auf die Carotisgabel am Hals entsteht eine Ohnmacht mit Sinusbradykardie bis zum Sinusstillstand und totalem AV-Block für die Dauer von mehreren Stunden.

WPW-Syndrom (Wolff-Parkinson-White)

Beim WPW werden die Ventrikel doppelt erregt, durch eine vorzeitige δ-Welle und durch die normale Erregungswelle.
Stark verkürzte PQ-Zeit (< 0,12 sec),
QRS-Verbreiterung, δ-Welle,
ST-Senkung, negatives T.
Es besteht eine Neigung zu paroxysmalen Tachykardien.

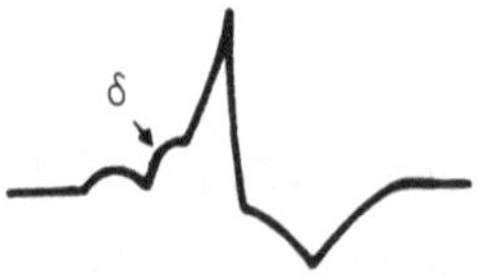

DD.: Herzinfarkt, Rechts- oder Linksschenkelblock

Adam-Stokes-Anfall

Der Anfall ist gekennzeichnet durch eine akute zerebrale Ischämie infolge einer schweren Herzrhythmusstörung. Meist herrscht als Grundlage eine Zerebralsklerose und eine Bradykardie bei degenerativer Herzerkrankung, sowie ein totaler AV-Block.

Therapie von Arrhythmien

Die Therapie zieht auf die Wiederherstellung des Sinusrhythmus in optimaler Frequenz.
Medikamentös gibt man Antiarrhythmica, je nach dem Ort der Störung:

Art der Arrhythmie	Pharmaka
Heterotope Erregungsbildung supraventrikuläre A. tachykarde A.	Chinidin, Procainamid (Novocamid) Ajmalin (Gilurytmal) Verapamil (Isoptin), Spartein
AV- und Kammerleitungs- störungen	Phenytoin (Phenhydan), Lidocain (Xylocain)
partieller und totaler AV-Block	β-Sympathomimetika: Adrenalin, Orciprenalin (Alupent) Parasympatholytika
Arrhythmien bei verstärkter Katecholaminausschüttung	β-Sympatholytika = β-Blocker

Die elektrischen Möglichkeiten zur Behandlung der bedrohlichen Arrhythmien sind:

Kardioversion (= Defibrillation)

Schrittmacher

Die Defibrillation wendet man an bei Kammerflimmern und zur Unterbrechung von Tachykardien, Tachyarrhythmien und Vorhofflimmern.
Im Gegensatz zum asystolischen Herzmuskel, der auf einen kurzen geringen Stromstoß anspricht, muß die fibrillierende Systole eines flimmernden Herzens durch einen massiven Stromstoß (Gleichstrom von 100 - 400 W sec) durchbrochen werden.

Schrittmacher kann man extern anwenden (Überwacher genannt), besonders wenn es sich um AV-Überleitungsstörungen mit Neigung zu totalem Block handelt oder wenn das EKG eine längere Asystole angezeigt hat.
Implantiert werden die Schrittmacher bei totalem Block und schweren Rhythmusstörungen mit Bradykardie. Der Adam-Stokes-Anfall ist eine Indikation dafür.

Vorhofflimmern und -flattern siehe unter Tachykardien

1.2.3 A U S W U R F

Die Leitsymptome einer Lungenerkrankung sind:

• Husten • Auswurf • Atemnot

Schleimig: Tracheobronchitis, Asthma bronchiale

Gelb oder grün: bakterielle Infektion

Fötid: Besiedlung mit Anaerobiern (z.B. Lungenabszeß)

Rosafarbenes schaumiges Sekret:
Lungenödem, Lungenembolie

Rostfarben: Pneumonie (LSy.: Husten, Auswurf, Fieber, Thorax-Schmerzen)

Große Mengen, die sich im Spitzglas mehrschichtig absetzen:
Bronchiektasen. Besonders ein morgentliches Abhusten nach dem Aufstehen spricht für die Entleerung von Kavitäten und Hohlräumen in den Bronchialbaum.

Bluthusten: Tbc, Bronchial-Ca, Bronchitis, Adenom, Bronchiektasen, Lungenabszesse.

1.2.4 B R A D Y K A R D I E

Def.: Herzrhythmus ständig unter 50 Min.

1. Sinusbradykardie
2. Sinu-aurikuläre Überleitungsstörung (Blockierung der Reizleitung zwischen Sinus und Vorhof). Auch Sinuatrialer Block.
3. Atrio-ventrikuläre Überleitungsstörung (Blockierung der Reizleitung zwischen Vorhof und Kammer).

Sinusbradykardie

Def.: Sinus heißt, daß die Erregung vom Sinusknoten bestimmt wird.

Ae.: Vagale Reflexwirkung auf den Herzschrittmacher.

Nach Arbeitsleistung und Atropingabe erzielt man einen Frequenzanstieg. Vagusreizung (Druck auf den Carotissinus oder den Bulbus) ruft eine Pulsverlangsamung hervor.

Die Sinusbradykardie kommt also bei vielen Zuständen mit erhöhtem Vagustonus vor:

1. Nach Infekten
2. Bei zerebralen Affektionen mit Hirndrucksteigerung
3. Bei Tumoren, Meningitis, Leptomeninxblutung
4. Typhus
5. Ikterus
6. In der Initialphase des Herzinfarkts
7. Im Schock
8. Bei Sick-Sinus-Syndrom (Tachykardie-Bradykardie-Wechsel bei "krankem" Sinus)
9. Ulcus ventriculi
10. Myxödem

Physiologisch ist Bradykardie bei Ausdauertrainierten (Ruhefrequenzen von 35/min wurden gemessen).

Diagnose:

Die Sinusbradykardie wird durch das EKG bewiesen. Bis auf den Rhythmus ist das EKG sonst unauffällig (P-Zacke flach, ST leicht gehoben, T-Zacke eher hoch = Vagotonie-EKG).

Sinu-aurikulärer Block

Charakteristisch ist für diese Form die inkonstante Frequenz, bald Bradykardie, bald Anstieg der Frequenz auf das Doppelte. Ursache ist meist eine organische Schädigung, daher kommt diese Erkrankung vorwiegend bei älteren Menschen vor, besonders nach einer koronaren Herzkrankheit.
Es bestehen Beziehungen zum Sick-Sinus-Syndrom, das wie folgt charakterisiert wird:

1. Extreme Sinusbradykardie
2. Sinu-aurikulärer Block (nicht medikamentös bedingt)
3. Intermittierender Sinusstillstand (mit Herzstillstand oder Ersatzrhythmus in Form einer supraventrikulären Tachykardie)
4. Chronisches Vorhofflimmern (mit langsamer Kammerfrequenz und ausbleibendem Sinusrhythmus)

Die Sick-Sinus-Patienten können eine Sinusbradykardie, einen Sinu-aurikulären Block oder einen Sinusstillstand entwickeln.

Einteilung:

1. Grades: Einfache Leitungsverzögerung vom Sinus zum Vorhof
2. Grades: Ausbleiben einer Vorhof-Kammererregung
3. Grades: Intermittierender Vorhofstillstand mit Ersatzrhythmus

Diagnose:

EKG: 1. Grades: nicht im EKG feststellbar
2. Grades: Ausfall einzelner P-Zacken
3. Grades: Ausfall aller P-Zacken
(Gradeinteilung s. A-V-Block)

Therapie: Schrittmacher-Implantation bei konstanter Bradykardie < 50/min

Atrio-ventrikulärer Block

Def.: Verlängerung der Überleitungszeit für den normalen Impuls vom Vorhof zu den Kammern.

1. Grades: Verlängerte Überleitungszeit
EKG: PQ > 0,21 sec verbreitert

2. Grades: Inkompletter Block (teilweise Unterbrechung 2 : 1 oder 3 : 1)
EKG: PQ-Zeit verlängert sich mehr und mehr bis ein QRS-Komplex ausfällt (Typ I, Wenckebach-Periodik) oder es erscheinen mehrere P-Zacken bis ein normaler Kammerkomplex folgt (Typ II).

3. Grades: Totaler A-V-Block
EKG: Vorhof und Ventrikel schlagen jeweils nach eigenem Rhythmus, Ventrikelfreqzenz < 40/min, QRS-Komplex oft schenkelblockartig konfiguriert (verbreitert und leicht deformiert).

Die Diagnose des totalen AV-Blocks kann man auch klinisch stellen, wenn folgende Kriterien ermittelt werden:

- Hörbare Vorhofstöne mit langen diastolischen Pausen und von Zeit zu Zeit dumpfe Schallphänomene.

- An der Herzspitze lauter 1. Herzton: "Kanonenschlagphänomen", das in Abständen von 4 - 10 Schlägen gehört werden kann.
  Der Kanonenschlag ist das wichtigste klinische Zeichen für die Diagnose eines totalen AV-Blocks.

- Die Pulsfrequenz ist durch Arbeit oder Atropin nicht zu beeinflussen.

Ae.: Organische Veränderung im Bereich des Hiss'schen Bündels oder des linken und rechten Schenkels des Reizleitungssystems (Coronarsklerose, Entzündliche Prozesse).
Auch durch Digitalis-Überdosierung ist ein AV-Block zu erzielen.

1.2.5 CLAUDICATIO INTERMITTENS

Def.: Muskelschmerz der unteren Gliedmaßen, der bei Arbeit des Muskels auftritt (Belastungsschmerz), am bekanntesten der Wadenschmerz beim Gehen. Es ist das Stadium II einer arteriellen Verschlußkrankheit.

Ae.: Arterienstenose, -verschluß → Gewebshypoxie, evtl. Nekrose, Gangrän
Bei der claudicatio intermittens tritt die Gewebshypoxie nur bei Belastung auf, noch nicht in Ruhe.

Ursachen.

Arterielle Verschlußkrankheiten (obliterierende Arteriosklerose, Thrombangiitis obliterans, embolische Verschlüsse)

DD.: Aneurysmen
Thrombophlebitis, tiefe Beinvenenthrombose, Lymphangitis

Die arteriellen Verschlußkrankheiten werden nach Fontaine in 4 Stadien eingeteilt:

I Arterielle Durchblutungsstörungen ohne charakteristische Symptome
II Claudicatio intermittens (Schmerzen bei Belastung)
III Ruheschmerz
IV Gangrän

Diagnostische Maßnahmen:

1. Anamnese: Gehstrecke, wieviel Treppen bis zum Schmerzeintritt.

2. Palpation und Auskultation der Pulse (Geräusch an der Stelle der Stenose).
3. Lagerungsprobe nach Ratschow. (Füße hoch und rollen bis zum blaß werden, dann hängen lassen. Die reaktive Rötung muß nach 5 - 10 sec da sein, nach 30 sec liegt eine schwere Durchblutungsstörung vor).
4. Messung der freien Gehstrecke bei 2 Schritten/sec geradeaus.
5. Arteriographie

Bei embolischen Verschlüssen tritt plötzlich ein heftiger Schmerz auf und bald danach setzen die Ischämiesymptome (Blässe, Unterkühlung) ein, bei Verschluß eines großen Gefäßes auch Funktionsverlust und Gangrän.

Beim Aneurysma palpiert man einen pulsierenden Tumor. Die Untersuchung des venenkranken Patienten bezweckt insuffiziente Vv. perforantes zu erfassen, die Venenklappen des oberflächlichen Systems zu prüfen und Anhaltspunkte über das tiefe Venensystem zu gewinnen.

Die Untersuchung der Venenverschlüsse s. unter Wadenschmerz S. 274

LSy.: Belastungsabhängiger Schmerz, Stenosegeräusche, fehlende Pulse

Lokalisation	Schmerz	Störungsgeräusche	Hinweise
Beckentyp	Gesäß	Leistenpulse Unterbauch	
Oberschenkeltyp	Oberschenkel Wade	Adduktorenkanal	40% aller Verschlüsse, besonders im mittleren Drittel der A. femoralis superficialis Typische claudicatio intermittens
Peripherer Typ	Fuß	Unterschenkel	bei Diabetes, Endangitis obliterans

1.2.6 DYSPNOE

Def.: Der Kranke empfindet subjektiv die Notwendigkeit zu gesteigerter Atemtätigkeit. Er hat ein Gefühl von Atemnot, Lufthunger oder Beklemmung.
Pathophysiologisch besteht ein Mißverhältnis zwischen Gaswechsel und Leistung der Atemmuskulatur, die pathologisch gesteigert ist.

Formen:

1. Hyperventilation:
   a. durch Stimulation des Atemzentrums, obwohl normale Blutgassituation vorliegt.
   b. kompensatorisch bei Azidose oder Gewebehypoxie (Höhe, pulmonal, kardial, Anämie, CO-Vergiftung).
   c. Hyperventilationssyndrom (psychisch bedingt).
2. Hypoventilation:
   a. Obstruktion der Atemwege (Asthma, Emphysem, Bronchitis)
   b. Lähmung der Atemzentren (Opiate)
   c. Neuromuskuläre Insuffizienz (Polio, Myasthenia gravis, Bulbärparalyse)
   d. Pickwick-Syndrom (Extreme Adipositas mit Behinderung der Atmung).
3. Verteilungsstörung:
   a. Strömungshindernisse in den Atemwegen
   b. Dehnungseinschränkungen von Thorax (z.B. Kyphoskoliose) und Lungenteilen (z.B. Fibrose, Pneumokoniose), sowie Erkrankungen von Zwerchfell und Pleura.

Ursachen:

1. Extrathorakale: Hypoxie (Höhenluft, Kneipe), metabolische Azidose, Störung des Atemzentrums, Fieber, Hyperthyreose, Adipositas, Anämie, Medikamente, psychische Faktoren.
2. Pulmonale: Atemwegshindernisse (Bronchitis, Emphysem, Stenose), Lungendehnbarkeit eingeschränkt (Fibrose), Totraumhyperventilation bei

Lungenembolie, Hyperventilation bei Hypoxämie.

3. Kardiale: HMV ↓ (Pulmonalstenose, Lungenemphysem, Cor pulmonale), Hypoxämie bei Rechts-Links-Shunt (Fallot).

Diagnose:

1. Anamnese
2. Auskultation
3. Röntgen
4. Sputumanalyse
5. Lungenfunktionstest
6. Blutgasanalyse
7. Atemtyp (Kußmaul, Cheyne-Stokes)

Pathologische Atemtypen

normale Atmung

Kußmaul-Atmung

Starke tiefe Atmung durch Reizung des Atemzentrums bei Azidose (z.B. Coma Diabeticum, Azotämie).

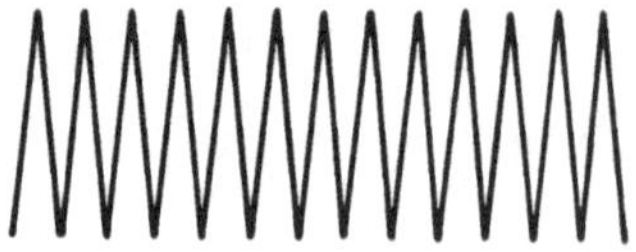

Cheyne-Stokes-Atmung

Periodisch an- und abschwellende Atmung mit apnoischer Pause durch Strömungsverzögerung des Blutes zum Atemzentrum (z.B. Herzinsuffizienz, Schock, lokale Gefäßprozesse, Pickwickier-Syndrom).

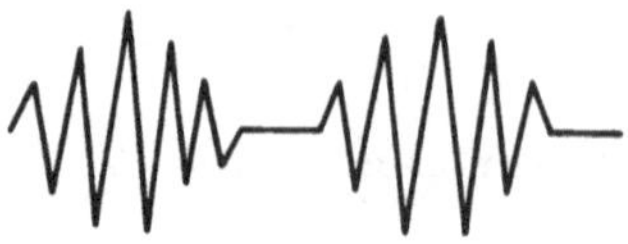

Periodische Atmung

mit Atempausen und initial tiefen Atemzügen (Seufzeratmung).

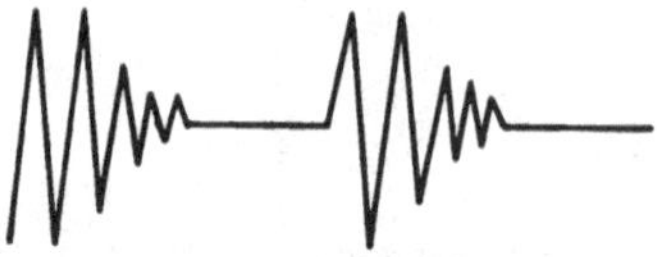

Biotsche Atmung

Tiefe Atmung mit Pausen bei organischen Hirnprozessen oder Traumen mit Schädigung des Atemzentrums.

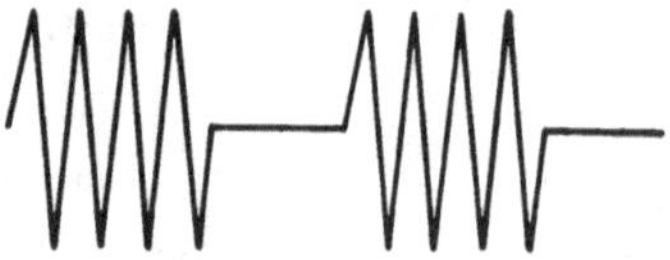

Kann der Kranke der subjektiv empfundenen Notwendigkeit zu verstärkter Atemtätigkeit nicht mehr nachkommen, spricht man von:

A T E M H E M M U N G

Die Ursachen können sein:

1. Extrapulmonal: Störung im Atemzentrum, Lähmung der Atemmuskulatur, Pneumothorax, Adipositas, Pharmaka, emotionale Faktoren.
2. Pulmonal: Erhöhte Atemwegswiderstände (Trachealstenose, Bronchitis, Emphysem), verminderte Diffusion, verminderte Lungendehnbarkeit (Lungenfibrose), Lungenembolie.

Diagnose:

1. Atemwege freilegen, absaugen und eine ausreichende Beatmung sicherstellen (lagern, intubieren, beatmen, evtl. Tracheotomie)
2. Anamnese (z.B. Asthmaanfall)
3. Beurteilung nach den klinischen Symptomen
   a. Husten und Auswurf:
      trockener Reizhusten: Frühstadium von akuten Infekten in Trachea und Bronchien.
      produktiver Husten: Untersuchung des Auswurfs:
      - Schleimiger Auswurf: Asthma bronchiale, Tracheobronchitis
      - Gelb-grüner " : bakterielle Infektion
      - Fötider " : Lungenabszeß
      - Rosa-schaumiger " : Lungenödem (Embolie)
      - Rostfarbener " : Pneumonie
      - Große Mengen " : Bronchiektasen

      Bluthusten: Tbc, Bronchial-Ca, Bronchitis, Abszesse, Bronchiektasen, Adenom, Lungeninfarkt.
   b. Rasselgeräusche (→ Bronchialerkrankungen)
      trockene Rg bei verlängertem Exspirium: Bronchialasthma
      feuchte Rg (diffus, nichtklingend, klein-mittelblasig): Akutes Linksversagen (zusätzlich Stauungszeichen).
      stehende Rg (nur an einer Stelle zu hören): Bronchial-Ca, Fremdkörper, entzündliche Stenosen.

c. Thoraxschmerzen

Behindern meistens die Atmung. Die Ursachen können so vielfältig sein, daß mam am besten mit der Anamnese weiterkommt.

d. Trommelschlegelfinger

Man findet sie als pulmonale Ursache bei: Bronchiektasen, Bronchial-Ca, Lungenabszessen (nicht bei Tbc).

4. Blutgasanalyse

Erniedrigung des O_2-Partialdruckes (normal 95 mm Hg) im arteriellen Blut deutet hin auf: alveoläre Hypoventilation, Diffusionsstörung, Verteilungsstörung im Blutkreislauf. Vorsicht mit der Diagnose bei vermindertem Hb!
Bei langanhaltendem chronischen O_2-Mangel kann es zu einer Vermehrung der Erythrozyten kommen (Polyglobulie).

5. Lungenfunktionsprüfung

Feststellung, ob verminderte Ventilation vorliegt und ob das Hindernis obstruktiv oder restriktiv ist.

6. Sputumuntersuchung

Nachweis von Erregern in Kulturen.

Ferner muß abgegrenzt werden eine Lähmung der Atemmuskulatur durch:

Bulbärparalyse (z.B. bei der bulbären Form der paralytischen Poliomyelitis),
Myasthenia gravis,
Paroxysmale Lähmung

sowie eine Verlegung der Atemwege durch Fremdkörper oder Membranen (Atemnotsyndrom, Diphterie, Croup) oder Schwellung (Pseudocroup).

Erhärten kann man eine Diagnose durch therapeutische Maßnahmen, wie durch die Gabe von Broncholytika bei Asthma oder Prostigmin bei Myasthenia gravis.

Die Atemstörungen können übergehen in eine Apnoe.
Siehe dazu S. 64

1.2.7 E I N F L U ß S T A U U N G , O B E R E

Def.: Behinderung des Bluteinflusses in das Herz mit Rückstau in die Venen. Besonders sichtbares Zeichen sind gestaute Halsvenen.

Für die venöse Stauung der Halsvenen gibt es 2 Ursachen:

1. <u>Stauungsinsuffizienz des Herzens</u>

   Sy.: Atemnot (besser im Sitzen, schlimmer im Liegen), Herzvergrößerung (mit Ausnahme der Mitralstenose), hebender Spitzenstoß.

   Di.: Auskultation, Röntgen, EKG

2. <u>Mechanische obere Einflußstauung</u>

   als Folge eines mechanischen Hindernisses in den großen Venen.

   Ae.: Kompression oder Obturation durch Struma oder Tumoren (z.B. M. Hodgkin, Metastasen, Mediastinaltumoren, relativ häufig bei Bronchial-Ca, die ins Mediastinum eingebrochen sind).

   DD.: Im Gegensatz zur Herzinsuffizienz sind hier auch die Venen in der Brust- und oberen Abdominalregion verstärkt gefüllt.

   Di.: Phlebogramm

1.2.8 H Ä M O P T O E (= Bluthusten)

Def.: Hämoptyse = geringe Blutbeimengung im Sputum

Hämoptoe = Aushusten größerer Blutmengen

Blutsturz = Auswurf sehr großer Mengen reinen Blutes

Das ausgehustete Blut ist nicht geronnen, hellrot, oft schaumig, oft mit Sputum vermischt und alkalisch.

DD.: Hämatemesis = Bluterbrechen (s.S. 153)

Blut geronnen, schwarzbraun (Kaffeesatz), mit Nahrungsresten vermischt, nicht schaumig und sauer

Ösophagusvarizenblutung: dunkelrot, nicht schaumig

Allgemeine Diagnostik

Röntgen: Thoraxaufnahme in 2 Ebenen

Labor: Blutbild, BKS

Bakteriologie: Sputum auf Koch und Kultur

Zytologie des Bronchialsekrets

Spezielle Diagnostik

1. CT = Computertomogramm der Lungen
2. Bronchoskopie
3. Bronchographie

Erkrankung	Leitsymptome	Diagnose
Tuberkulose		3 x Sputum auf Koch, Rö.: CT
Lungeninfarkt	atemabhängiger Pleuraschmerz, Dyspnoe, Angst	Lungenszintigramm, LDH↑ Phlebographie (falls erforderlich)
Tumor	trockener Reizhusten	Bronchoskopie. Rö.: CT Sputumzytologie
Lungenabszeß	Schüttelfrost, Fieber, Thoraxschmerz, Husten (bei Einbruch in Bronchus massiger eitriger Auswurf)	Rö.: Thorax, CT, Sputumkultur, Bronchoskopie
Pneumonie	Schüttelfrost, Fieber, crepitatio indux	Blutkulturen, Rö.: Thorax

Erkrankung	Leitsymptome	Diagnose
Bronchiektasen	chronischer Husten mit massigem eitrigem Auswurf	Bronchographie
Chronische Bronchitis	Husten am Morgen mit zähem schleimigem Auswurf	Lungenfunktionsprüfung
Mitral-, Pulmonalstenose Linksherzversagen	Dyspnoe, Hustenreiz	Auskultation, EKG, Echo-KG, Herzkatheter
Verletzung, z.B. Trachealgefäß		Bronchoskopie
Hämorrhagische Diathese	Hämatome	Gerinnungsstatus

Ferner muß an folgende seltene Ursachen gedacht werden:

- Goodpasture Syndrom (Lungen- und Nierenerkrankung, wahrscheinlich autoimmun, mit LSy Hämoptoe)
- Wegenersche Granulomatose (Generalisierte Vaskulitis, besonders in Lunge und Nieren)
- M. Osler (a-v-Lungenanastomosen und Blutungsneigung der Schleimhäute)
- Idiopathische Hämosiderose der Lungen
- Hamman-Rich-Syndrom (interstitielle Lungenfibrose mit Husten und Auswurf)
- Staublunge, Wabenlunge, Sarkoidose, Amyloidose
- Parasiten: Ecchinokokkus, Askariden, Hydatiden
- Mykosen
- Endometriose
- Aneurysma: a-v-Lungen-A. oder -Fistel, oder in die Trachea perforiertes Aorten-A.
- Pulmonalsklerose

Wenn das Blut nicht aus der Lunge stammt:

- Tracheitis, Laryngitis, Pharyngitis
  Tumoren aus diesen Bereichen
- Nasenbluten, Zahnfleischbluten

1.2.9 HEISERKEIT

Bei Heiserkeit müssen in Erwägung gezogen werden:

- *Erkrankung der Stimmbänder:* Karzinom, Tbc, Laryngitis, Sängerknötchen.
- *Rekurrenslähmung.* Gehen weder Operation noch Verletzung im Halsbereich voraus, muß man denken an: Bronchialtumor, Medialstinaltumor, Aortenaneurysma
- *Struma.* (Heiserkeit bei Struma ist Malignitätshinweis).
- Neurologische Erkrankungen: Polyneuritis, z.B. nach Thallium-intoxikation oder nach Diphtherie, Tabes dorsalis, Bulbär-paralyse (Atrophie und Parese der Muskulatur von Larynx, Zunge, Gaumen, Kauapparat).
- Endokrine Erkrankungen: Akromegalie, evtl. bei Hypophysen-insuffizienz und M. Addison.
- Medikamente: Anabolika bei Frauen.
- Nikotinabusus, Alkoholabusus (besonders Biertrinker).
- Myxödem (heiser und tief)
- Schwere Allgemeinerkrankung
- Hysterie (dysphonisches heiseres Kreischen)

1.2.10 H U S T E N

Husten tritt als Symptom bei vielen pulmonalen Erkrankungen auf. Es ist zwar atemwegsspezifisch, bietet aber nur zusammen mit anderen Symptomen, z.B. dem Auswurf und der Dyspnoe einen näheren Hinweis auf die Erkrankung.

Bei Pharynx, Larynx, Trachea, Bronchien und Alveolen führen Entzündungen, Reizstoffinhalation, Fremdkörperaspiration, Tuberkulose und Tumoren zu Husten, ferner die ganzen Pneumonien, Lungenabszesse, die Staublungen, die Kollagenkrankheiten, die kardiale Stauungslunge und die Lungenfibrosen.

Diagnostisches Vorgehen:

1. Anamnese

Seit wann? Kontakt mit Infektionskrankheiten (Tbc)?
Beruf: (Staub, Gas, Chemie)? Allergie (Vögel)?
Wann: (Morgenhusten)? Raucher?

Auswurf: Menge, Beschaffenheit (weiß, eitrig-gelb, blutig, schleimig, zäh), Geruch, Abhängigkeit von Tageszeit, Jahreszeit?
Abhängigkeit des Hustenreizes von der Körperlage?
Atemnot bei Anstrengung oder in Ruhe?
Atmungsabhängiger Schmerz?

2. Begleitsymptome

Fieber? Nachtschweiß? Schnupfen? Heiserkeit? Schluckbeschwerden?

3. Untersuchung

Temperatur, Dyspnoe, Atemfrequenz, Zyanose?, Herpes labiales?, Mundhöhle, Rachenring, Tonsillen, Lymphknoten, Milztumor?, Erythema nodosum?, Druckschmerzhafter Thorax?, Uhrglasnägel, Trommelschlegelfinger?

Perkussion: Lungengrenzen, Atemverschieblichkeit, seitengleich? Klopfschalldämpfung? Stimmfremitus?
Auskultation: Atemgeräusch, Nebengeräusche (Rgs, Pleurareiben).
Herzstatus: Frequenz, Rhythmus, Töne und pathologische Geräusche? Venenstauung? Blutdruck, Vergrößerung.

4. Labor

BKS, kleines Blutbild, Urinstatus, Kreatinin, Blutzucker.
Sputumkultur und auf Koch. Sputumzytologie

5. Röntgen

Thorax, CT

6. EKG

Befund	Gezielte Untersuchung
Verdacht auf Tbc	Wiederholte Sputumuntersuchung, Kehlkopfabstrich, Magensaft
Tuberkelbazillen nachgewiesen ohne Röntgenbefund d. Thorax	Bronchoskopie zur Suche nach LK-Perforationen
Pneumonisches Krankheitsbild: bei Papageienkontakt bei Grippeepidemie	KBR auf Ornithose - Psittakose KBR auf Viren
mit vergrößert tastbarer Milz (hochfieberhafte atypische)	Blutkulturen, Wassermann-Reaktion, KBR auf Q-Fieber, Kälteagglutinine
Verklumpungen beim Blutbild	Kälteagglutinine
Verdacht auf Lungenabszeß im Rötgenbild	Sputumbakteriologie, mikroskopische Suche von elastischen Fasern im Sputum, Bronchoskopie zum Ausschluß einer Obstruktion
Verdacht auf Lungeninfarkt (kleine Embolie)	Beinvenenthrombose? Phlebographie
Verdacht auf Bronchialtumor	Sputumzytologie auf Tumorzellen, Röntgen (auch Tomographie), Bronchoskopie mit Biopsie
Lungenrundherde	CT (Computer-Tomographie) Rö. Suche nach Primärtumor Ecchinokokkus: Casoni-Hauttest Aspergillus: Test auf Pilzinfektion

Befund	Gezielte Untersuchung
Verdacht auf Asthma bronchiale	Allergenanamnese Sputum auf Charcot-Leydensche Kristalle, Curshmannsche Spiralen, IgE-Bestimmung (Radioimmunassay)
Asthma bronchiale	Spirographie vor und nach Broncholytika Allergen-Hauttest Allergenbestimmung durch Inhalation und Messung der Atemwegswiderstände mit dem Body-Plethysmographen
Verdacht auf Lungenemphysem	CT, Blutgasanalyse Spirographie, Body-Plethysmographie
Verdacht auf: Kavernen, Zysten, Abszeß	CT
Chronische Bronchitis	Alle Quellen von Reizungen beseitigen (Rauchen, Arbeitsplatzwechsel, Klimawechsel) und nach Grunderkrankung suchen (Bronchial-Ca)
Verdacht auf Bronchiektasen	Bronchographie
Verdacht auf M. Boeck	Tuberkulin-Hauttest Nickerson-Kweim-Hauttest Leberbiopsie
Chronische Lungenleiden	Body-Plethysmographie Blutgasanalyse Rechtsherz-Mikrokatheter
Mitralstenose	Auskultation: 1. paukender 1. Herzton 2. Mitralöffnungston, kurz nach II. Herzton 3. Intervalldiastolikum (rumpelnd, rollend, decrescendo) über der Herzspitze

Befund, Leitsymptome	Hinweis auf
Husten + rostfarbenes Sputum + Fieber + Thoraxschmerzen + Herpes labiales	Pneumonie bakterielle Pneumonie
Trockener Husten + Belastungsdyspnoe	Lungenfibrose (diffuse interstitielle)
Hustenreiz, Hämoptysen + Pleuraschmerz (atemabhängig)	Lungeninfarkt ("kleine" Embolie)
Dyspnoe (Tachypnoe) + Husten + Auswurf + Stauungsbronchitis + Ödeme + Halsvenenstauung	Linksherzinsuffizienz Rechtsherzinsuffizienz
große Mengen Sputum	Bronchiektasen
zähes Sputum	Asthma bronchiale, Mukoviszidose
faulig stinkendes Sputum	Lungenabszeß, -gangrän, ulzerierender Tumor
blutig tingiertes Sputum	Lungenödem
süßlich-schimmliger Geruch	Mykosen

1.2.11 H Y P E R T O N I E

Def.: Systolischer Blutdruck ständig über 160 mm Hg
oder
diastolischer Blutdruck ständig über 95 mm Hg
(nach WHO-Definition 1959 für Erwachsene)

	Normal	Grenzbereich	Hypertonie
systolisch	< 140	140 - 160	> 160
diastolisch	< 90	90 - 95	> 95

Im allgemeinen wird unter Hochdruckkrankheit die ständige (chronische) Erhöhung des diastolischen Blutdrucks verstanden. Meistens ist dabei gleichzeitig der systolische Blutdruck mit erhöht. Ein hoher systolischer bei normalem diastolischen Druck ist meist ein Erfordernishochdruck.

Einteilung der chronischen Hypertonien und ihre Häufigkeit:

1. Primäre, essentielle Hypertonie 80%

2. Sekundäre, symptomatische Hypertonie 20%

2.1 Renale Hypertonie 14%

praktisch alle renalen Parenchym-Erkrankungen:

- chronische Pyelonephritis
- chronische interstitielle Nephritis
- chronische Glomerulonephritis
- diabetische Glomerulonephritis (Kimmelstiel-Wilson)
- Plasmozytom, Amyloidose,
- Kollagenosen (Wegner'sche Granulomatose, L.E., Periarteriitis nodosa)
- Zysten
- Reninbildender Tumor

Postrenale Stenosen (Harnabflußstörungen)

- Nephro-, Urolithiasis
- Prostataadenom
- Ureterstriktur, -kompression

Nierenarterienstenose

2.2 Endokrine Hypertonie 3%

- Cortisolbildung erhöht → M. Cushing
- Aldosteronbildung erhöht → Conn-Syndrom
- Desoxycorticosteronbildung erhöht
- Phäochromozytom und -blastom
- Akromegalie
- Hyperthyreose
- Hyperparathyreose

2.3 Kardiovaskuläre Hypertonie 2%

(Aortenisthmusstenose, Aorteninsuffizienz, totaler AV-Block, Arteriosklerose, hyperkinetisches Herzsyndrom, arterio venöse Fistel)

2.4 Schwangerschaftshypertonie

2.5 Neurogene Hypertonie

(Hirntumoren, Hirngefäßleiden, Infektionen, Polyneuritis, dienzephales Syndrom, CO-Vergiftung, Pressorezeptorenausschaltung)

2.6 Hypertonie bei Blutkrankheiten

(Polycythaemia vera, Polyglobulie, Anämie)

2.7 Hypertonie durch Medikamente

Ovulationshemmer, Steroide, Lakritze, Carbenoxolon, Indometacon, Phenacetinabusus, etc.)

Diagnostische Maßnahmen

1. Grundprogramm

Anamnese:

Atemnot, Herzschmerzen, Sehstörungen, Schwindel, Kopfschmerzen,
Durst, Nykturie, Harnmenge?, Ödeme?
Medikamente, Kochsalzverbrauch?, Raucher?
Frühere Nierenerkrankungen?, Schwangerschaftshochdruck?
Familienanamnese: Hochdruck, Herzinfarkt, Schlaganfall, Gicht, Diabetes?

Untersuchung

Blutdruckmessung an beiden Armen im Liegen und im Stehen mit Verlaufskontrolle, Kontrolle nach 10 Min. Ruhe, Schellong-Test.

Puls, Herzrhythmus, hebender Spitzenstoß, Herzgröße, Herzgeräusche, Extratöne, 2. HT im 2. ICR akzentuiert?

Stauungszeichen: Rgs über abhängigen Lungenteilen, Zyanose, Halsvenenstauung, Ödeme, Leberschwellung?

Schilddrüse: palpieren und auskultieren

Nieren und Harntrakt: bimanuelle Palpation der Nierenlager, rektale Palpation der Prostata

Gefäßstatus: periphere Pulse, Stenosen

Röntgen: Thorax, Urographie (Leer-, Früh-, Spätaufnahme) (Die Frühaufnahme zeigt Seitenungleichheiten besser)

EKG: Linkshypertrophie?

Fundus: Augenhintergrund spiegeln (hier sieht man Veränderungen der arteriellen Gefäße, die man dann auch an Herz-, Nieren-, Hirnarterien vermuten darf)

Labor: Elektrolyte, Kreatinin, Katecholamine, Blutzucker, Lipide, Harnsäure.

Harnstatus: Protein, Glucose, Sediment

Bei Unklarheit zusätzlich: Kreatinin-Clearance, Renovasogramm, Aldosteron, Renin.

Risikofaktoren: Übergewicht, Glucose, Cholesterin, Triglyzeride, Harnsäure

2. Gezielte Untersuchungen

Befund	Diagnostische Maßnahmen
Eiweiß im Urin	Messung der Ausscheidung über 24 Std.
Leukozyten > 5/Blickfeld (im Harnsediment)	Addis-Count (Ausscheidung pro 24 Std. bei Bettruhe) Oberer Grenzwert: 2780 Leukos/min.
Erythrozyten > 2/Blickfeld (im Harnsediment)	Addis-Count Oberer Grenzwert: 1390 Erys/min.

Befund	Diagnostische Maßnahmen
Bakterien im Sediment Leukozyturie	Kontrolle im MSU (Mittelstrahlurin) Bakterienkultur
Kreatinin im Serum > 1,4 mg %	eindeutiger Befund
Kreatinin bis 1,4 mg %	Durstversuch (Messung der Osmolarität bei 24 Std. Dursten)
Verdacht auf Glomerulum-Filtrationsstörung	Clearance: Inulin-, PAH-, 51 Cr EDTA.
Paroxysmale Blutdruckkrisen	Katecholamine im Urin
Verdacht auf Phäochromocytom	Selektive Angiographie der Nebennieren, Phlebographie, Adrenalin im Serum und im Urin
Verdacht auf Cushing	Plasma-Cortisol-Spiegel im Tagesprofil, Dexamethason-Hemmtest
Verdacht auf Conn-Syndrom	Aldosteronsekretionsrate
Verdacht auf Hyperthyreose	PBI, T_4, RT_3U, Scintigramm, T_3-RIA
Verdacht auf Nierenarterienveränderung (doppelseitige)	Renovasographie (Arteriographie)
Verdacht auf einseitige Nierenarterienstenose	Isotopennephrographie (mit ^{131}J - markiertem Hippuran

EKG - und Röntgenzeichen des Thorax, sowie Laborhinweise:

Befunde	Hinweis auf
EKG: Linkshypertrophie, überdrehter Linkstyp	Dilatation des Herzens durch die größere Druckbelastung
EKG: ST-Senkung, Rhythmusstörung	Ischämie, Verengung der Koronararterien
Rö-Thorax: Linksverbreitertes Herz	Hypertrophie, Dilatation → linksbetontes Hypertrophieherz

Befunde	Hinweis auf
Hypokaliämie und Hypertonie mit 1.) Na über 140 mval/l	Primärer Hyperaldosteronismus (Conn-Syndrom)
2.) Na unter 140 mval/l	Sekundärer Hyperaldosteronismus
Adrenalin im Urin erhöht	Phäochromocytom
ACTH-Spiegel im Serum erhöht	Cushing-Syndrom

1.2.12 HYPERVENTILATION

Def.: Über den notwendigen Bedarf zum Gasaustausch hinaus gesteigerte Atmung, die zu Hypokapnie und Alkalose führt.

Hypokapnie = Erniedrigung des arteriellen CO_2-Partialdrucks pCO_2, unter den mittleren Normalwert von 40 mm Hg

Pg.: Die Atmung (Ventilation) wird über das für die physische Leistung erforderliche Maß hinaus gesteigert. Dadurch wird CO_2 abgeraucht, eine respiratorische Alkalose stellt sich ein.

Ursachen: Die Hyperventilation kann man als somatische Austragung eines psychischen Konfliktes ansehen. Man findet sie fast regelmäßig in Streßsituationen (Rennfahrer, Fallschirmspringer, Soldaten im Kampf, Piloten bei schwierigen Flugmanövern, etc.) und bei weniger leicht durchschaubaren Konflikten (Eheprobleme, Phobien).

Hyperventilation findet man gehäuft in Konkordanz mit funktioneller Hypoglykämie und orthostatischer Hypotonie.
Bei gehäuftem Auftreten ohne erkennbare Ursache spricht man vom Hyperventilationssyndrom.

Sy.: Bei einem pCO_2 < 25 mm Hg beginnt Ameisenkribbeln in den Fingern, ein Taubheitsgefühl in den Endgliedern und der Kaumuskulatur folgt (Mühe Worte zu artikulieren), bei weiterem Absinken tritt Tetanie und schließlich Benommenheit und Bewußtlosigkeit ein. Jedoch besteht individuell eine große Streubreite, bei welchem pCO_2 die Symptome eintreten. Angstzustände können in manchen Fällen auftreten.

Di.: Einzig zuverlässig ist die Änderung der Blutgase (pCO_2, pH). Alle anderen Untersuchungsergebnisse sind spärlich (z.B. positive Chovstek- und Trousseauzeichen).

Th.: Psychotherapie, psychische Dämpfung. Natürlich nicht bei der Soldaten-, Fallschirmspringer-, Rennfahrergruppe. Hier wurden β-Blocker versucht. Ein Anfall ist mit Plastikbeutel-Rückatmung zu behandeln.

T E T A N I E

Def.: Neuromuskuläre Übererregbarkeit, die sich in Spannung (= Tetanus) bis zum Muskelkrampf äußert.

Ursachen:

György hat die Elektrolyte, die zu einer Steigerung (über dem Bruchstrich) und zu einer Minderung (unter dem Bruchstrich) der neuromuskulären Erregbarkeit führen in einer Formel zusammengestellt:

$$\frac{K^{+} \cdot HCO_3^{-} \cdot HPO_4^{--}}{Ca^{++} \cdot Mg^{++} \cdot H^{+}} = C_G$$

Ein Anstieg des György-Coeffizienten C_G zeigt also eine Steigerung und ein Abfall eine Minderung der neuromuskulären Erregbarkeit an. Daraus kann man die Ursachen einer Tetanie erkennen:

Hypocalcämie	Alkalose	Hypomagnesiämie	Hyperkaliämie
Hypoparathyreoidismus primär, sekundär Rachitis/Osteoma- lazie-Heilphase Calcitonin-Überpro- duktion Akute Pankreatitis, Infusion von EDTA, Oxalat- oder Citrat- blut Vergiftungen (CO,Atro- pin, . . .) Sprue, Zöliakie Malabsorption, Vit.D- Mangel Niereninsuffizienz	respiratorisch (Hyperventi- lation) metabolisch (saures Er- brechen, Diuretika, Bi- karbonatzufuhr, Phosphatzufuhr, Phosphat- stauung	sehr selten! Mg-freie Infu- sionen Malabsorption renale Tubulus- funktionsstörungen primärer Hyper- parathyreoidismus	mangelhafte renale Aus- scheidung Massive Zufuhr bei Infusionen

Entscheidend für das Auftreten von Symptomen bei der Hypocalcämie ist die Erniedrigung des ionisierten Calciums im Blut. Bei Hypalbuminämie kann die an Proteine gebundene Calcium-Fraktion im Blut vermindert sein, woraus man bei der in Labors üblichen Bestimmung des Gesamt-Calciums im Blut eine Hypocalcämie ermittelt, die jedoch nur "scheinbar" genannt werden muß, weil sie keine Symptome verursacht, da die ionisierte Fraktion normal ist.

Symptome bei echter Hypocalcämie, die eine Steigerung der neuromuskulären Erregbarkeit (C_G steigt an bei Ca^{++}-Abfall) zur Folge hat, sind:
Der tetanische Anfall mit schmerzhaften symmetrischen Krämpfen der Muskulatur der Extremitäten, wobei das Bewußtsein voll erhalten bleibt. Larvierte Formen als isolierte Spasmen der Extremitäten oder auch der Krämpfe in inneren Organen (Stenokardien, Gallenkolik, Bronchien, Anus) können auftreten. Die Tetanie kann auch latent bleiben. Man kann sie dann durch den Hyperventilationsversuch (schon nach kurzer Zeit willkürlicher Hyperventilation treten die Krämpfe auf) oder durch positive Zeichen (Chvostek und Trousseau) nachweisen.

Th.: Calcium-Gluconat i.v. (Vorsicht bei Digitalis Verstärkungseffekt), in schweren Fällen anschließend Vit. D i.v.

Hyperventilation ist die häufigste Ursache einer Tetanie. Am häufigsten liegt eine Neurose zugrunde, die sich an der Atmung manifestiert, so daß bei derartig Erkrankten schon geringe Anlässe über wenige tiefe Atemzüge einen Hyperventilationsautomatismus in Gang setzen.

Symptome: Kribbeln (Ameisenlaufen), Karpfenmaul, Geburtshelferstellung der Finger (Pfötchenstellung, Schreibhaltung), Krämpfe in den Extremitäten, Benommenheit bis zur Bewußtlosigkeit kurzer Dauer mit Atemstillstand bis pCO_2-Spiegel im Blut wieder angestiegen ist.

Th.: Vorhalten einer Plastiktüte vor Mund und Nase.

Tetanie durch metabolische Alkalose stellt sich ein bei heftigem Erbrechen stark sauren Magensaftes, was zu erheblichen Chloridverlusten führt. Auch Quecksilberdiuretika und Saluretika können eine hypochlorämische Alkalose mit tetanischen Symptomen bewirken. Hierbei, wie auch bei der Hyperventilation ist das Calcium im Blut normal. Tetanie bei Normocalcämie ohne erkennbare äußere Ursachen (Erbrechen, Hyperventilation) erweckt den Verdacht auf primären Aldosteronismus (Conn-Syndrom bei NNR-Hyperplasie).

Diagnostische Maßnahmen:

1. **Chvostek'sches Zeichen:** Beklopfen des Facialis vor der Gehörgangsöffnung löst Zuckungen im Gebiet aller Facialisäste (Chvostek I), Zuckungen von Nasenflügeln und Mundwinkeln (Chvostek II) oder der Mundwinkel allein (Chvostek III) aus.

2. **Trousseau'sches Zeichen:** Kompression des Oberarmes mit der Manschette wenig über den systolischen Blutdruck während 3 Minuten führt zu tetanischen Krämpfen.

3. **Hyperventilationsversuch:** Kräftiges Durchatmen erzeugt tetanische Krämpfe schon nach kurzer Zeit. Nach längerer Hyperventilation sind Symptome auch bei vielen Gesunden zu erzielen.
   Die Kombination mit dem Trousseau-Versuch beschleunigt das Auftreten der Krämpfe.

4. **Calcium-Bestimmung** im Blut, am besten auch die des ionisierten Calciums allein (z.B. mit Orion-Glaselektroden).

5. **Blutgase**, vor allem pCO_2 und pH bei Verdacht auf Hyperventilation oder auf metabolische Alkalose.

Beweisend für die Tetanie ist keiner der Teste. Nur die Gesamtheit der Symptome läßt einen Schluß zu.

1.2.13 HYPOTONIE

Def.: Systolischer Blutdruck ständig unter 105 mm Hg
Diastolischer Blutdruck ständig unter 60 mm Hg

Als Krankheit wird die Hypotonie jedoch erst dann angesehen, wenn Beschwerden durch Mangeldurchblutungen von z.B. Gehirn und Nieren auftreten, der Körper also regulativ nicht mehr für eine ausreichende Durchblutung sorgen kann.

Bei stark Ausdauertrainierten findet man physiologisch niedrige Blutdrücke.

Pg.: Störung des Regelkreises: Herzmuskelkraft, Herzminutenvolumen, Elastizität der Aorta und großen Arterien, peripherer Widerstand der Arteriolen, Zustand des venösen Systems.

Einteilung: (nach Kuhlmann und Siegenthaler)

1. Primäre, essentielle Hypotonie
   - orthostatische Dysregulation
   - Vagovasale Synkope

2. Sekundäre, symptomatische Hypotonie

   2.1 Endokrine Hypotonie
   - NNR-Insuffizienz (primäre und sekundäre, M. Addison)
   - Adrenogenitales Syndrom (AGS)
   - Hypothyreose (primäre und sekundäre)
   - Hyperparathyreoidismus

- Phäochromozytom
- Bartter-Syndrom (= partielle Angiotensinresistenz des Gefäßsystems, iuxtaglomeruläre Hyperplasie der Niere, Aldosteronismus mit hypokaliämischer Alkalose, arterielle Hypotonie)

2.2 Kardiovaskuläre Hypotonie

- kardiogener Schock
- Herzinfarkt
- Adam-Stokes-Anfälle
- Karotissinussyndrom
- Aortenbogensyndrom (Takayasu-Syndrom, pulseless disease, = Verengung der vom Aortenbogen abgehenden 3 großen Gefäße: A. carotis, A. subclavia, Truncus brachiocephalicus durch Arteriosklerose, Arteriitis, Syphilis)
- Aortenstenose
- Mitralstenose
- Pericarditis exsudativa seu constrictiva
- Venöse Rückflußstörung

2.3 Neurogene Hypotonie

- Diabetische Neuropathie
- Alkoholische Neuro- und Enzephalopathie
- Hohe Querschnittsläsion
- Syringomyelie
- Sympathektomie
- M. Parkinson
- Tabes dorsalis

2.4 Infektiöse oder toxische Hypotonie

- Infektionskrankheiten
- Intoxikationen

2.5 Hypovolämische Hypotonie

- Volumenverlust (Blut, Plasma, Wasser)

2.6 Therapeutische Hypotonie

- Schlafmittel
- Antihypertensiva
- Antidepressiva

- α - Blocker, Sympatholytika
- L - Dopa
- Phenothiazine
- Sympathektomie

Allgemeine Symptome:

- Leichte Ermüdbarkeit, Konzentrationsschwäche
- Schwindelgefühl, Ohnmacht
- Sehstörungen (Flimmern, Schwarzwerden)
- Schlafstörungen, Aufstehschwierigkeiten am Morgen
- Depressive Stimmungslage
- Tachykardien, Arrhythmien, Stenokardien (durch die Gegenregulation)

Überzufällig häufig findet man bei Hypotonikern:

- Schweißausbrüche, Trockenheitsgefühl im Hals, rasches Sättigungsgefühl

Tritt der niedrige Blutdruck nur im Stehen auf, nennt man ihn orthostatische Hypotonie. Das orthostatische Syndrom muß differentialdiagnostisch von den hypotonen Regulationsstörungen abgegrenzt werden.

Einteilung der Orthostasereaktionen (nach H.G. Lasch)

Reaktion	Herzfrequenz	Blutdruck systolisch	Blutdruck diastolisch	Typ
Hypertone	↑	↑	↑	I
Sympathikotone	↑	↓	↑	II
Asympathikotone	=	↓	↓	IIa
Vasovagale	↓	↓	↓	III

DD.: Schellong-Test, Steh-EKG

Diagnostische Maßnahmen:

1. Anamnese

   Leistungsabnahme, Schwäche, Kopfschmerzen, Schwitzen, Schwindel nach Aufstehen?

2. Untersuchung

   Blutdruck im Liegen und Stehen, Schellong-Test, (RR und Puls im Liegen, im Stehen alle Minuten, 10 min lang, dann wieder im Liegen).

   EKG im Stehen (St-Senkung, T-Inversion).

   Blutdruckmessung auf dem Kipptisch

   Valsalva-Preßversuch (Nase zuhalten und zur Ausatmung pressen)

   Schweißausbruch?

   Pigmentierung (M. Addison braunes Gesicht, braune Mamille, Handlinien, Schleimhaut).

   Verlust der Axillär-, Körper-, Pubesbehaarung (Androgenausfall).

   Labor: Elektrolyte (K, Na, Cl), Differential-Blutbild, Blutzucker, Harnstoff, Kreatinin.

   Bei Verdacht auf M. Addison: Bestimmung von:

   1. freiem Cortisol,
   2. Cortisolmetabolite (17-Hydroxysteroide),
   3. Androgenabbauprodukte (17-Ketosteroide) im 24-Std.-Urin, (Werte sind bei NNR-Insuffizienz erniedrigt).
   4. Cortisol-Tagesprofil im Serum (circadiane Schwankung flacht ab).
   5. ACTH-Stimulations-Test: je 50 E ACTH von 8 - 16 Uhr an 2 Tagen. Bei normaler NNR-Funktion steigt das Cortisol auf das 2 - 5fache.

   Bei Verdacht auf HVL-Insuffizienz (Panhypopituitarismus, M. Simmonds, Sheehan-Syndrom):

   wächserne Blässe, Pigmentverlust der Brustwarzen, Amenorrhoe, Impotenz, Libidoverlust, Atrophie der äußeren Genitale, Ausfall der Sekundärbehaarung und der lateralen Augenbrauen.

   Labor: Gonadotropinausscheidung im Urin vermindert.

   Bei Hypothyreose:

   Müdigkeit, Antriebslosigkeit, Kälteempfindlichkeit, Obstipation, Heiserkeit, Bradykardie

   Labor: PBJ, T_3, T_4 ↓, TSH-Stimulations-Test.

1.2.14 P L E U R A E R G U ß

Def.: Flüssigkeitsansammlung im Pleuraspalt zwischen pleura parietalis, die den Thoraxraum auskleidet und der pleura visceralis, die die Lunge überzieht.

Man unterscheidet die Ergüsse in:

Exsudate: durch Entzündung verursachter Austritt von Flüssigkeit und Zellen aus Blut- und Lymphgefäßen.
Kennzeichen: meist trübe oder auch blutig, zellreich, eiweißreich (> 3 g%), spez. Gew. > 1016

Transsudate: nicht durch Entzündung verursachter Durchtritt von Flüssigkeit bei erhöhter Durchlässigkeit der Kapillarwände oder erhöhtem osmotischen Druck
Kennzeichen: serös, Zellarm, eiweißarm (< 3 g%), spez. Gew. < 1015

Auf diese Unterscheidung stützt sich hauptsächlich die Differentialdiagnose des Pleuraergusses:

1. <u>Transsudate</u>

- Herzinsuffizienz (durch Stauung)
- Lymphgefäßstauung
- Nephrotisches Syndrom, Nephritis } durch osmotische Druckerhöhung
- Leberzirrhose } durch osmotische Druckerhöhung
- Meigs-Syndrom (Trias: benigner Ovarialtumor, Aszites, Hydrothorax)
- Myxödem

2. <u>Exsudate</u> (geordnet nach den Grunderkrankungen nach Gartmann)

<u>Lungenerkrankungen</u>
- Tuberkulose
- Lungeninfarkt
- Lungentumoren
- Unspezifische Pneumonien
- Lungenmykosen

Pleuraerkrankungen

- Pleuramesotheliom
- Pleuritis carcinomatose (Metastasen)

Abdomen

- Pankreatitis
- Akute Cholecystitis
- Leberabszeß
- Subphrenischer Abszeß

Rheumatische Erkrankungen

- Akutes rheumatisches Fieber
- Chronische (rheumatoide) Polyarthritis
- Erythematodes

Autoimmunprozesse

- Dressler-Syndrom (nach Myokardinfarkt: Pleura- und Perikardveränderungen, Fieber, Rheumatoid)
- Postkardiotomiesyndrom

Blut- und Lymphgefäße

- Leukämie
- Lymphogranulomatose (M. Hodgkin)
- Myelom

Trauma

Diagnostische Maßnahmen

Anamnese:

Der *atemabhängige Schmerz* ist das Leitsymptom der Pleuritis mit Erguß. Je größer der Erguß wird, desto geringer werden die Schmerzen. Sie weichen einem andauernden Druckgefühl, Beklemmung und Atemnot in der Brust.

Bei kleinen Ergüssen und trockener Pleuritis liegt der Patient auf der kranken Seite, bei größeren Ergüssen auf der gesunden, weil der Erguß die gesunde Lunge in der Atmung so weniger behindert.

Inspektion, Palpation, Perkussion, Auskultation

Im Bereich des Ergusses ist das Atemgeräusch und der Stimmfremitus abgeschwächt, der Klopfschall gedämpft.
Am oberen Rande des Ergusses hört man bronchovesikuläres Kompressionsatmen.

Labor:

- Punktion und Analyse des Punktats ist die wichtigste Untersuchung (spez. Gew., Bakteriologie, Zytologie, Eiweiß).
  Nicht nachgewiesene Tumorzellen sind kein Malignitätsausschluß.
- BKS, Blutbild, Eiweiß i. S. und Elektrophorese

Rivalta-Probe des Punktats zur Grobunterscheidung des Eiweißgehaltes und damit zur Grobunterscheidung von Transsudat und Exsudat. 1 Tropfen Punktat in eine stark verdünnte Essigsäurelösung getropft, ergibt bei Exsudaten eine Schleierspur durch Eiweißfällung, ein Transsudattropfen löst sich auf.

Rö.: Thorax (Herzgröße und Verschattung durch Erguß)
Erst Ergüsse über 300 ml werden im Röntgenbild erkennbar (auch erst perkutierbar bei dieser Größe).

Befund	Hinweis auf
Fieber	entzündliche Ursache
Intermittierendes Fieber	Tbc
Kein Fieber	Tumor, Transsudat
Kein Fieber, keine Schmerzen, Dyspnoe	Stauung
Husten ohne Auswurf (Weiter s.S. 85)	Pleuritis exsudativa
Pleurapunktat:	
spez.Gew. < 1015, EW < 3g%, zellarm	Transsudat
spez.Gew. > 1016, EW > 3g%, zellreich	Exsudat
Nicht getrübt, zellarm	Transsudat
Leicht getrübt, überwiegend Lymphozyten	Tbc, Mykose
" ", " Eosinophile	Lungeninfarkt, M. Hodgkin, Echinokokkus
" ", " Neutrophile	Pneumonie, Lungeninfarkt, beginnende Tbc, extrapleurale Abszesse, Coxsackie-Infekt

Befund			Hinweis auf
stark getrübt,	überwiegend	Neutrophile	Empyem
" " ,	"	chylös	Tumor, Hodgkin, Trauma (den Ductus thoracicus komprimierend)
blutig ,	"	Erythrozyten	Lungeninfarkt, Tumor Tbc, Trauma, Hämorrhagische Diathese

1.2.15 PULSLOSE EXTREMITÄT

Dieses Leitsymptom gehört zu den arteriellen Stenosen und Verschlußkrankheiten.

Ursachen:
An erster Stelle steht die häufige (5% aller 45-65jährigen Männer) obliterierende Arteriosklerose.

Akuten Verschlüssen liegt meist eine Embolie bei bestehender Thrombose zugrunde. Häufigste Quelle ist das linke Herz (Klappenvitium, Endokarditis, Infarkt). Häufigste Verschlußlokalisation ist die untere Extremität.

Ferner kommen ursächlich in Frage:
Thrombangitis obliterans, Kollagenosen (Periarteriitis nodosa, Lupus e., Sklerodermie, primär chronische Polyarthritis), Riesenzellenarteriitis , Takayasu-Syndrom (Pulslose Krankheit, entzündliche Stenose oder Verschluß des Aortenbogens oder der 3 abgehenden Gefäße: A. subclavia, A. carotis, Truncus brachiocephalicus), Raynaud-Syndrom (intermittierender Verschluß der Digitalarterien, durch Kältereiz ausgelöst), Amyloidose, Thrombozytose, Kryoglobulinämie, Kälteagglutinationskrankheit, Traumata, iatrogen (Barbiturat o. Dicloxacillin i.a., Arterienpunktion, Tumorbestrahlung, Penecillintherapie), Kongenitale Stenosen (Aortenisthmus-, Subclavia-).

Risikofaktoren: Hypertonie, Hyperlipidämie, Nikotinabusus, Diabetes mellitus, Bewegungsmangel.

Am häufigsten (55% aller arteriellen Verschlüsse, 80% aller Extremitätenverschlüsse) sind die Verschlüsse der unteren Extremität.

Nach der Lokalisation des Verschlusses ist das Schema von Ratschow aufgebaut:

Typ	Verschluß	Häufigkeit	Beschwerden	Puls nicht tastbar
Becken	Aorta terminalis A.iliaca communis	20	bis zum Gesäß und Becken	A. femoralis u. distal
Oberschenkel	A. femoralis	40	bis zum Oberschenkel, vor allem Wade	A. poplitea u. distal
Unterschenkel	A. poplitea A. tibialis	20	Fuß bis Wade	Fußpulse
Kombination		20	Fuß bis Gesäß	Fußpulse. Stenosegeräusche in A. poplitea und A. femoralis

Die Verschlüsse der oberen Extremität betreffen vorwiegend die A. brachialis. Sie machen wenig Beschwerden und sind meist Zufallsbefunde.
Nach Fontaine werden die Durchblutungsstörungen in Stadien eingeteilt: Leitsymptom ist Pulslosigkeit. Zusätzliche Symptome kennzeichnen das Stadium der Ischämie:

Stadium I : Keine Beschwerden

Stadium II : Claudicatio intermittens

Stadium III : Ruheschmerz

Stadium IV : Nekrose

Diagnostisches Vorgehen:

1. Tasten der Pulse: A. dorsalis pedis, A. poplitea, A. femoralis

2. Auskultieren: Stenosegeräusche?

3. Kälte, Verfärbung, Trophik zeigen den Grad der Ischämie

4. Gehprobe: Messung der Gehstrecke bei 2 Schritten/sek. bis Claudicationsbeschwerden zum Anhalten zwingen.

5. Ratschowsche Lagerungsprobe: Im Liegen rollen der hochgehaltenen Füße bis Claudicationsbeschwerden eintreten. Dann hinsetzen und hängen lassen. Reaktive Rötung muß nach spätestens 10 Sek. eingesetzt haben.

   Faustschlußprobe: Analog für die obere Extremität.

6. Arteriographie: Auf sie kann meist zur endgültigen Stellung der Diagnose nicht verzichtet werden.

1.2.16 P U L S L O S I G K E I T

Pulslosigkeit allgemeiner Art deutet auf eine zentrale Stenose oder Verschluß hin.
Die zugehörige Krankheitsgruppe wird Aortenbogensyndrom genannt.
Sie ist gekennzeichnet durch eine Stenose oder Verschluß des Aortenbogens oder der 3 abgerundeten Arterien:
A. subclavia, A. carotis, Truncus brachiocephalicus.

Ursachen:

93% Arteriosklerose
6% Entzündungen, Arteriitis (nur diese Art ist streng genommen mit Takayasu-Syndrom zu bezeichnen)
Vorwiegend Frauen von 20-40 Jahren
1% Syphilis (war früher häufige Ursache)

Symptome:

Ischämie von Gehirn, Gesicht, Augen und vorwiegend der oberen Extremitäten.
Abgeschwächte oder fehlende Subclavia-, Brachialis- und Radialispulse. Abgeschwächter bis fehlender Blutdruck in Armen und Beinen. Es gibt auch den fehlenden Blutdruck in den Armen bei verstärktem Blutdruck in den Beinen. Claudicatio der Arme. Palpable Kollateralarterien in Nacken und Interkostalräumen.

Schwindel, Kopfschmerz, Synkopen Ischämische Attacken, Krämpfe, Hemiplegien, Hemiparesen. Vorübergehende Episoden von Blindheit oder Sehschwäche, schnell entwickelnde Katarrakt, Atrophie von Retina und Iris, Atrophie der Gesichtsmuskeln, Claudicatio der Kaumuskeln.

Angina pectoris, Myokardinfarkt

Diagnostische Maßnahmen:

Palpation der Pulse
Faustschlußprobe
Arteriographie

Rö.: Verkalkung der Intima der Aorta ascendens

Labor: BKS ↑, Leukozytose

<u>Prognose</u>: Schlecht. Die Patienten sterben an cerebraler Ischämie oder Herzkrankheit 1 - 15 Jahre nach Beginn der Symptome.

P U L S U N R E G E L M Ä ß I G K E I T E N

Pulsus alternans

Im allgemeinen deutet ein Pulsus alternans auf eine Linksherzinsuffizienz hin, z.B. bei Koronarsklerose, dekompensierter Hypertonie, Aortenstenose.
Der Pulsus alternans ist charakterisiert durch sich abwechselnde starke und schwache Pulsschläge. Häufig tritt diese Schwankung nach Extrasystolen auf.

Pulsus celer et altus

Deutet auf Aortenklappeninsuffizienz hin. Wird jedoch auch gefunden bei Fieber, Hyperthyreose, Ductus botalli apertus, starrer Aorta.

Pulsus parvus et tardus

Findet man bei der Aortenstenose.

Diagnostische Maßnahmen:
Blutdruckmessung, Auskultation, EKG. Die Indikation zur Coronarangiographie ist streng zu stellen.

1.2.17 SCHMERZEN IM BEREICH DES THORAX

Schmerzen im Thorax-Bereich können vom Herzen ausgehen (Angina pectoris, Infarkt, Myokarditis, etc.), von den Gefäßen (Aortenaneurysmen), von der Lunge (Pleuraschmerzen bei: Lungen-Infarkt, -Stauung, -Tumor, -Entzündung, Pneumothorax), von Hilus- oder Mediastinumerkrankungen, der Thoraxwand (Knochen-, Muskelschmerzen, Interkostalneuralgie) oder auch von Abdomen oder vom Ösophagus (z.B. Hiatushernie).

HERZSCHMERZ

Der Herzschmerz ist das Leitsymptom für alle Durchblutungsstörungen des Herzens. Er kann jedoch bei einem Herzinfarkt auch fehlen, ist daher kein obligates Symptom.

Ursachen:

Angina pectoris

Sie reichen vom Organgefühl (Spüren des Herzens) über Druckgefühl, Stechen, Engegefühl (im Schraubstock eingespannt) bis zum Vernichtungsschmerz mit Todesangst. Sie werden unter dem Begriff *Angina pectoris* zusammengefaßt und werden meist durch körperliche Belastung ausgelöst, aber auch durch psychische Erregung, bei Infekten, Kälteexposition, Nahrungs- und Nikotinabusus sowie auch aus der Ruhe heraus.
Die Angina pectoris kann lediglich als Thoraxwandschmerz imponieren, wird aber durch die typischen Symptome: Gefühl eines einschnürenden Reifens, Angst, Atembeklemmung, Ausstrahlung in den linken Arm, entlarvt sowie durch das Verschwinden wenige Minuten nach sublingualer Nitroglycerineinnahme. Die typische Angina pectoris wird durch Belastung ausgelöst, aber auch durch Kälte oder Wind

Der Schmerz dauert meist nur Sekunden bis Minuten und spricht auf Nitropräparate an. Ein länger anhaltender, brennender substernaler Schmerz, der nicht auf Nitropräparate anspricht, ist verdächtig auf Herzinfarkt.

Differentialdiagnostisch wichtig ist auch die Schmerzausstrahlung, die bei Durchblutungsstörungen des Herzens in die linke Schulter, linken Oberarm, die Ulnarseite des linken Unterarms und die

Digitae 4 und 5 erfolgt, selten allerdings auch einmal nach rechts, in den Unterkiefer und ins Epigastrium.

DD.: Gallenkolik: Unerträglich intensiver spannender Schmerz im mittleren Oberbauch, der innerhalb weniger Minuten sein Maximum erreicht und für Stunden anhält. Ausstrahlung meist nach rechts und in den Rücken.

Ulcusperforation: Schlagartig einsetzender heftiger Schmerz im Oberbauch, der andauert und in die Schulter ausstrahlen kann. Außerdem bretthartes Abdomen.

Akute Pankreatitis: Heftiger Schmerz im Oberbauch mit vernichtungsgefühl.

Di.: Anamnese, Belastungstest (Ischämiezeichen: ST-Senkung, T-Abflachung oder -Inversion).

Der Myokardinfarkt erzeugt einen Dauerschmerz, der durch Nitroglycerin nicht beeinflußt wird. Der Schmerzcharakter ist ähnlich der Angina pectoris aber intensiver, ein "Vernichtungsschmerz".

Di.: EKG, Enzyme: CPK, CKMB, GOT, LDH,HBDH

Die Perikarditis kann ähnliche Schmerzen erzeugen. Typisch ist die Verstärkung im Liegen und das lokomotivartige Reibegeräusch.

Di.: Auskultation, EKG (Zwischenstücke in allen Ableitungen gehoben, also keine Gegensinnigkeit wie beim Infarkt, QRS nicht verändert, später T negativ in allen Ableitungen).

Das Aneurysma dissecans macht ebenfalls wie der Infarkt einen vernichtenden Schmerz, der hier aber in Genick, Rücken, Abdomen und Beine ausstrahlt, also nach oben und nach unten (Prüfungsfrage).

Di.: Röntgen

Funktionelle kardiovaskuläre Störungen (soldiers heart = Effort = Da Costa-Syndrom) machen dumpfe anhaltende Druckschmerzen präkardial "direkt über dem Herzen", die durch Belastung gebessert werden. Sie treten erst nach einer Belastung auf, nie während. Körperliche Belastung kann die Beschwerden sogar wieder bessern.

Di.: Psychische Abklärung (z.B. Angst des Soldaten vor dem Kampf)

Man versteht unter funktionellen kardiovaskulären Beschwerden ganz allgemein auch O_2-Mangelerscheinungen am Herzen durch funktionelle Beeinträchtigungen, die auch vorübergehender Natur sein können, z.B. Anämien, Anoxie, endokrine Störungen wie Thyreotoxikose und auch eine Aortenstenose.

Schwieriger einzuordnen sind die retrosternalen und die Herzschmerzen bei vegetativer Dystonie. Sie treten meist aus der Ruhe heraus auf und bessern sich sogar oft bei Belastung. Sie dauern auch länger an als die coronarsklerotisch bedingten Schmerzen. Sie werden oft in die Herzspitze lokalisiert und können auch in den linken Arm ausstrahlen.

Psychische Ursachen für Herzbeschwerden.

Das Herz ist ein bevorzugtes Projektionsorgan für die Verarbeitung von Konflikten.

Organerkrankungen mit Schmerzausstrahlung in das Herz.

Bei Interkostalneuralgien, Lungeninfarkt, Pankreas-, Gallenblasen- und Magenerkrankungen können Schmerzen auftreten, die vom Patienten vorwiegend in der Herzgegend lokalisiert angegeben werden.

Diagnostisches Vorgehen bei Herzschmerzen:

1. Bei Verdacht auf Angina pectoris Nitropräparat geben.
2. EKG

   Jeder O_2-Mangel macht eine Ischämiereaktion: ST-Senkung und T-Inversion. (Beachte: auch Digitalis macht diese EKG-Veränderungen).

   Typische Infarktzeichen sind die ST-Hebung, später die T-Negativierung, noch später der R-Verlust.
3. Enzyme: CPK, LDH, GOT, GPT, HBDH

ANDERE THORAXSCHMERZEN

Der Pleuraschmerz ist durch seine Atemabhängigkeit (Verstärkung bei Einatmung) zu erkennen. Bei Erguß verschwindet er.

Di.: Auskultation (atemsynchrones Lederknarren), Perkussion (bei Erguß Zwerchfellverschieblichkeit aufgehoben, Dämpfung), Röntgen zeigt nur Ergüsse ab 300 ml, Stimmfremitus ist bei Erguß aufgehoben, bei der Pleuraschwarte nicht.

Bei Pleuritis und Pneumothorax sind die Schmerzen meist mit Atemnot verbunden.

Die Pneumonie zeigt die Leitsymptome: Thoraxschmerzen, Husten, Auswurf, Fieber.

Von Muskeln und Knochen ausgehende Schmerzen sind durch ihre lokale Druckschmerzhaftigkeit zu erkennen. Ist nicht ein Muskelkater (Myalgie) die Ursache, so kann der Muskelschmerz von einer Myogelose (schmerzhafte Muskelverhärtung), einer Dermatomyositis oder einer Trichinose herrühren. Eine 20 - 30 cm lange Strangbildung unter der Haut wird Mondorsche Krankheit genannt. Auch Mamma-Ca können Thoraxschmerzen verursachen.

Knochenschmerzen, die vorwiegend in der Thoraxwand lokalisiert sind, können herrühren von Leukämie, Tumoren, Metastasen, Tbc, Osteomyelitis des Sternoclaviculargelenks. Das Tietze-Syndrom ist eine schmerzhafte Schwellung der sternalen Knorpelansätze.

Di.: Palpation, Röntgen

Die Interkostalneuralgie kann eine Überempfindlichkeit bei Wirbelsäulenleiden oder Organleiden (Herz, Lunge) sein. Sie kann als Vorläufer einen Herpes zoster ankündigen oder eine Bornholmsche Krankheit (Coxsackievirusinfektion).

Ferner können Ösophaguserkrankungen (Achalasie, Hernie, Ösophagitis) als Thoraxwandschmerz imponieren.

Auch Vergiftungen (besonders Thallium) können heftige Retrosternalschmerzen erzeugen.

1.2.18 S T R I D O R

(lat. stridere = zischen)

Def.: Zischendes bis pfeifendes oder piependes Atemgeräusch durch Verengung der großen (oberen) Atemwege, inspiratorisch beim Einatmen, exspiratorisch beim Ausatmen.

Ursachen:

- Struma
- Mediastinaltumor
- Aortenaneurysma

} anhaltender Druck → Erweichung des Trachealknorpels

- Tracheitis, Bronchitis
- Emphysem, das die thorakale Trachea schädigt (selten)
- Fremdkörper
- Trachealkarzinom (sehr selten)
- Larynxaffektionen
- Tracheal-, Bronchialkollaps

Bei Kindern:

- Keuchhusten

Bei Säuglingen:

- Aortenbogenanomalien, die eine Tracheakompression verursachen.
- Stridor connatus (= Stridulus): physiologisch weicher Trachealknorpel
- Vergrößerter Thymus

1.2.19 S Y N K O P E

Def.: Bewußtseinsverlust von kurzer Dauer,
Sekunden bis Minuten, akuter Beginn,
mit einem plötzlichen Tonusverlust der gesamten Muskulatur

Ursachen: kardial, vaskulär (venös oder arteriell), zerebral

Kardial bedingte Synkopen

Die kardial bedingte Synkope hat ihre Ursache immer in einer *Verminderung des Herzminutenvolumens*. Dazu können folgende Störungen führen:

- Adam-Stokes-Anfall (vorübergehender Ventrikelstillstand durch AV-Block)
- Karotissinus-Syndrom (vorübergehender Ventrikelstillstand nach Reizung der Dehnungsrezeptoren im Sinus caroticus, was bei Sensibilisierten zu Blutdruck- und Pulsabfall führt)
- Herzinsuffizienz (besonders bei plötzlicher Belastung)
- Herzinfarkt (mit Bradykardie und RR-Abfall)
- Herzrhythmusstörungen (paroxysmale Tachykardien, Vorhofflimmern, ES-Salven)
- Herzvitien (Mitral-, Aortenstenose, Fallotsche Tetralogie, TGA)
- Vorhoftumor (der die Mitralklappe stenosiert)

Venös bedingte Synkopen

Eine vaskulär bedingte Ursache von Synkopen liegt in der *Verminderung des venösen Rückstromes* zum Herzen.

Ursachen sind:

Allgemeine Verminderung des Blutvolumens (Trauma, innere Blutung)
Gefäßerweiterung in der Peripherie → Vasomotorenkollaps
(Kollaps ist ein im Vergleich zum Schock kurzfristiger Zustand)
Hier ist die Ursache ein *vagovasaler* Reflex mit Vasodilatation und plötzlichem Blutdruckabfall auf folgende Reize hin:

- Infektionen • Intoxikationen
- Traumen • Schock
- Allergie • Hyperthermie • Hypothermie

- Pleurapunktion • Lungenembolie • Schlag auf den Karotissinusnerven
- O_2-Mangel • Hypotonie
- Orthostase (durch insuffiziente vasomotorische Reflexe)
- Psychische Erregung • Angst • Schmerz
- Schwangerschaft

- Pressorische Verhinderung des Rückstromes durch:
- Husten • Niesen • Lachen • Defäkation • Gewichtheben
- Schwangerschaft

Arteriell bedingte Synkopen:

Synkopen infolge von Insuffizienz (Stenosen, Verschlüsse) von Hirnarterien, die zu vorübergehender Ischämie führen, werden als *Transiente Ischämische Attacken (TIA)* bezeichnet. Es kommt dabei zu kurzzeitigen neurologischen Ausfällen motorischer und sensibler Art:

• Dysphasien (erschwertes Sprechen) • Doppelbilder • Amaurose (Erblindung)	häufig
• Schwindel • Ataxie (Koordinationsstörung)	deuten zusammen mit Visusstörungen auf A. vertebralis und A. basiliaris hin.

Bevorzugte extrakranielle Lokalisationen von Stenosen sind:

- die arteriellen Abgänge am Aortenbogen
- Aufteilung von Carotis interna und externa

Die bekannte Folge einer Stenose der A. subclavia am Aortenbogen ist das *Subclavian-steal-Syndrom*. Symptome treten hier besonders bei erhöhtem steal durch kräftige Armarbeit auf.

Zerebral bedingte Synkopen:

Die zerebral bedingten synkopalen Bewußtseinsverluste haben ihre Ursache in einer Störung der neuronalen Erregungsverarbeitung. Sie werden unter den Krampfanfällen abgehandelt (s.S. 287).

Unechte Synkopen

Sie gehen nicht mit Bradykardie oder Hypotonie einher und haben Hysterie oder Simulation als Ursache.

Diagnostische Maßnahmen:

1. Während der Synkope (wird in den meisten Fällen nicht möglich sein)

- Blutdruckmessung
- Pulsmessung
- EKG (Bradykardie)
- EEG (langsame Wellen von hoher Amplitude)

2. Im Intervall

Anamnese

Einmalig oder häufig?

Wie lange dauerte die Bewußtlosigkeit?

Was ging dem Anfall voraus? (Prodromi, Tätigkeit)

- Schwindel, Aphasie → TIA
- Plötzliches Kopfdrehen → Karotissinus-Syndrom
- Kräftige Armarbeit → Subclavian-steal-Syndrom
- Husten, Lachen, Defäkation → Suppression des venösen Rückstromes

Was wurde nach dem Anfall bemerkt? (Ausfälle?)

Klinischer Befund:

Herzerkrankungen ? Blutdruck? Herzrhythmus? Herzschmerz?
Auskultation der Gefäße (A. carotis, A. subclavia, A. ophthalmica)
Neurologischer Status (einschließlich Anamnese über frühere ZNS-Erkrankungen oder Schädelverletzungen)

EKG: Rhythmus, Frequenz, Erregungsablauf, Infarkt

Thorax: Herzgröße

Labor: BKS, BB, BZ, Kreatinin, K, Harnstatus

Gezielte Diagnostik

Befund, Verdacht	Maßnahme
Verdacht auf kardiale Ursache	Langzeit - EKG
Verdacht auf venöse Ursache	Schellong-Test
Stenosegeräusche über Arterien, RR-Differenz zw. li. u. re.	Phonoangiographie Ultraschall-Doppler-Untersuchung Angiographie
Vorausgehende Kopfbewegungen	EKG mit Karotissinus-Druckversuch (Frequenzabfall?)
Motorische Erscheinungen während der Bewußtlosigkeit	EEG, Rö. oder CT des Schädels, Fundus (Stauungspapille → Hirndruck)

1.2.20 T A C H Y K A R D I E

Herzrhythmusstörungen unterteilt man in: Tachykardien, Bradykardien und Arrhythmien, die man weiter in supraventrikuläre, Störungen im Bereich der AV-Überleitung, und ventrikuläre unterscheidet.

Def.: *Tachykardie* nennt man eine regelmäßige Herzfrequenz von über 100 Schlägen pro Minute.

Vorhofflattern: Frequenz etwa 250 - 300 /min (der P-Wellen)

Vorhofflimmern: Frequenz etwa 300 - 600 /min

Beide Erscheinungen sind eine besondere Form einer heteropopen (an verschiedenen Orten entstehenden) Tachykardie, die stets, wegen unregelmäßiger Überleitung der Erregung auf die Kammern, von einer absoluten Arrhythmie begleitet sind. (Im EKG oft vorher ein P-mitrale)

Einteilung:

Sinustachykardie

Paroxysmale Tachykardie (supraventrikuläre, selten ventrikuläre)

Vorhofflattern mit regelmäßiger Überleitung 2 : 1 oder 3 : 1

Kammertachykardie

Sinustachykardie zeigt einen normalen vom Sinusknoten ausgehenden elektrischen Erregungsbeginn (normale P-Welle, normaler Kammerkomplex). Sie kann belastungsbedingt physiologisch sein. Auch im Kindesalter ist die Frequenz höher. Als Krankheitsphänomen kann sie vorübergehend oder auch länger andauernd auftreten. Sie ist, da sie meist keine Beschwerden verursacht, im allgemeinen nicht behandlungsbedürftig, sollte aber, da sie auch Erstsymptom einer organischen Herzerkrankung sein kann, Anlaß zu gründlicher Untersuchung sein. Z.B. ist an eine Lungenembolie zu denken oder an eine Stauungsinsuffizienz des Herzens. Man suche dann nach den 3 Kardinalsymptomen der Herzinsuffizienz: Dyspnoe, Galopprhythmus, Herzvergrößerung. Myo- oder Endokarditis als Ursache dürften leicht entdeckt werden (Fieber, Septikämie).

Vorwiegend liegen die Ursachen der Sinustachykardien jedoch extrakardial. Zuerst ist an Thyreotoxikose zu denken (konstante Tachykardie über längere Zeit), danach an allgemeine Infektionen, Tbc, Porphyrie, Anämie, Hypovolämie oder Vergiftungen (Thallium). Auch bei vegetativer Dystonie treten häufig tachykarde Phasen auf. Auch gibt es rein psychische Sinustachykardien. Ferner bekannt sind die Tachykardien bei Angst und Stress.

Eine Dauertachykardie tritt beim hyperkinetischen Herzsyndrom auf.

Paroxysmale Tachykardie ist durch plötzlichen Beginn (meist mit einer Extrasystole) und plötzliches Ende gekennzeichnet (Dauer Minuten bis Stunden, in Ausnahmefällen Tage, Kammerfrequenz um 180 - 220 /min). Diese Form wird oft mit heftigem Herzklopfen, Atemnot, Prästernalschmerz, Oppressionsgefühl und vermehrtem Harndrang als alarmierendes Krankheitsgefühl empfunden. Neben der supraventrikulären Form (die meist nervös, wenn nicht funktionell ist) gibt es hier auch eine ventrikuläre (Kammertachykardie), die von ernster klinischer Bedeutung ist, da sie fast immer Ausdruck eines schweren Myokardprozesses, meist Septuminfarktes, ist.

Supraventrikulär sind die paroxysmalen Tachykardien auch beim Wolff-Parkinson-White (WPW)-Syndrom.
Als Sonderform der supraventrikulären Tachykardie kann man die paroxysmale atriale Tachykardie mit Block abgrenzen.
Kennzeichen: hohe Vorhoffrequenzen, abnorme P-Wellen, gleichzeitig AV-Block II. Grades auch mit Wenckebach-Periodik. Man muß bei deren Auftreten an schwerer Herzerkrankungen, Herzinfarkt, Cor pulmonale, denken, aber auch an Digitalis mit und ohne Hypokaliämie. Es ist eine typische Rhythmusstörung bei schwerer Digitalis-Intoxikation.

Vorhofflattern ist fast immer Ausdruck einer organischen Herzerkrankung, im jüngeren Alter ist an ein Vitium, später an Koronarsklerose und im hohen Alter eher an muskuläre Ursachen zu denken. Bei regelmäßiger Überleitung wird jeder 2. oder 3. Impuls auf die Kammer übergeleitet.

Kammerflattern (meist noch regelmäßige Frequenz um 200-300/min) und

Kammerflimmern (unregelmäßig werdende Frequenz bis 600/min) sind ganz extreme heterotope Reizbildungsstörungen, die zum funktionellen Herzstillstand führen können.

Diagnostische Maßnahmen:

1. EKG ist das wichtigste Mittel zur Diagnose einer Tachykardie. Bei der Sinustachykardie sind P-Zacken und Kammerkomplexe ganz normal. Auch bei der supraventrikulären paroxysmalen Tachykardie ist der QRS-Komplex meist nicht verändert, die P-Zacken können negativ werden. Bei der ventrikulären Form finden sich typisch deformierte und verbreiterte Ventrikelkomplexe (QRS).

   Wichtig ist die Unterscheidung des Vorhofflimmerns, das vorwiegend bei Hyperthyreose und Mitralklappenfehlern auftritt.

   Beim WPW-Syndrom ist das EKG typisch mit: abnorm verkürztem PQ (Delta-Welle) bei nicht verkürztem PS → QRS-Verbreiterung bis 0,12, große oft zweigipflige R-Zacke (Schenkelblockartige Deformierung), ST-Senkung mit negativer T-Welle.

2. T_3-Test, T_4-Bestimmung usw. bei Verdacht auf Hyperthyreose

3. Adrenalin-Bestimmung i.U. bei Verdacht auf Phäochromozytom

4. Druck auf Carotis-Sinus: Die Frequenz wird bei der ventrikulären paroxysmalen Form durch den Druck nicht beeinflußt, bei der Sinustachykardie erfolgt ein leichter Abfall als Zeichen, daß der normale Regulations-Mechanismus noch erhalten ist, die supraventrikuläre paroxysmale Form läßt sich durch Carotis-Sinus-Massage vorübergehend oder dauernd verlangsamen und sogar normalisieren.

5. Ergometerbelastung bei Verdacht auf hyperkinetisches Herzsyndrom. Bei einem Puls von 170 werden β-Blocker gegeben. Danach läßt sich die körperliche Leistung noch wesentlich steigern.

Tachykardieform		Hinweis auf
<u>Sinustachykardie</u>	physiologisch:	• körperliche Belastung
	nervös-reflektorisch:	• Angst, Stress • Vegetative Dystonie • Hyperkinetisches Herzsyndrom • Orthostase • Anämie
	infektiös-toxisch:	• Fieber (+1°C → 10/min) • Hyperthyreose • Phäochromozytom • Nikotin, Coffein
	kardial:	• Herzinsuffizienz • Myokarditis, Perikarditis • Corpulmonale • Aorteninsuffizienz
	Kreislauf:	• Schock, Kollaps
	medikamentös:	• Adrenalin • Isoprenalin (Aludrin) • Orciprenalin (Alupent) • Atropin • Schilddrüsenhormone
<u>Supraventrikuläre</u>	nervös-vegetativ:	• psychische Belastung • vegetative Labilität
	kardial:	• Herzinfarkt • Myokarditis • WPW-Syndrom • Vitium
	toxisch:	• Hyperthyreose • Phäochromozytom • Infektionsherd • Nikotin, Coffein
	abdominell:	• Hiatushernie • Roemheld-Syndrom (Zwerchfellhochstand links → Herzverdrängung)
	Medikamente:	• Diuretika → Hypokaliämie • Digitalisintoxikation • Sympathikomimetika

Tachykardieform		Hinweis auf
Vorhofflattern Vorhofflimmern	kardial:	• Rheumatische Endokarditis mit Vitien • Herzinsuffizienz • Herzinfarkt • Myokarderkrankungen
	vaskulär:	• Hypertone Krise
	toxisch:	• Hyperthyreose • Infektionsherd
Kammertachykardien Kammerflattern Kammerflimmern	kardial:	• Herzinfarkt • Cor pulmonale, Lungenembolie • Coronare Herzkrankheit • totaler AV-Block
	metabolisch:	• Hypothaliämie • Hypercalcämie • Acidose
	pulmonal:	• Hypoxie • Acidose
	Medikamente:	• Digitalisintoxikation • Diuretika → Hypokaliämie • Sympathikomimetika • Antiarrhythmika

T A C H Y P N O E

(Vgl. Kapitel 1.2.6 Dyspnoe)

Def.: Beschleunigte Atmung, physiologisch nach Anstrengung (Hyperpnoe genannt, wenn die Steigerung adäquat zum Gaswechsel ist), unphysiologisch bei Angst und Aufregung (Hyperventilation, die zur Senkung des pCO_2 im arteriellen Blut führt) oder bei Erkrankungen (Fieber, ZNS-Atemzentrum, einige Herz- und Lungenerkrankungen, obwohl hier meist von Dyspnoe zu sprechen ist).

Bei der Dyspnoe (zur Unterscheidung, da sie auch meist durch erhöhte Atemfrequenz gekennzeichnet ist) wird Atemnot empfunden, bei der Tachykardie nicht.

<u>Formen</u>:

Hyperventilation (s.S. 93)

Hierbei wird die Ventilation über das zur Aufrechterhaltung eines normalen Gaswechsels erforderliche Maß hinaus gesteigert. Zu unterscheiden hiervon ist die gesteigerte Totraumventilation, das Hecheln. Die alveoläre Hyperventilation führt zu einer Senkung des arteriellen pCO_2.

Ursachen dafür können sein:

<u>Gewebehypoxie</u> durch arterielle Hypoxämie (atmosphärischer O_2-Mangel, pulmonale oder kardiale Ursachen oder Anämie).

<u>Stimulierung des Atemzentrums</u> durch lokale Prozesse oder auch über das Blut.

Psychisch bedingte Hyperventilation

<u>Metabolische Azidose</u> führt zu kompensatorischer Hyperventilation.

Kußmaul-Atmung

Starke tiefe Atmung durch Reizung des Atemzentrums bei Azidose (z.B. Coma Diabeticum, Azotämie).

Cheyne-Stokes-Atmung

Periodisch an- und abschwellende Atmung mit apnoischer Pause durch Strömungsverzögerung des Blutes zum Atemzentrum (z.B. Herzinsuffizienz, Schock, lokale Gefäßprozesse, Pickwick-Syndrom).

Periodische Atmung

mit Atempausen und initial tiefen Atemzügen (Seufzeratmung).

Biotsche Atmung

Tiefe Atmung mit Pausen bei organischen Hirnprozessen oder Traumen mit Schädigung des Atemzentrums.

(grafische Darst. s.S. 78)

Diagnostische Maßnahmen:

1. Perkussion, Auskultation
2. Blutgase: pO_2, pCO_2, pH und daraus rechnerisch BE (Base Excess) und Bikarbonat.
3. EKG
4. Röntgen: Thorax
5. Lungenfunktionsprüfung
6. Labor: BKS, Blutbild, Blutzucker, Kreatinin, Urinstatus

1.2.22 TROMMELSCHLEGELFINGER

Def.: Auftreibung der Endphalangen
Sie gehen meist mit Uhrglasnägeln einher.

Ursachen:

I. Familiär idiopathisch: recht häufig aber ohne pathologische Bedeutung.

II. Bei andauernder Hypoxämie:

Chronische Lungenveränderungen, besonders bei Bronchiektasen, diffusen interstitiellen Lungenfibrosen, seltener bei Emphysem, Empyem der Pleura und Lungenabszeß. Ferner pulmonal bedingte Zyanosen durch Ventilation-, Diffusionsstörung oder arterio-venösen Kurzschluß. Ein wichtiges Symptom sind Trommelschlegelfinger und Uhrglasnägel beim Bronchus-Ca.

Herz-Kreislauferkrankungen: angeborene Vitien vor allem mit Rechts-Links-Shunt (also zyanotische Vitien), Transposition der großen Gefäße, Ductus Botalli apertus, subakute bakterielle Endokarditis.

Lebererkrankungen, vor allem biliäre Zirrhosen und die Sprue können Trommelschlegelfinger und Uhrglasnägel verursachen. Trifft keine dieser üblichen Ursachen zu, muß auch an Hyperostosis generalisata mit Pachydermie (dicke Haut), das Uehlinger-Syndrom gedacht werden.

Di.: Röntgen, Blutgase, Bronchoskopie, Herzkatheter.

1.2.23 ZYANOSE

Def.: Bläuliche Verfärbung der Haut, besonders der Lippen durch Dunkelfärbung des Blutes. Erniedrigte O_2-Konzentration im Blut. Zunahme des reduzierten Hämoglobins.

Ae.: Alveoläre Hypoventilation, Diffusionsstörungen, Verteilungsstörungen oder abnorme Hämoglobine (Methämoglobin oder bei Nitrit- oder Phenacetinschaden).

Die echte Zyanose wird durch eine Zunahme des reduzierten Hb verursacht.

Normalwerte:

Atemgase:

pO_2	20,9% inspiratorisch →	Sauerstoffsättigung von ca. 95% arteriell
	15,9% exspiratorisch →	Sauerstoffsättigung von ca. 75% venös
pCO_2	0% inspiratorisch	
	5% exspiratorisch	

Blutgase:

pO_2 = 95 mm Hg arteriell
pCO_2 = 45 mm Hg arteriell

Hb 15 g/100 ml Blut
Reduziertes Hb im venösen Blut 4 g/100 ml

Eine Zyanose wird erkennbar, wenn der Anteil an reduziertem Hb im Kapillarblut (Kapillarmitte) auf 5 g/100 ml angestiegen ist.

Das heißt, wenn von dem normalen Hb von 15 g/100 ml 1/3 in reduzierter Form zirkuliert, tritt Zyanose auf. Die 5 g/100 ml sind ein Absolutwert. Ist bei einer schweren Anämie das Hb nur noch < 5 g/100 ml kann gar keine Zyanose mehr erscheinen. Andererseits genügt bei einer Polycythämie mit einem Hb von 20 g/100 ml schon ein reduzierter Anteil von 1/4 des gesamten Hb.

Einteilung:

Nach der Pathogenese unterscheidet man:

- *Zentrale Zyanose*

  Das arterielle Blut ist nicht mit O_2 gesättigt und enthält, schon wenn es aus dem linken Herzen kommt, abnorm viel reduziertes Hb, das bei der Kapillarpassage weiter zunimmt.

  Ursache:
  - Lungenfunktionsstörung
  - Herzfehler mit Rechts-Links-Shunt
  - niedriger Sauerstoffpartialdruck in der Atemluft (z.B. in der Höhe)

- *Periphere Zyanose*

  Die O_2 Sättigung und der Gehalt an reduziertem Hb im arteriellen Blut ist normal, doch wird das Blut in der Peripherie stärker als normal ausgeschöpft, so daß im venösen Teil der Anteil des reduzierten Hb abnorm hoch wird.

  Ursache:
  - Vermindertes Herzzeitvolumen (Herzinsuffizienz, Schock)
  - Venöse Stase
  - Arterielle Minderdurchblutung
  - Störung der Mikrozirkulation (Schock, Verbrauchskoagulopathie, Kälteagglutinine)
  - Akrozyanose bei vegetativer Dystonie

Diagnose:

Bei zentraler Zyanose ist auch die Zunge blau, ferner bleibt ein massiertes Ohrläppchen blau. Beides ist nicht der Fall bei nur peripherer Zyanose.

- *Pulmonal bedingte Zyanose*

  Ae.: 1. Ventilationsstörung
  2. Diffusionsstörung
  3. Vermehrte intrapulmonale venöse Beimischung (nicht ventilierte aber durchblutete Lungenabschnitte, arterio-venöse Kurzschlüsse)

- *Kardial bedingte Zyanose*

  1. Kongenitale Vitien mit Rechts-Links-Shunt

     Fallot: Pulmonalstenose, Vorhofseptumdefekt (ASD), Ventrikelseptumdefekt (VSD), Hypertrophie des rechten Ventrikels (HRV), Dextraposition der Aorta (DPA).

     Eisenmenger: VSD, HRV, DPA, keine Pulmonalstenose

     Transposition der großen Gefäße

     Truncus arteriosus communis

     und seltenere Mißbildungen (Ebstein-Syndrom, Double-outlet des rechten Ventrikels, singuläre Ventrikel, Arteriovenöse Lungenfistel, Einmündung der V. cava superior in den linken Vorhof).

  2. Kongenitale Vitien mit vorwiegendem Links-Rechts-Shunt

     Vorhofseptumdefekt

     Lungenvenentransposition

     Ventrikelseptumdefekt

     Ductus Botalli apertus

  3. Kongenitale Vitien ohne Shunt

     Aortenisthmusstenose

     Mitralklappenstenose

     Aortenklappenstenose

     Pulmonalstenose

     Tricuspidalstenose

- *Hämoglobinzyanosen*

  1. Primäre kongenitale Methämoglobinämie (durch Hämiglobinreduktasemangel)
  2. Sekundäre toxische Methämoglobinämie durch:
     - Medikamente (Phenacetin, Sulfonamide, Nitrit)
     - Gifte (Anilinderivate, Arsenwasserstoff, Nitrobenzol, Chlorate, Sulfite, Toluoidin)
     - Sulfhämoglobinämie, Verdoglobinämie

Diagnose:

Nachweis von Methämoglobin, Sulfhämoglobin, Verdoglobin, spektroskopisch

Klinik: Bei über 40% Methämoglobin:
Schwindel, Kopfschmerz, Erbrechen, Tachykardie, Tachypnoe.
Bei über 70% Lebensgefahr!

Allgemeine und spezielle diagnostische Maßnahmen

Eine pulmonale Zyanose diagnostiziert man meist schon durch das Einatmenlassen von reinem Sauerstoff. Die Zyanose verschwindet dann nach wenigen Minuten.
Einen Rechts-Links-Shunt diagnostiziert man durch Injektionstests: Äther-Injektionstest : Äther i.v. injiziert verursacht bei Rechts-Links-Shunt einen sofortigen Gesichtsschmerz, weil der Äther über das linke Herz sofort in die Gesichtskapillaren gelangt. Normalerweise erscheint er nach 4 - 8 sec in der Ausatemluft (riechen).

Decholin-Injektionstest: Nach i.v.-Injektion von Decholin erscheint 10 - 16 Sekunden nach Injektion ein bitterer Geschmack auf der Zunge. Starke Verkürzung der Arm-Zungezeit (großer Kreislauf) oder eine starke Annäherung an die Arm-Lungezeit (kleiner Kreislauf) beim Äthertest sprechen für Rechts-Links-Shunt.

Farbstoffverdünnungstest: Injizierter Farbstoff wird am Ohrläppchen optisch gemessen. Beim Rechts-Links-Shunt ist die Arm-Ohrzeit kurz, weil der kleine Kreislauf ausgelassen wird. Beim Links-Rechts-Shunt ist das Erscheinen des Farbstoffes am Ohr abgeschwächt, weil der Farbstoff mehrfach den kleinen Kreislauf durchläuft und nur in mehreren kleinen Dosen dem großen Kreislauf beigemischt wird.

Die Diagnose bei Shuntverdacht wird durch Herzkatheter gestellt. Labormäßig steht die Blutgasanalyse im Vordergrund, sowie eine Polyglobulie mit 6 - 8 Mio/mm^3 Erythrozyten. Klinisch imponieren Trommelschlegelfinger und -zehen und Uhrglasnägel.

Lungenfunktionsprüfung:

EKG

Thorax

Labor: BKS, Blutbild mit Hkt, Blutzucker, Kreatinin, Harnstatus

ABDOMEN, ABWEHRSPANNUNG

Def.: Reflektorische Bauchdeckenspannung,
durch reflektorische Anspannung der Bauchmuskulatur,
lokalisiert oder diffus

Ursachen:

- Bauchprellung mit nur äußerer Verletzung, evtl. Hämatom
  mit innerer Verletzung der Abdominalorgane
- Peritonitis → führt meist schnell zum bretthарten Abdomen
- Appendicitis: Falls bei der Palpation der typischen Zeichen: Druckschmerz am Mc Burneyschen Punkt, Loslaß-phänomenen, eine Abwehrspannung auftritt, deutet das auf eine lokalisierte Bauchfellbeteiligung hin.

Diagnostische Maßnahmen:
Wenn bei einer Bauchprellung durch Stoß oder Unfall Verdacht auf eine Mitverletzung innerer Organe besteht, ist eine diagnostische Bauchspülung angezeigt. Bei andauerndem Schock und diffusem Bauchdeckenschmerz ist eine diagnostische Laparotomie indiziert, auch dann, wenn die Bauchspülung keine klare Diagnose ermöglichte.

Die Abwehrspannung ist ein Leitsymptom der Peritonitis. Besonders bei bakterieller Komplikation ist sie stark ausgeprägt. Sie wird am besten mit bretthart charakterisiert. Meist ist sie nur am Beginn lokalisiert und dehnt sich innerhalb von Stunden auf das ganze Abdomen aus (→ bretthartes Abdomen). Fast immer kommt es im weiteren Verlauf einer akuten diffusen Peritonitis zum toxischen paralytischen Ileus.
Symptome sind: verschwindende Darmgeräusche, Meteorismus, Atem-behinderung durch hochgedrängte Zwerchfelle.

Di.: Abdomen - Leeraufnahme
Th.: Schnelle operative Ausschaltung der Infektionsquelle

Lokalisiert bleibt die Peritonitis meist bei Appendizitis, Perityphlitis (Entzündung des Bauchfellüberzugs des Blinddarms und Wurmfortsatzes, Blinddarm = intestinum caecum (gr. Typhlon) = über den Ansatz des Dünndarms hinausragende Ende des Dickdarms,

der als Anhang den Wurmfortsatz trägt), Abszeß im Douglas'schen Raum, subphrenischen Abszeß. Es kommt hier zu Verklebungen des Peritoneums, die eine Abkapselung bewirken. Die zentrale Eiterbildung in der Höhle ist nach Nachlassen der Abwehrspannung als Resistenz tastbar.
Spezielle diagnostische Maßnahmen entfallen meist, da die Indikation zur Operation großzügig schon nach dem klinischen Befund gestellt wird. Beim Douglasabszeß kann eine diagnostische und therapeutische Douglaspunktion vorgenommen werden.

Allgemeine Befunde bei den entzündlichen Erkrankungen:
• Fieber • Leukozytose • Schmerzen im Bereich der Entzündung
bei Appendizitis auch : • Übelkeit und Erbrechen.

1.3.2 AKUTES ABDOMEN

Def.: Akutes schmerzhaftes Abdominalsyndrom
(Sammelbezeichnung für sehr unterschiedliche abdominale Erkrankungen)

Ursachen: (Reihenfolge der Häufigkeit nach Hafter)

- Akute, floride Appendizitis
- Akuter Ileus: totale Blockierung der Darmpassage durch: Hernie, Tumor, Briden, Invagination (bei Kindern unter 2 Jahren am häufigsten), Volvulus, Inkarzeration (Strangulation in Bruchpforte), entzündliche Prozesse, Fremdkörper (Askariden, Gallensteine, Kotstein), auch kongenitale Mißbildungen.
- Perforation von: gastroduodenalem Ulkus, Colonulcus, Divertikel, phlegmonöser Gastritis, akut entzündeter Gallenblase, Carzinom, Colitis ulcerosa.
- Tubenruptur bei Extrauteriner Gravidität
  Di.: Palpation und
  Sy.: plötzlicher Schmerz, Erbrechen, Schock, Anämie, Abdomen meist weich.

- Torsion von: Ovarialzyste, -tumor, Hoden, Omentum,
  Appendix epiploica
- Mesenterialinfarkt durch Thrombose, Embolie,
  Folge: paralytischer Ileus
- Aneurysma dissecans (Aorta, A. iliaca)
  (Aneurysmaruptur, selten)
  (Hämangiomblutung, selten)
  Di.: Palpation, Auskultation, Tomographie, Aortographie
  Sy.: heftigster reißend-brennender Schmerz vom Thorax zum Abdomen bis Oberschenkel ziehend, Anurie, paralytischer Ileus
- Akutes Bauchtrauma (Leberruptur, Milzruptur, Mesenterialabriß, retroperitoneales Hämatom)
- Ösophagusruptur (traumatisch oder spontan) läuft ebenfalls unter dem Bild eines akuten Abdomens ab.
- Hyperparathyreotische Krise kann ein akutes Abdomen vortäuschen (subileusartige Schmerzen, Erbrechen)

Ein Überblick zur Differentialdiagnose der verschieden Ursachen gibt die folgende Tabelle:

	ERKRANKUNG	LEITSYMPTOM	DIAGNOSE	THERAPIE
AKUTES ABDOMEN	<u>Akutes Abdomen</u>	Schmerz, Schock, Erbrechen, Abwehrspannung, Wind- und Stuhlverhaltung. P. liegt still.	Anamnese, Auskultation Labor: Suche n. Grunderkrankung. Rö.: Spiegel, Gassichel	s. Grunderkrankungen
	Appendizitis, akute	1. Magenverstimmung 2. diffuser viszeraler Schmerz mi. Epig. 3. Übelkeit, Erbrechen 4. Somatischer Schmerz re. Unterbauch	Symptome u. Druckempfindlichkeit an typischen Punkten: Mc Burney, Loslaßschmerz, Rovsingsches Zeichen Abwehrspannung	Op. frühzeitig
	Ileus (mechanisch)	Schmerz (wehenartig) Erbrechen	Rö.: Leer u. KE (Evtl. Laparoskopie)	Op. sofort (Evtl. vorher Dünndarmaspiration)
	Invagination	Schmerz (heftig) Schock	Palpabler Tumor Laparoskopie	Beim Säugling Versuch der Exvagination durch KE in Op-Bereitschaft. Beim Erwachsenen meist Op. (Tumor)
	Volvulus	Schmerz (intensiv, lokalisiert) Schock, Erbrechen, Abwehrspannung	Röntgen	Op. frühzeitig (Resektion d. abnorm bewegl. Schlinge)
	Ileus (paralytisch)	Abdomen gebläht (weich, falls keine Peritonitis), Wind- u. Stuhlverhaltung, Überlauferbrechen, kein Krampfschmerz	Auskultation: Totenstille Röntgen: Abdomen-Leer → Spiegel	Bei Peritonitis u. Mesenterialinfarkt Op. sonst konservativ
	Mesenterialinfarkt (akuter)	Schmerz (plötzlich, intensiv, krampfartig oder brennend, anhaltend)	Arteriographie	Op. Resektion des infarzierten Darmes.

	ERKRANKUNG	LEITSYMPTOM	DIAGNOSE	THERAPIE
AKUTES ABDOMEN	Aneurysma dissecans	Schmerz (unerträglich reißend vom Thorax in Hals und Rücken, später in Abdomen, Hüfte, Oberschenkel ausstrahlend.	Auskultation, Palpation Röntgen, CT, Aortographie	Op. (jedoch hohe Mortalität) kons.: RR↓, Sedierung (Mortalität geringer)
	Extrauteringravidität	Schmerz (Kolik im Unterbauch)	Tube kann bimanuell getastet werden	Op.
	Peritonitis, akute	Schmerz (kontinuierlich, durch Bewegung verstärkt). Schock (reflektorisch, hypovolämisch, endotoxisch). Bretthartes Abdomen.	Röntgen (Evtl. Aszitespunktion zur Keimbestimmung)	Laparotomie (Bes. d. Perforat.), Antibiotische Infusion, Beseitigung d. Hypovolämie.
	Porphyrie, akute	Schmerz, Erbrechen, Stuhl-Windverhaltung. Keine Abwehrspg. Neurol. u. psych. Begleitsympt.	Coca-Cola-Urin Porphyrin-Nachweis im Urin	Bettruhe, Aspirin
	Lupus erythematodes	Bild des hohen Ileus. Erbrechen, Koliken, Diarrhöen (blutige). LK-Schwellung	Rötung des Gesichts (Schmetterling) Hirnsymptome (Desorientierung) Akrozyanose, Haarausfall, Proteinurie, Hämaturie, Coombstest	Prednison (evtl. Aspirin, Zystostatika)

Liegen diese eben genannten Ursachen zugrunde, ist operative Behandlung dringend angezeigt.

Unter dem Bild eines akuten Abdomens können noch weitere Erkrankungen imponieren, die jedoch keine sofortige operative Behandlung erfordern:

a) aus dem Abdominalbereich
Akute Pankreatitis, Gallenkolik, Cholecystitis, akute Gastritis, akute Enterokolitis, Colon irritabile, akute Hepatitis, akute alkoholtoxische Fettleber, Urolithiasis, Harnwegsentzündung, akute Lymphadenitis.

b) aus dem extraabdominalen Bereich
Herzinfarkt, akute Perikarditis, Periarteriitis, Pneumonie, Lungeninfarkt, Pleuritis diaphragmatica, Spontanpneumothorax, basale Pneumonie.

c) bei Stoffwechselstörungen
Diabetische Azidose, Hyperthyreose, hyperparathyreotische Krise, Hypoparathyreoidismus (→ viszerale Tetanie), Addisonkrise, Phäochromozytom.

d) bei Blutbildveränderung, Blutung, Intoxikation, Infektion
Akute Hämolyse, Blutung bei hämorrhagischer Diathese oder unter Antikoagulantientherapie, Porphyrie, akute Bleivergiftung, Herpes zoster, Leptospirosen

e) aus dem neurologischen Bereich
Intrakranielle Drucksteigerung mit viszeraler Krise (Meningitis- und Epilepsie - Frühstadium), Tabes dorsalis, Migräne, akutes Glaukom

Leitsymptome des akuten Abdomens:

Leitsymptom	Hinweis auf
Schmerz	
Patient bewegt sich nicht	Perforation, Peritonitis
Patient wechselt ständig seine Lage	Nieren-, Gallen-, Darmkolik
wehenförmig (intermittierende Krämpfe)	mech. Dünndarmileus, Enterokolitis
Schock (Puls ↑, RR ↓, Blässe, kalte Haut, Oligurie)	
mit Hypovolämie	Verlust von Blut oder Flüssigkeit
mit Somnolenz, warmer Haut, Hyperventilation	Eingetretene Sepsis bei Perforation, Nekrose
ohne Blutverlust und ohne Sepsis tritt nach einem Initialschock oft Besserung ein	
Erbrechen	
intensives Erbrechen	mechanischer Dünndarmileus (je höher der Verschluß umso früher und intensiver, bei Dickdarmileus kaum) Pankreatitis, stielgedrehte Ovarialzyste
meist kein Erbrechen bei	Ulkusperforation, Tubenruptur
Abwehrspannung	Peritonitis (Perforation, Durchwanderung)
Stuhl- und Windverhaltung	Peritonitis Ileus im distalen Kolon
Meteorismus	Ileus im tiefen Kolon DD.: freies Gas im Abdomen bei Perforation oder Peritonitis

Altershinweis

Akutes Abdomen bei	Zuerst denken an
Kleinkind	Invagination basale Pneumonie primäre Pneumokokkenperitonitis
Jugendlicher - Erwachsener	Appendizitis Meckelsche Divertikulitis Lymphadenitis (mesenteriale) Bridenileus (Adhäsionsileus) hämolytische Krise Porphyrie
Älteren	Ileus durch Carzinom, Hernie, Divertikulitis, Pankreatitis

Diagnostische Maßnahmen

Anamnese, Palpation, Auskultation

Röntgen:

1. Abdomen-Leeraufnahme a-p im Stehen (→ Spiegel)
2. Thorax a-p (→ Magenperforation: Luftsichel zw. Leber u. Zwerchfell)
3. a-p Aufnahme in linker Seitenlage (→ Gasblase)
4. Abdomen-Leeraufnahme a-p in Rückenlage mit vorsichtigem KE (→ Lokalisation der Stenose)
5. Durchleuchtung des Abdomens (DD.: mech. o. paral. Ileus)

EKG: Infarktausschluß

Labor:

1. Harnstatus: Zucker, Azeton, Bilirubin, α-Amylase (→ Pankreatitis) Calcium (→ hyperparathyreotische Krise), Indikan (→ Ileus), Nachdunkeln des Urins im Licht → Porphyrie
2. Harnsediment: Erythrozyten, Leukozyten, Bakterien
3. Serum: α-Amylase (→ Pankreatitis), Bilirubin (→ Hepatitis, Gallengangsentzündung oder -verschluß, hämolytische Krise (Bilirubinämie ohne Bilirubinurie), Glukose (→ Diabetes, Pankreatitis), Alkalische Phosphatase (→ Gallenwegsentzündung, -verschluß), Harnstoff, Kreatinin, Na, K, Ca.

1.3.3 A S Z I T E S

Def.: Flüssigkeitsansammlung in der Bauchhöhle

Ae.: 1. Hydrostatischer Druck erhöht
2. Kolloidosmotischer Druck erniedrigt (Albumin ↓)
3. Lymphproduktion erhöht (bei Leberzirrhose bis 10 l/die, normal = 2 l)
4. Störungen im Elektrolyt- und Wasserhaushalt (Aldosteron ↑ → Na-Rückresorption ↑ und damit Wasser)

Im einzelnen sind die Ursachen:

1. Peritonitis: bakteriell eitrig
   Tbc (schnell viel Aszites, wenig schmerzhaft, BKS hoch Leukos normal)
   biliär (Gallenflüssigkeit ins Peritoneum)
2. Venöse Stauung: Pfortaderhochdruck (durch Zirrhose, Thrombose, Mißbildungen, Budd-Chiari)
   Stauungsinsuffizienz (Rechtsinsuffizienz, Pericarditis constrictiva)
3. Lymphabflußbehinderung
4. Carcinose des Peritoneums
5. Hämoperitoneum (z.B. durch Trauma, Malignom)
6. Pankreatogen (bei Pankreatitis → α-Amylase im Aszites ↑)
7. Nephrogen (bei nephrotischem Syndrom auch Körperhöhlenergüsse)
8. Meigs-Syndrom (Trias: benigner Ovarialtumor, Hydrothorax, Aszites)

Diagnose:

1. Körperliche Untersuchung und Anamnese

- Starker Meteorismus (Erst der Wind und dann der Regen)
- Dämpfung in den abhängigen Partien (sobald mindestens 2 Liter Flüssigkeit im Bauchraum)
- Undulationsphänomen
- Zuengwerden der Kleidung
- Atembeschwerden
- Ödeme und zusätzlicher Pleuraerguß
- Tägliche Gewichtskontrolle, Bauchumfang messen.

2. *Aszitespunktion* (Probepunktion)

Sichert die Diagnose!

- Rivaltaprobe: + = zellreich = Exsudat (spez. Gew. > 1016, Eiweiß > 2,5)
  - = zellarm = Transsudat (spez. Gew. < 1015, Eiweiß < 2,5)
- Zytologie
- Spez. Gewicht
  < 1015 = Transsudat → Hinweis auf Stauung:
  kardial (Rechtsherzdekompensation, adhäsive Perikarditis) oder
  Leberzirrhose, -fibrose,
  Pfortaderthrombose, Budd-Chiari-Syndrom,
  Nephrose auch auf Carcinose
  > 1016 = Exsudat → Hinweis auf Malignom, Carcinose (EW < 5%),
  Infektion, Tbc (EW > 5%), Kollagenkrankheit,
  pankreatogenen Aszites (Amylase ↑),
  Budd-Chiari (Leber ↑, eiweißreicher Aszites,
  starke Venenerweiterung)
- Eiweißgehalt
  < 2,5 g % = Transsudat
  > 2,5 g % = Exsudat
  Ist das Eiweiß über 3,2 g % und das spez. Gewicht > 1018 ist ein kardialer oder zirrhotider Aszites so gut wie ausgeschlossen.
  Eiweißreiches Exsudat: → akute Peritonitis, Tbc, Carcinose
- Amylase
  Hoher Amylasegehalt des Aszites weist auf pankreatogene Ursache hin.
- Prothrombinkonzentration < 13% → Zirrhose
  > 35% → Carcinom

3. *Serumanalyse*

- Kalium, Natrium
- Harnstoff, Kreatinin, kleines Blutbild, Hämatokrit, Eiweiß
- Aldosteron

4. *Laparoskopie* (nur bei unklarer Ursache)

Transsudate sind serös.

Exsudate können serös, fibrinös, hämorrhagisch oder chylös sein.

Chylös bedeutet, daß der Abfluß des Chylus (Inhalt der Magen- und Darmlymphgefäße = milchig trübe durch hohen Fettgehalt) durch den Ductus thoracicus behindert ist. Nach Punktion füllt sich der Aszites rasch nach. Spez. Gew. > 1012.

Hinweis auf: vergrößerte Lymphknoten, Ca. Aber auch Leukämien und Nephrosen verursachen (ungeklärterweise) chylösen Aszites.

Pseudochylös ist ein Aszites bei dem die Trübung (hier mehr weißlich-milchig, nicht gelblich) durch Eiweißveränderungen verursacht wird. Fettgehalt ist hier gering. Spez. Gew. < 1012. Ursache ist meist eine geplatzte Ovarialcyste.

Nach Punktion füllt sich der Aszites nur langsam nach.

Hämorrhagischer Aszites: Hinweis auf Malignom, Tbc

Differentialdiagnose einzelner charakteristischer Krankheiten mit Aszites:

Peritonitis tuberculosa:

Exsudat: Eiweißreich (Rivalta +), spez. Gew. > 1016, serös, gelblich.

BSG ↑↑, Leukos normal.

Rasche Ausbildung des Aszites.

Druck- und Entlastungsschmerz nur wenig ausgeprägt.

Carcinose des Peritoneum:

Exsudat: Eiweißreich, meist hämorrhagisch.

Chronischer, sich langsam entwickelnder Aszites (DD Zirrhose, Stauung).

Budd-Chiari-Syndrom: (Verschluß der V. hepatica)

1. Lebervergrößerung (stark druckdolent, akute Stauungsleber)
2. Eiweißreicher Aszites
3. Starke Venenerweiterung (seitlicher Thorax und Abdomen)

Besonders ausgeprägter und therapieresistenter Aszites

Therapie:

Natriumarme Kost (< 0,5 g/die)

Aldosteronantagonisten (Spironolacton)

Saluretika (vorsichtige Diurese, Eiweißkontrolle)

Albumininfusionen

Aszitespunktionen nur bei starker Atembehinderung

Cave: Kreislaufkollaps, Eiweiß-, Kaliumabfall, Ösophagusvarizenblutung, hepatisches Koma, bakterielle Infektion.

1 Liter Aszites enthält ca. 140 mval Na (= 3,2 g Na oder 8,2 g NaCl) und ca. 10 g EW.

Häufigkeit	Genese	Pathogenese
50 %	Malignome	Metastasierung, Stenosierung
30 %	Zirrhosen	Eiweißmangel d. verminderte Synthese in der Leber verminderte Lymphproduktion in der Leber
10 %	kardial	Stauung
10 %	entzündlich Tbc andere	

Aszitespunktion s.S. 359

1.3.4 BLUT IM STUHL

Man unterscheidet zwischen: okkultem Blut und sichtbarem Blut

<u>Okkultes Blut</u> im Stuhl deutet auf 2 Ursachen hin:

Ulkus: kurze, intermittierende Blutungen

Carcinom: In der Regel konstante Blutabsonderung

<u>Sichtbares Blut</u>:

Blutungen aus dem Verdauungstrakt

1. Blutauflagerung auf dem Stuhl: Es blutet aus der Ampulle
2. Roter Blutstuhl: Es blutet aus dem Colon oder distalen Dünndarm.
3. Teerstuhl: Es blutet aus Ösophagus, Magen, Duodenum
4. Hämatemesis: Es blutet oberhalb des Jejunums.

Häufigkeit der oberen Blutungsursachen

(Ösophagus - Magen - Dünndarm)

Ulcus duodeni	27 %	(nach Palmer)
Ösophagusvarizen	20 %	
Erosive Gastritis	13 %	
Ulcus ventriculi	12 %	
Erosive Ösophagitis	7 %	
Mallory-Weiß-Syndrom	5 %	(Schleimhautrisse im Cardiabereich bei krampfartigem Erbrechen)
Ulcus jejuni pepticum	4 %	
Anastomosenulcus	3 %	
Magen-Carcinom	2 %	
Andere Ursachen	7 %	

Andere Ursachen

(Hiatushernie, Polyposis, Peutz-Jeghers-Syndrom, Divertikel, Hämobilie, Typhus, Enteritis, Mesenterialarterien - oder -venenthrombose, Invagination, Strangulation, Meckelsches Divertikel, periarteriitis nodosa)

Für den unteren Verdauungstrakt (Colon - Rektum)
Sind folgende Ursachen zu bedenken:
Carcinom, Polypen, Divertikel, Peutz-Jeghers-Syndrom, Colitis ulcerosa, M. Crohn, Infektionen, Invagination, Hämorrhoiden, Fisteln, Fissuren, Endometriosen.

Blutungsursachen aus dem unteren Verdauungstrakt:

Hellrotes Blut im Stuhl lenkt den Verdacht auf:
Tumoren, Divertikulose, entzündliche Darmerkrankungen (Colitis ulcerosa, M. Crohn), Gefäßanomalien, Mesenterialvenenthrombose, hämorrhagische Diathese.

Teerstühle können auch bei verlangsamter Darmpassage bei Blutungen im proximalen Colon auftreten. Bei massiven Blutungen im oberen Magen-Darm-Trakt und beschleunigter Passage können auch hellrote Blutstühle vorkommen.

Diagnose:

1. Endoskopie (Ösophago-Gastro-Duodeno-, Colonoskopie)
2. Röntgen (MDP mit Ösophagus, KE). Erfolgreich bei Hiatushernie, Polypen, Divertikeln, Ulcus, Ca.

3. RR und Puls. Schockindex = Puls/RR (Normal 0,5. Bei Wert von 1 ca. 30% Volumendefizit)
4. Anamnese (Medikamente: Aspirin, Phenylbutazon, Indometacin, Indozid, Kortikosteroide, Histamin Pentagastrin. Alkoholabusus)
5. Gerinnungsstatus: Quick, Blutungszeit, Gerinnungszeit, Plasmathrombinzeit
6. Hb, Erythrozyten, Hämatokrit
7. Blutgruppe

Bei schwerem Blutverlust (10-15% ≙ ca. 0,5 - 0,75 Liter) stellt sich Tachykardie, Hypotonie, Schweißausbruch und Durst ein.
Der ZVD (Zentraler Venendruck) wird erniedrigt.
Bei einem Verlust von 30% ist mit einem hypovolämischen Schock zu rechnen, der sich durch Verringerung der Harnausscheidung (< 30 ml/Std) sowie weiter ansteigende Tachykardie und Hypotonie ankündigt. (Da auch Hypervolämie diese Symptome macht, entscheidet bei Zweifel der ZVD, auch schon gestaute oder leere Venen).

1.3.5 DIARRHOE

Def.: Beschleunigte Darmpassage mit ungeformtem Stuhl

1. <u>Richtige Diarrhoe</u>: Zu häufig + zu flüssig + zuviel (> 300 g/die)
2. <u>Falsche Diarrhoe</u>: Zu häufig, zu flüssig, aber wenig voluminös (bei stenosierenden Prozessen im distalen Colon mit Koprostase (Kopros = Kot) und sekundärer Verflüssigung).
3. Zu häufig, aber normal geformt, (z.B. Colon irritabile, Proktitis, krankhafter Prozeß im Rektum oder Sigmoid, oder physiologische Variation)

<u>Einteilung</u>:
Pathophysiologisch spielen verschiedene zum Teil nicht ganz erforschte Mechanismen mit, so daß eine Einteilung nach pathogenetischen Prinzipien schwierig ist.

Man teilt daher klinisch ein (nach Hegglin, ergänzt):

1. Akute Diarrhoe (Tage bis ca. 4 Wochen)

- *Infektion* (meist Enteritiserreger, Salmonellen, Shigellen, E. coli, Typhus, Paratyphus, Cholera u.a.)
- *Nahrungsmittelvergiftung* (meist Staphylokokken, Clostridium perfringens)
- *Parasitosen* (Amöben, Lamblien, Schistosomiasis, Würmer)
- *Malabsorption, Maldigestion*
- *Darmgrippe* (viral?, keine nachweisbaren Erreger)
- *Toxisch* (endogen: Urämie, exogen: Pilze, Arsen, Quecksilber)
- *Medikamentös* (Laxantien, Eisen, Biguanide, Zystostatika, Antibiotika, Digitalis, Chinidin, Colchizin u.a.)
- *Allergisch* (z.B. Nahrungsmittel)

2. Chronische Diarrhoe (länger als 4 Wochen)

Sie sind nie infektiös-bakteriell (evtl. Tbc)

- *Funktionell-nervös* (Colon irritabile, oft jahrelang intermittierend, vor allem morgens und postprandial, nie nachts, keine Gewichtsabnahme)
- *Neoplastisch* (Colon-Ca → Diarrhoen und Obstipation im Wechsel)
- *Entzündlich* (Colitis ulcerosa, M. Crohn, Divertikulitis)
- *Spruesyndrom* (→ Maldigestion oder Malabsorption)
- *Endokrin-humoral* (Hyperthyreose, Diabetes, Carcinoid, Pankreasinsuffizienz, Pankreasinselzelladenom)
- *Andere Ursachen:* Gallengangerkrankungen, Neurologische Erkrankungen (Tabes dorsalis), Globulindefekte, Laxantienabusus, Parasitosen, Laktoseintoleranz).

Diagnose:

1. Anamnese: Nahrungsmittel, Gifte, Krankheitsgefühl, Symptome, Tropenaufenthalt.
2. Bakterienkultur (aus Stuhl oder Blut)
3. Nach dem Bild des Stuhles (z.B. blutige oder eitrige Stühle bei Ruhr, massig-fettig bei organischen Ursachen, breiig-flüssig-schleimig bei funktionell-nervösen Diarrhoen).
4. Rektoskopie, Endoskopie.

5. Verlauf: Zeitlicher Ablauf bis zum Ausbruch und während der Diarrhoe, Rhythmus.
6. Röntgen
7. Labor: kleines Blutbild, Hkt, BZ, Kreatinin, K, Na, Urinstatus

Einige wichtige Krankheitsbilder sind:

Colitis ulcerosa

Im Frühstadium blutig-schleimige Stühle (wie bei der Ruhr), jedoch fehlt ein bakteriologischer Befund.
Viele Stühle (bis 30/die) werden unter Tenesmen entleert. Ist nur das Rektum befallen, besteht keine Diarrhoe, sondern geformter Stuhl mit Blutauflagerungen (DD: Hämorrhoiden).
Blut: Anämie, BKS ↑, Leukozytose, Linksherzverschiebung
Klinisch: Fieber und deutliche Abmagerung, schubweiser Verlauf mit psychischer (?) Auslösung der Schübe.

Rektosigmoidoskopie ist die wichtigste diagnostische Maßnahme, da die Krankheit immer primär das Rektum befällt (im Gegensatz zum M. Crohn, der im Colon von oben kommt) und eine distal → proximale Ausbreitungstendenz hat.
Das endoskopische Bild zeigt eine gequollene, tiefrote, samtartige Schleimhaut, die bei Berührung blutet. Anfangs sind meist nur einige Erosionen und noch keine Ulzera zu sehen.

Im späteren Verlauf schrumpft der Darm zunehmend, Komplikationen sind Perforationen und massive Blutungen, sowie ein toxisches Megakolon mit aufgetriebenem Abdomen und Subileus.

M. Crohn

Es ist eine Ileokolitis, die zunächst aufgrund ihrer Lage im rechten Colonteil unter Einschluß des Ileums von der Colitis ulcerosa abgegrenzt wird, andererseits auch von der Enteritis regionalis.
Hauptsymptome neben den Durchfällen sind: Abdominalschmerzen, Fieber, Gewichtsabnahme wie bei der Colitis ulcerosa, die Durchfälle sind jedoch meist nicht blutig. Außerdem treten in 30 - 50 % der Fälle Fisteln auf. Systemmanifestationen sind gelegentlich: Polyarthralgien, M. Bechterew, Hautveränderungen (Erythema nodosum) und Augensymptome (Iridozyklitis).

Blut: BKS ↑, Linksverschiebung

Endoskopie des Colons ist wichtig. Rektoskopie ist meist unauffällig.

Röntgen von Colon und Dünndarm ist neben der Endoskopie die wichtigste Untersuchung.

Enteritis regionalis

Sie unterscheidet sich vom M. Crohn des Ileokolons durch ihre vorwiegende Lokalisation im terminalen Ileum mit nur gelegentlichem Übergreifen auf das Colon. Ferner kann der ganze Dünndarm mitbetroffen sein.

Die Anfangssymptome: chronische Diarrhoe, Abdominalschmerzen, Gewichtsverlust, Fieber und entzündliche Blutveränderungen gleichen denen beim M. Crohn des Ileokolons, weshalb man hier auch vom M. Crohn des Dünndarms spricht. Häufiger treten Ileuserscheinungen auf mit Abdominalschmerzen und Verstopfung.

Auch sind innere Fisteln häufig.

DD.: Es sind abzugrenzen Endangiitis obliterans, Panarteriitis nodosa, die ischämische Enteritis, die Appendizitis, Tuberkulose, Aktinomykose, maligne Tumoren und natürlich die Colitis ulcerosa, die das gleiche klinische Bild zeigen können.

Die Diagnose basiert auf dem Röntgenbefund der typischen Veränderungen im Ileumbereich.

Divertikulitis

Kommt vorwiegend im Sigmoid vor. Sie ist meist die Folge einer oft symptomlos verlaufenden Diverkulose. Die Ursache der Divertikulitis sind Mikroperforationen der Divertikel.

Symptome: Wie bei Appendizitis ("linksseitige Appendizitis"): Peritonealreizung, intermittierende Schmerzen im linken Unterbauch, Fieber, Stuhlunregelmäßigkeiten (Durchfälle oder Obstipation). In fortgeschrittenen Fällen: Stenose des Intestinums mit Koliken, Ileus, Abszeß, Perforation ins Abdomen oder Fisteln (z.B. in die Blase).

Diagnose: Durch Röntgen einfach zu stellen (Nachweis von Divertikeln). Im akuten Stadium darf aber nicht geröntgt werden (Perforationsgefahr, Bariumaustritt ins Gewebe).

Die Differentialdiagnose von Divertikulitis und Divertikulose wird nach den Symptomen gestellt.
Wichtig ist auch zu wissen, daß es eine typische Alterskrankheit ist ("Appendizitis der Greise").

Dickdarmpolypen

Müssen immer sorgfältig gegenüber einem Carcinom abgegrenzt werden, dem sie im Aussehen und in den Symptomen sehr ähnlich sind und oft auch noch gemeinsam auftreten.

Maligne Entartung findet man nur beim villösen Adenom und bei der familiären Polyposis coli.
Die Polyposis coli besteht aus unzähligen kleinen Adenomen vom Caecum bis zum Rektum. Symptome sind Durchfall, Blutung, Gewichtsverlust, Anämie. Maligne Entartung ist fast sicher
Therapie ist daher totale Colonresektion.

Carcinome des Darmes

Lo.: Rektum 50%, Sigmoid, Caecum, Flexuren. Carcinome im Dünndarm sind relativ dazu selten.

Symptome: Ileus, Blutungen, Anämien, Perforation
Schmerzen im rechten Oberbauch oder krampfartig um den Nabel lokalisiert (unteres Ileum).

Diagnose:

1. Dünndarm:

Röntgen: Charakteristisch ist eine Stenose mit proximaler Darmerweiterung.
Endoskopie: Vor allem im Duodenum anwendbar zur Biopsie.

2. Dickdarm:

Anamnese: Colon-Ca entwickeln sich häufig gemeinsam mit Polypen oder auf dem Boden einer Polyposis, dagegen nur selten bei Colitis ulcerosa.

Symptome: Stuhlunregelmäßigkeit (Durchfälle und Obstipation) im Alter müssen daran denken lassen. Abgang von Schleim und Blut deutet auf Rektum- und Sigma-Ca hin. Charakteristisch ist hier das Symptom des "falschen Freundes" (Stuhlabgang anstelle von vermeintlichem Windabgang).

Weiter höher wird der Blutabgang weniger auffällig. Im Vordergrund stehen hier Bauchschmerzen. Im Colon ascendens, wo der Stuhl noch flüssig ist, treten kaum Schmerzen auf, weil der Tumor kein Hindernis für den flüssigen Stuhl darstellt. Hier fällt oft zuerst die *Anämie* auf.

Ein wichtiges Frühsymptom sind Temperaturen. Im Spätstadium ist die Diagnose leichter zu stellen durch die Stenosewirkungen, Meteorismus, Koliken, bollernde Darmgeräusche und den palpablen Tumor. Auch treten frühzeitig Metastasen ins Bild (vergrößerte derbe Leber, Aszites).

Digitale Untersuchung des Rektums ist Pflicht bei Verdacht auf Rektum-Ca.

Rektoskopie, Coloskopie und Röntgen sind die wichtigsten diagnostischen Maßnahmen zur Früherkennung.

Carcinoid - Syndrom

Langsam sich entwickelnde aber metastasierende und daher maligne Geschwülste aus den chromaffinen Zellen der Mukosa des Intestinums. Sie produzieren Serotonin.

Sy.: Flush, Hyperperistaltik → chronische Diarrhoe, schockähnliche Zustände mit Blutdruckabfall, Atemnot, Zyanose, Schweißausbruch.

Di.: 5 - HIAA im 24 Std.-Urin (5 - Hydroxyindolessigsäure), ein Abbauprodukt des Serotonins.

1.3.6 D Y S P H A G I E

Def.: Schmerzhafte Schling- und Schluckstörung.

Ursachen der Dysphagie sind Erkrankungen von:

Ösophagus: Striktur, Divertikel, Neoplasma, Kardiospasmus, Entzündung, Kompression durch Tumoren des Kehlkopfes, des Magens und des Mediastinums, bei Perikarderguß und durch einen atypischen Abgang der Aorta (A. lusoria).

Neuromuskulär: Bulbärparalyse (leicht an den anderen Symptomen zu erkennen: fibrilläre Zuckungen, Atrophie der Muskulatur von Zunge, Gaumen und Kehlkopf, Speichelfluß, Dysarthrie und Atemhemmung).
Ursache: Schädigung der letzten 4 oder 5 Hirnnervenkerne bei amyotrophischer Lateralsklerose oder paralytischer Poliomyelitis.

Vitamin B_2-Mangel

Infektionen : Tetanus, Poliomyelitis

Hysterie

Die Diagnose ist bei sorgfältiger Untersuchung und Ösophagoskopie nicht problematisch.

1.3.7 E R B R E C H E N

Erbrechen deutet nicht spezifisch auf Magenerkrankungen hin. Es ist ein häufiges und ganz unspezifisches Symptom bei vielen Infektionskrankheiten und anderen akut einsetzenden Erkrankungen. Bei akut einsetzendem Erbrechen ist die ganze Differentialdiagnostik des akuten Abdomens zu durchdenken.

Anamnese, Begleitsymptome und gezielte Diagnostik werden oft erst in kombinierter Anwendung auf eine der vielen Erkrankungen, die mit Erbrechen einhergehen können, hinweisen.

Liste der wichtigsten Erkrankungen, bei denen Erbrechen auftreten kann:

Ursache	Hinweis
Funktionelle Störungen: *Psychisch-emotional* *Nach Geruchs- und Rachenreizen*	Erbrechen beim Essen Anamnese
Ösophagus *Divertikel* *Stenosen (z.B. bei Ca)*	Erbrochenes ist nicht sauer Gurgelndes Schluckgeräusch Dysphagie bei Hustenanfall Stenose cervikal bei retrosternalem Schmerz distal
Kardia *Hiatushernie* *Achalasie*	 säuerlich d. gastroösoph. Reflex Druckschmerz hinter Sternum
Magen *Gastritis: z.B. alkoholische →* *Tumor, hämorrhagische Gastritis* *Carcinom*	Erbrochenes ist sauer morgendliches Erbr. v. Schleim Hämatemesis Putride und nekrotische Beimengungen
Akute Magenatonie *Ulcus*	 (Der Ulcuskranke erbricht in der Regel nicht. Tut er es, deutet das auf Komplikationen hin, z.B. Pylorusstenose
Pylorus *Benigne Narbenstenose* *Maligne Tumorstenose* *Pylorospasmus*	massiges Erbrechen von 1-2 Stunden vorher eingenommenen Speisen
Duodenum *Ulcus duodeni* *Obstruktionen (Tumor)* *Arteriomesenterialer Verschluß*	 Gallebeimengungen
Dünndarm, Dickdarm *Obstruktionen* *Würmer*	

Ursache	Hinweis
Abdomen	
Lebererkrankungen (Hepatitis u.a.)	
Gallenerkr. (Cholelithiasis, Cholecystitis, Cholangitis)	Kolik, Ikterus, Schüttelfrost
Pankreaserkr. (Tumor, akute Nekrose, chr. Pankreatitis)	Vernichtungsgefühl (häufig ist hier das Erbrechen das einzigste Symptom)
Mesenterialembolie, -thrombose	Bretthartes Abdomen
Urolithiasis	akuter Krampfschmerz
Tubenruptur, Uterusstieldrehung	
Kardiopulmonal	
Akuter Myokardinfarkt	Schmerz in linke Schulter ausstr.
Akutes Kreislaufversagen	
Lungenembolie, -stauung	atemabh. Schmerz, Hämoptysen
Cerebrospinal	Hirndrucksteigerung
Meningitis, Encephalitis,	
Commotio, Contusio	
Verdrängte Prozesse, Hirndruck ↑	
Tabes, Kinetosen, M. Menière	
Glaukom, Migräne	
Toxisch	häufigste Ursache, nahrungsunabhängiges Erbrechen
Digitalis u.a. Medikamente →	probeweise absetzen
Alkohol u.a. Gifte, Diätfehler	
Acetonämisches Erbrechen	Geruch
Urämie	
Diabetisches Koma	Anamnese, BZ
Thyreotoxische Krise (M. Addison)	
Akute Leberdystrophie, hep. Koma	
Niereninsuffizienz	
Hyperemesis gravidarum	
Bestrahlungsfolgen	
Tumoren	

Ursache	Hinweis
Infektionen *Gastrointestinale (z.B. Salmonellen)* *Allg. Infekte (z.B. Keuchhusten)*	Anamnese
Kaffeesatzartiges Erbrechen	Magenulcus, Magen-Ca Ösophagusvarizen, erosive Gastritis

Di.:

Allgemeine Diagnostische Maßnahmen:

Anamnese: Zusammenhang des Erbrechens mit Nahrungsaufnahme, Tageszeit, Körperhaltung? Aussehen des Erbrochenen: gallig, blutig, kaffeesatzartig, alte Speisereste, putride und nekrotische Beimengungen? Geschmack und Geruch des Erbrochenen? Schluckstörungen? Schmerzen wo? Fieber? Gewichtsabnahme? Schwindel? Sehstörungen? Diarrhöen? Obstipation? Wasserlassen? Infektion? Alkohol? Medikamente, bes. Digitalis? Gift? Trauma? Bestrahlung? Gravidität? Gelbsucht?

Untersuchung: Atemgeruch (Azeton, Urin, Leber)? Zunge belegt, Schleimhaut feucht? Fieber? Puls erhöht? Blutdruck erhöht?
Palpation, bes. Abdomen (Abwehrspannung, Resistenzen, Druckschmerz), Leber, Milz.
Nierenklopfschmerz.
Auskultation der Darmgeräusche.
Neurologischer Status (Nackensteife, Augendruck).

Labor: BKS, Blutbild, Hkt, Blutzucker, Serumkreatinin, Urinstatus mit Azeton.

Gezielte diagnostische Maßnahmen bei Erbrechen:

Befund	Maßnahme
Erbrechen alter Speisen, stark gefüllter Magen tastbar	Magenspülung mit dickem Schlauch, Rö., Gastroskopie
Akute Schmerzen im Abdomen, Abwehrspannung, gesteigerte Peristaltik (Subileus?)	Röntgenübersicht im Stehen auf Spiegel im Darm und Luftsicheln unter dem Zwerchfell
Akute Schmerzen im Oberbauch (Pankreasprozeß?)	α-Amylase (S, U) Neutralfett (S), Plasmatrübung Transaminasen
Andauernde Abdominal-schmerzen	Cholangiographie Röntgen: MDP
Andauerndes Erbrechen	Elektrolytkontrolle
Schluckstörungen, Dysphagie (meist Ösophagusstenose)	Röntgen mit Ösophagusbreischluck, Ösophagoskopie
Magenerkrankung	Gastroskopie
Nieren klopfschmerzhaft Kreatinin im Serum ↑	Sediment, Urinkultur, Pyelographie, Röntgen
Digitaliseinnahme	probeweise absetzen
Intoxikation	Erbrochenes analysieren Magenspülung

1.3.8 H Ä M A T E M E S I S

Def.: Bluterbrechen

Ae.: Blutende Schleimhautläsion oberhalb der Flexura duodenojejunalis = obere Magen-Darm-Blutung

Meist ist das Erbrochene kaffeesatzartig, weil das Hämoglobin durch die Salzsäure in Hämatin verwandelt und das Eiweiß denaturiert wird. Meist kommt es später auch zu Teerstühlen.

Ursachen:	Häufigkeit:
1. Ulcus duodeni seu ventriculi	45 - 55 %
2. Erosive Gastritis	10 - 15 %
3. Ösophagusvarizen	10 - 20 %
4. Mallory-Weiß-Syndrom	5 - 10 %
5. Andere Ursachen	

(Ösophagitis, Fremdkörperverletzung, Verätzung durch Säuren oder Laugen, Medikamente (Phenylbutazon, Corticoide), Polypen, Tumoren, Hämorrhagische Diathese, Hämobilie, Hiatushernie, Pankreatitis, Hämangiome, Morbus Osler (mit Teleangiektasien), Aortointestinale Fistel, Mesenterialgefäßverschluß, Arrosionen durch Mediastinaltumoren und Aneurysmen, Pseudoxanthoma elasticum, Gelbfieber, Cholera, Malaria)

Diagnostische Maßnahmen:

Anamnese

Erbrochenes: Wieviel, wie oft, wie sieht es aus (frisches Blut, Kaffeesatz, Beimengungen)?

Begleitsymptome: Stuhlverfärbung, Schluckbeschwerden, Sodbrennen, Bauchschmerzen, Übelkeit, Inappetenz, Gewichtsabnahme?

Inspektion

Blässe, Ikterus, Teleangiektasien, Spider naevi, blaue Flecken, Palmarerythem, Uhrglasnägel, Caput medusae?

Palpation, Perkussion

Meteorismus, Aszites, Abwehrspannung
Leber, Milz

Allgemeine Diagnostik

- Endoskopie, Ösophago-gastro-duodenoskopie
- Röntgen: MDP mit Ösophagusbreischluck
- Labor: Blutbild, Harnstatus, Gerinnung
  Leberstatus (GOT, GPT, γ-GT, LDH, GLDH, Bilirubin, AP, Eiweiß)

Differentialdiagnose:

Symptome / Befunde	Erkrankung
rotes Blut	frische Magenblutung bei Achlorhydrie
kaffeesatzartiges Blut	Magenulcus, Magen-Ca, Ösophagusvarizen, erosive Gastritis
Gewichtsabnahme, Widerwillen gegen Fleisch	Magen-Ca
Spider naevi, Palmarerythem Tastbefund der Leber	Leberzirrhose
Rumpel-Leede-Stauungsversuch positiv	Hämorrhagische Diathese
Teleangiektasien	Morbus Osler
tiefe Einrisse am Übergang vom Ösophagus zum Magen	Mallory-Weiss-Syndrom
Bluterbrechen und Blutstühle	Pfortaderthrombose
Schwere Koliken im Oberbauch	Milzvenenthrombose

1.3.9 HEPATOMEGALIE

Def.: Lebervergrößerung
(normal: 8 cm parasternal, 11 cm in Mamillarlinie, untere Grenze ungefähr Rippenbogen)

Ursachen

Infektionen (→ Entzündung)
Virus-Hepatitis A oder B
Mononucleosis infectiosa (M. Pfeiffer)
Leptospirose (M. Weil u.a.)
Salmonellosen, Brucellosen, Amöbenruhr, Malaria
Miliartuberkulose

Chronische Hepatiden (entzündlich)
Chronisch aggressive Hepatitis
Chronisch persistierende Hepatitis
Chronisch nekrotisierende Hepatitis

Sonstige mit diffuser Entzündung einhergehende
Cholangitis
M. Boeck

Lokalisiert entzündliche
Echinokokkus
Leberegel
Abszeß (z.B. durch Amöben)

Nichtentzündliche
Toxisch: Alkohol, Tetrachlorkohlenstoff, Medikamente
Fettleber aus anderen Ursachen
Mauriac-Syndrom bei Diabetes mit ungenügender Stoffwechselkompensation
Zirrhose (mikro-, makronoduläre, biliäre)
Familiär-juvenile Zirrhose bei Speicherkrankheiten:
Glykogenose, M. Gaucher, M. Niemann-Pick, M. Hand-Schüller-Christian
ferner bei: Mucoviszidose, Tyrosinose, Fruktoseintoleranz, Galaktosämie, M. Wilson, Hämochromatose, M. Osler

Bei Ablagerungen in der Leber:
Amyloidose, Hämosiderose, Parasitose, Porphyrie

Bei Blutkrankheiten und diffusen Neoplasien:

Leukämien, Myelom

Retikulosen

M. Brill-Symmers (großfollikuläres Lymphoblastom, Non-Hodgkin)

Osteomyelosklerose und -fibrose

Generalisierte Mastozytose

Lokalisierte Prozesse in der Leber:

Primäres Leberzell-Ca

Gallengangs-Ca

Metastasenleber

M. Hodgkin (Lymphogranulomatose)

Zystenleber

Adenome, Hämangiome

Stauung im Kreislauf:

Rechtsherzinsuffizienz

Pericarditis constrictiva

Budd-Chiari-Syndrom (Verschluß der V. hepatica durch Thrombose oder Kompression)

Stauung im Bereich der Gallenwege:

Stein, Tumor, Striktur, Cholangitis, Pankreatitis oder -Tumor

Diagnostische Maßnahmen:

Anamnese: Inappetenz? Gewichtsabnahme? Übelkeit, Erbrechen, besonders morgens? Druck- und Völlegefühl (Magen - Leber - Gallengegend)? Meteorismus? Stuhlgang (Hellfärbung, Obstipation und Diarrhoen im Wechsel)? Fett- und Alkoholunverträglichkeit? Widerwillen gegen Rauchen? Schweißausbrüche? Schwindel, Kollaps? Müdigkeit, Leistungsschwäche, Impotenz? Hautjucken, Blutungsneigung, Nachtblindheit? Parosmie, Hyperosmie? Gynäkomastie?

Befunde: Ikterus? Aszites? Verstärkte Venenzeichnung am Abdomen? Abdominalglatze? Spider naevi? Palmarerythem?

Palpation: Größe, Rand, Oberfläche, Härte, Schmerzhaftigkeit

Befund	Hinweis auf
Riesengröße bis unter den Nabel typische Leberform dabei erhalten	Ca, Leukämie, M. Hodgkin Amyloidose
Rand weich, kaum fühlbar stumpf und hart scharf und hart	normal Verschlußikterus, venöse Stauung Amyloidose Zirrhose
Oberfläche feinhöckrig grobknollig harte Knoten mit zentraler Delle glatt	Zirrhose Lues, Narbenleber Carcinom normal, Stauungsleber, auch bei Carcinom kann sie glatt sein
Härte weich sehr weich mittelhart hart derb	normal toxisch-infektiös, M. Gaucher Fettleber Carcinom Zirrhose
Schmerz (besonders bei Druck)	akute Stauung entzündliche Prozesse (schnelle Lebervergrößerung → schnelle Kapselspannung → Schmerz)

Labor: GOT, GPT, γ-GT, GLDH, LDH, LAP, AP,
Eiweiß, Elektrophorese, Immunelektrophorese,
BKS, kleines Blutbild, Harnstatus,
Australia-Antigen (bei Serumhepatitis, Typ B, positiv, heißt heute deswegen HBsAG - positive Hepatitis)
α_1-Fetoprotein (bei primärem Leber-Ca in 80% positiv)
Cholesterin, Neutralfett, Lipidelektrophorese (bei Verdacht auf Speicherkrankheit)

Allgemeines Suchprogramm:

Röntgen: Cholangiographie, KE (Colon - Kontrast - Einlauf), MDP
Röntgenaufnahme (Verkalkungen bei Echinokokkus)

Endoskopie: Rektoskopie, Gastro - Duodenoskopie

Spezielles Suchprogramm:

Leberblindpunktion (besonders bei Verdacht auf Fettleber)

Laparoskopie (bei Unklärbarkeit, Verdacht auf chronische Hepatitis, Zirrhose)

Leberszintigraphie (bei Verdacht auf Echinokokkus, Amöben, Differenzierung von Metastasen und Zysten)

Cave: Fälschlich vorgetäuscht wird eine vergrößerte Leber bei: Subphrenischem Abszeß, benachbartem Tumor, Emphysem, Skoliose, Hepatoptose

---

1.3.10 IKTERUS

Def.: Gelbfärbung von Haut, Skleren und Schleimhäuten durch Bilirubinablagerungen im Gewebe. Gelbsucht.
Das Serum-Bilirubin ist dabei meist > 1,5 mg % erhöht, ab 2 bis 4 mg % tritt eine manifeste Gelbsucht ein.

Einteilung:

1. Hämolytischer Ikterus (prähepatisch)
durch hämolytische Anämien oder massiven Blutabbau (Hämatom, Lungeninfarkt).
Selten gibt es auch die sog. Shunt-Hyperbilirubinämie, bei der das Bilirubin aus unreifen Erythrozyten des Knochenmarks stammt.
Konstitutioneller hämolytischer Ikterus (hereditäre Sphärozytose, Kugelzellamämie), kongenitale Hämolysen, erythropoetische Porphyrie, Enzymdefekte in Erythrozyten durch Medikamente (Hydantoin, PAS, Sulfonamide, Phenylbutazon) und der erworbene hämolytische Ikterus (meist immunologisch, selten toxisch bedingt) sind unterscheidbare Formen.

2. Hepatozellulärer Ikterus

Typisch für Virushepatitis und Leberzirrhose. Ferner bei infektiösen, toxischen, medikamentösen Leberschäden.

Gestört sind die Bilirubinaufnahme in die Leberzelle, die Konjugation in der Zelle und die Ausscheidung des konjugierten Bilirubins aus der geschädigten Leberzelle und den Gallenkapillaren.

3. Cholestatischer Ikterus

- Intrahepatische Cholestase (interner Typ)
  Die Störung liegt im intrahepatischen Gallenabfluß.
- Extrahepatische Cholestase (chirurgischer Typ)
  Vor allem bei Steinleiden, Tumoren, Strikturen, Parasiten und Pankreatitis (= mechanischer Verschluß)

Sy.: Pruritus ist typisch für Cholestase.
Kolikschmerz ist typisch für Cholelithiasis.
Milztumor ist häufig bei hämolytischem Ikterus, so gut wie nie bei extrahepatischem cholestatischem Ikterus zu finden.

Diagnostische Maßnahmen:

1. Anamnese

Seit wann? Appetitlosigkeit? Leistungsminderung? Unverträglichkeit von Fett, Alkohol, Nikotin? Farbe von Stuhl und Urin? Schmerzen? Fieber? Erbrechen? Durchfälle? Verstopfung? Frühere Gelbsuchten? Bluttransfusionen, Impfungen? Auslandsreisen? Kontakt mit Hunden, Ratten? Alkohol?

Medikamente (Ovulationshemmer, Testosteronderivate, Phenylbutazon, Chlorpromazin, Sulfonamide, Antibiotika, Tuberkulostatika, Thyreostatika, Oxyphenisatin, Chlordiazepoxid, Ajmalin, Iproniazid, Methotrexat, Indometacin, Dihydralazin, α-Methyldopa, Diphenylhydantoin, PAS, Allopurinol, 6-Merkaptopurin, Halothannarkose) können Hepatitis mit Cholestase machen.
Gifte (Tetrachlorkohlenstoff, DDT, Knollenblätterpilze, u.a.) wirken direkt hepatotoxisch.

2. Allgemeine Untersuchung

Inspektion: Zuerst wird die Gelbfärbung in den Konjunktiven sichtbar. Bei stärkerer Bilirubinämie auch an der Haut.
Man beachtet: Intensität des Ikterus, Pigmentierungen, Hautblutungen, Spider naevi, Palmarerythem, Mundwinkelrhagaden, glatte rote Zunge, Xanthome an Knie und Ellenbogen, Uhrglasnägel, Dupuytrensche Kontraktur.
Gynäkomastie, Behaarung?

Palpation: Aszites? Leber (Größe, Form, Rand, Oberfläche, Konsistenz). Gallenblase tastbar? Milz tastbar? Druckempfindlichkeiten.

Rektale Untersuchung

3. Labor: Urin: Bilirubin, Urobilinogen
Serum: Bilirubin, GOT, GPT, γ-GT, AP, Eiweiß, Elektrophorese
BKS, Quick, Blutbild

4. Laparoskopie bei unklar bleibenden Fällen
- Keine Leberbiopsie wegen der Gefahr galliger Peritonitis

5. Röntgen: Bei Verdacht auf Verschlußikterus perkutane transhepatische Cholangiographie
- Keine Röntgenuntersuchung der Gallenblase bei Ikterus

Spezielle diagnostische Untersuchungen:

Bilirubin:
Beim Abbau reifer Erythrozyten entstehen aus 1 g Hämoglobin 35 mg Bilirubin. Es ist unkonjugiert (indirekt reagierend), wasserunlöslich und nicht harnfähig. Es muß erst in die Leberzelle und dort an Trägerproteine gebunden werden, es ist dann konjugiert (direkt reagierend) und harnfähig (Bilirubinglukuronid). Im Kolon wird es von Darmbakterien wieder dekonjugiert und zu Urobilinogen abgebaut. 100 - 200 mg Urobilinogen (∿ 90%) werden täglich mit dem Stuhl ausgeschieden. Ein Teil (∿ 10%) wird absorbiert und gelangt wieder in die Leberzellen. Nur etwa 4 mg täglich werden davon im Urin ausgeschieden.

Bei Überangebot kreist das Bilirubin längere Zeit im Blut, bis es in der gesunden Leber verarbeitet wird. Der Blutspiegel kann sich dadurch bis etwa 4 mg % erhöhen.

Erhöhungen auf < 5 mg % an freiem unkonjugiertem Bilirubin können Hämolyse zur Ursache haben.
Erhöhungen auf > 5 mg % an freiem unkonjugiertem Bilirubin im Serum deuten immer auf einen Leberzellschaden hin.
Da es wasserunlöslich ist, wird es nicht im Harn ausgeschieden.

Beim cholestatischen Ikterus (extra- oder intrahepatisch) tritt konjugiertes Bilirubin rückwärts ins Blut über und wird, da es wasserlöslich ist, auch im Harn ausgeschieden.

Urobilinogen:
Wird bei hämolytischem Ikterus vermehrt in Stuhl und Urin ausgeschieden. Bei vollständigem Verschluß der Gallenwege verschwindet Urobilinogen aus Urin und Stuhl (acholischer Stuhl).

Die wahrscheinlichste Diagnose ist bei:

- Bilirubinurie und Fehlen von Urobilinogen im Stuhl: Vollständiger Verschluß der abführenden Gallenwege
- Vorwiegend indirekte Bilirubinämie ohne Bilirubinurie: Hämolytische Anämie

Für die Verlaufsbeobachtung einer Hepatitis sind die Kurven von Bilirubin und Urobilinogen charakteristisch. Ein Wiederanstieg des Urobilinogen kündigt einen Abfall des Bilirubins und damit eine Besserung an.

Plasmaproteine:
Alle Plasmaproteine mit Ausnahme der γ-Globuline werden in der Leber gebildet. γ-Globuline kommen aus dem Knochenmark, lymphatischen Organen und den Uferzellen der Sinusoide der Leber.

Bei schwerer Leberzellschädigung ist vor allem die Synthese der Albumine vermindert (Leberdystrophie, alkoholische Fettleber, Zirrhose). Die γ-Globuline sind hauptsächlich bei der chronisch-aggressiven Hepatitis und der aktiven Zirrhose vermehrt (> 1,5 g %, relativ > 20 %).

Normalwerte:
(stark abgerundet)

Albumin	5 g %	60	rel %
α_1-Globuline	0,3 g %	4	des
α_2-Globuline	0,7 g %	8	Gesamt-
β -Globuline	0,9 g %	12	Eiweiß
γ -Globuline	1,4 g %	16	

Gerinnungsfaktoren:
Durch sie kann man die eiweißbildende Funktion der Leber prüfen.

Prothrombin (Quicktest) ist bei gestörter Leberfunktion im Blut erniedrigt (auch bei Vit. K-Mangel).

Lipide:
Bei cholestatischem Ikterus, vor allem bei der biliären Zirrhose, kann das Cholesterin im Serum stark erhöht sein, was zu der Bildung von Hautxanthomen führt.

Enzyme:
Ungezieltes Screening auf Lebererkrankung: γ-GT, GOT, GPT, CHE
Gezielte Messung bei Verdacht auf:
Akute Virus-Hepatitis:
GOT 100 - 1200 U/l, Mittel 700, (normal < 15)
GPT 150 - 2000 U/l, Mittel 1200, (normal < 22)
wobei GPT > GOT (de Ritis-Quotient GOT/GPT < 1)
GLDH ist nur gering erhöht (normal < 4 U/l).

Der Quotient $\frac{\text{GOT + GPT}}{\text{GLDH}}$ erlaubt die Abgrenzung gegenüber Verschluß-Ikterus und Tumoren.

Es bedeuten:
> 50: Akute Virus-Hepatitis (auch cholestatische), Akute alkohol-toxische Hepatitis
20 - 50: Akute Schübe bei chronischen Leberentzündungen Cholestatische Hepatosen
< 20: Verschluß-Ikterus, Metastasen-Leber, Biliäre Zirrhosen

CHE ist erniedrigt (normal 2000 - 7000 U/l)
γ-GT ist schwach aber länger erhöht. Dient daher zur Beobachtung des Heilungsverlaufs (normal < 28 U/l, ♀ < 18).

Alkoholische Leberschäden:

γ-GT ist das Leitenzym, da es viel stärker erhöht ist als andere Enzyme. Oft > 1000 U/l

Verschluß-Ikterus (mechanischer, posthepatischer):

GLDH steigt unverhältnismäßig höher an (20 x Norm) als GOT und GPT
(GOT + GPT)/GLDH < 20

γ-GT (30 x Norm), wesentlich höher (γ-GT/GOT > 2) als bei Virus-Hepatitis (< 2)

AP (10 x Norm), wesentlich höher als bei Virus-Hepatitis

Leberzirrhose (hepatische, biliäre):

Je stärker die Zellschädigung und umso heftiger die Progredienz, umso stärker sind die Enzymveränderungen.

GOT/GPT > 1

CHE sinkt bis unter 60% ihrer Norm.

Australia - Antigen

Wichtiger Test zur Erfassung der Virus-Hepatitis (Typ B, der meist durch Injektionen übertragen wird). Der Test ist hier positiv. Neuerdings wird dieser Typ HBsAg positive Virushepatitis genannt.

Differentialdiagnostisches Vorgehen

Das unkonjugierte Bilirubin wird in den Mikrosomen der Leberzelle zum konjugierten gewandelt. Man unterscheidet daher auch in

• praemikrosomalen Ikterus	unkonjugiertes Bilirubin ↑
• mikrosomalen Ikterus	keine Bilirubinurie
• postmikrosomalen Ikterus	konjugiertes Bilirubin ↑ Bilirubinurie

Dazu gehören folgende Krankheiten:

Praemikrosomaler Ikterus: (unkonjugiertes Bilirubin ↑)

- hämolytischer Ikterus
- Shunthyperbilirubinämie
- familiäre Hyperbilirubinämie

Gilbert-Syndrom
Icterus juvenilis Meulengracht

(familiäre, nicht hämolytische unkonjugierte Hyperbilirubinämie, durch Störung der Bilirubinaufnahme in die Leber bei Fehlen von Glukorunyltransferase)

Mikrosomaler Ikterus	(unkonjugiertes Bilirubin ↑)
• Icterus neonatorum	(durch bei Geburt noch vorhandene Insuffizienz der Konjugation)
• Crigler-Naigar-Syndrom	(durch vererbten persistierenden Mangel an konjugierenden Enzymen. Schwere Form mit Anstieg des unkonjugierten Bilirubins bei 40 mg %)
Postmikrosomaler Ikterus	(konjugiertes Bilirubin ↑)
• Parenchymikterus (hepatozellulärer)	(komplexer Pathomechanismus: Sekretionshemmung, Stase in Gallengängen, Leberzellauflösung) z.B. bei Hepatitis
• Intrahepatische Cholestase	(durch Störung der Sekretion aus den Mikrosomen in die Gallenkapillaren) z.B. bei Virushepatitis, Alkoholhepatitis, Schwangerschaftsikterus, Drogenikterus, allergische Hepatitis, primäre biliäre Zirrhose
• Extrahepatische Cholestase	(durch mechanischen Verschluß) z.B. Stein, Tumor, Entzündung, Striktur, Trauma
• Dubin-Johnson-Syndrom	(durch Abflußstörung des konjugierten Bilirubins aus der Leberzelle. Kennzeichen braunschwarzes Pigment in den Leberzellen. Ohne Pigment nennt man diese relativ seltene familiäre Erkrankung Rotor-Syndrom)

Nach dieser Trennung und dem Ausschluß des leichter zu diagnostizierenden hämolytischen Ikterus bleibt die Differentialdiagnose meist zwischen den schwieriger zu trennenden:
Parenchymikterus (d.h. meist Hepatitis) oder Cholestase.

Einige Unterschiede sind:

Parenchymikterus	Bilirubinwerte auf > 30 mg % möglich Urobilinogenurie fehlt bei hochikterischer Hepatitis nicht im Früh- und Spätstadium Schmerz, Koliken während des Ikterus Heftige Kopfschmerzen, Gelenkschmerzen, leichte Schwellungen, flüchtige Urtikaria in der Anamnese
Cholestase	Bilirubinwerte meist < 25 mg % Urobilinogenurie fehlt beim totalen Verschluß nicht beim unvollständigen. Schmerz, Koliken vor Auftreten des Ikterus Pruritus (ohne Urtikaria) in der Anamnese

Einige weitere Hinweise

Befund	weist hin auf
Fieber - Schüttelfrost	Cholangitis
Schüttelfrost	auch Sepsis, Leberabszeß, Leptospirose
Fieber mehrere Tage vor Ikterus	Hepatitis
Subfrebrile Temp. abends während des Ikterus	Hepatitis, Tumor
Rasch zunehmender Ikterus	Hepatitis
Langsam zunehmender Ikterus	Extrahepatischer Verschluß
Ikterus ohne Schmerz ohne Fieber ohne Prodromi	Carcinom
Andauernder Verschlußikterus und α_2-Globuline > 20 % und LDH ↑	Tumor

Befundorientierte diagnostische Maßnahmen:

Befund	Diagnostische Maßnahme
Verdacht auf Hämolytischen Ikterus (Ikterus mit gefärbtem Stuhl, kein Bilirubin im Urin, Leber nicht vergrößert, Milz leicht vergrößert)	Bilirubin im Serum, (Bilirubin im Urin schließt hämol. Ikterus aus!) Urobilinogen im Urin vermehrt? Abklärung hämorrhagische Diathese? Blutungen? Nachtasten der Milz, Blutbild (Hb ↓ durch verkürztes Ery-Leben) mit Retikulozyten (↑↑ > 8‰) Transaminasen normal, LDH ↑ Coombs-Test
Verdacht auf Sphärozytose (Hb ↓, Splenomegalie)	Verkürzte Lebensdauer der Erythrozyten → Hb ↓ Retikulozyten > 8 ‰ unkonjugiertes Bilirubin 2 - 5 mg %
Akuter Ikterus ohne Cholestase, ohne Fieber, kein Hepatitis-Verdacht	Alkohol? Intoxikation? Rechtsherzinsuffizienz? Venenstauung der unteren Körperhälfte?
Akuter Ikterus ohne Cholestase, <u>mit</u> Fieber ohne Schmerzen	Sepsisherde suchen (Tonsillen, Lymphome), Mononukleose-Test (Bunnel), evtl. Blutkulturen
Akuter Ikterus <u>mit</u> Cholestase, <u>mit</u> Fieber ohne Schmerz	Meningismus? Evtl. Liquoruntersuchung, Blutkultur auf Leptospirose, Milztumor? Agglutinations-Lysis-Test am 8. Tag
Ikterus mit Bewußtseinsstörung	Foetor hepaticus? Tremor? Ösophagusvarizenblutung ausschließen, Gerinnungsteste, Elektrolyte, Säure-Basen, Ammoniak
Ikterus ohne Cholestase ohne Schmerzen andauernd oder rezidivierend	Alkohol? Zirrhosezeichen? Serum: Eisen, Kupfer, Enzyme Australia-Antigen-Nachweis Röntgen: Ösophagusvarizen? Zwerchfellstand? Laparoskopie mit Biopsie

Befund	Diagnostische Maßnahme
Ikterus mit Cholestase ohne Fieber, ohne Schmerzen	Alkohol? Medikamente? Serum: LDH (zum Ausschluß von Herzinfarkt) GLDH (erhöht bei Leberzellnekrosen) Tastbefund Leber, Gallenblase? Rö.: Abdomenübersicht (Steine? Verkalkungen im Pankreas?)
bei Anhalten nach 3 Wochen:	MDP (Tumoren?) Endoskopie Retrograde Cholangiographie Laparoskopie, evtl. mit transhepatischer Cholangiographie.
Ikterus mit Cholestase, mit Fieber mit Schmerzen	Blutkultur Antibiotikatherapie für 3 Wochen Bei Besserung Cholangiographie Keine Besserung: Laparatomie mit Op-Bereitschaft
Ikterus mit Cholestase mit Schmerzen kein Fieber	Rö.: Abdomenübersicht (Konkremente? Pankreasverkalkungen?) Serum: α-Analyse mit Verlauf Endoskopie mit Cholangiographie
Verdacht auf Biliäre Zirrhose	IgM-Globuline erhöht? Antimitochondriale Antikörper
Verdacht auf Lebertumor	α-Fetoprotein
Verdacht auf Hämochromatose	Glukose, oraler GTT Eisen und Kupfer im Serum Leber- und Magenbiopsie (Eisenfärbung?)

1.3.11 M E T E O R I S M U S

Def.: Blähung der Därme durch Gase

Pathogenese:

Normal befindet sich wenig Gas im Magen und im Dünndarm und reichlich im Colon.

Es wird entweder geschluckt (beim Essen, Trinken, Rauchen normal oder krankhafte Aerophagie) oder entsteht durch chemische Reaktionen im Darm beim Abbau der Nahrung (enzymatische Aufspaltung, bakterieller Abbau, Neutralisation der Magen-HCl durch $NaHCO_3$, im proximalen Colon mehr Gährung der Kohlenhydrate, im distalen Colon mehr Fäulnis).

Normalerweise stößt der Gesunde 0,5 bis 1,5 Liter Gas / 24 Std durch den Anus per Flatus aus. Normal ist jedoch der Weg über Absorption der Gase im Darm und Transport auf dem Blutweg zur Abatmung. Den Hauptanteil normaler Darmgase bilden N_2 und CO_2.

Wird das Gleichgewicht zwischen Zufuhr, Bildung und Absorption gestört, entsteht Meteorismus.

Ursachen:

- Aerophagie (meist psychisch)
- Verdauungsinsuffizienz (bei Pankreasinsuffizienz, Laktasemangel, Achlorhydrie = Anazidität → bakterielle Vermehrung, Überfressen, blähende Speisen: Kohl, Hülsenfrüchte, frisches Brot)
- Ileus
- Colitis (Colitis ulcerosa, Enterokolitis)
- Infektionen (Typhus, Paratyphus, Fleckfieber u.a.)
- Leberzirrhose (Im Anfangsstadium, bevor der Aszites kommt: " Erst der Wind und dann der Regen!")
- Kardiale Leberstauung
- Pankreatitis (akute, chronische, auch Pankreasnekrose)
- Postoperativ (fehlende Peristaltik, nach Vagotomie)

Diagnostische Maßnahmen

Anamnese:	Eßgewohnheit, Nahrungsmittel, Verträglichkeit?
	Psychische Situation
Inspektion:	Hautfarbe, Spider naevi, Behaarungstyp
Palpation:	Lebergröße, Aszites, Druckschmerz
Auskultation:	Peristaltik, Darmgeräusche
Labor:	Leberdiagnostik (GOT, GPT, γ-GT, Bilirubin)
	Pankreasdiagnostik (α-Amylase im Serum und im Urin, Ca)
	Infektiös? (Erregernachweis, Gruber-Widal-Reaktion)
Röntgen:	Abdomen-Leeraufnahme auf Spiegelbildung
	Thorax (Rechtsherzdekompensation?)

EKG

Symptome:

Die Symptome, die auf Meteorismus hindeuten sind:

- Allgemeines Unbehagen
- Blähungs- und Völlegefühl
- Spannungsschmerz, Koliken
- Pektanginöse Herzbeschwerden (durch hochgedrängtes Zwerchfell = Roemheld-Syndrom)
- Flatulenz

Meteorismus ist das Leitsymptom beim Dickdarmileus. Beim ausgeprägtem paralytischem Ileus geht er zusammen mit Zwerchfellhochstand, fehlender Peristaltik und hörbarem Aortenpuls. Hier besteht kein Kolikschmerz.
Meteorismus ist ein Frühsymptom bei Rechtsherzdekompensation und bei portaler Hypertension bei Leberzirrhose.

1.3.12 O B S T I P A T I O N

Def.: Zu selten, zu wenig, zu harte Stühle.

Akute Obstipationen bedürfen dringend der raschen Klärung. Chronische, habituelle Obstipation erfordert eine geduldige psychosomatische Therapie zur Wiedererlangung des Defäkationsreflexes.

Ursachen:

1. Mechanische Hindernisse
   Stenose durch Colon-Ca, benigne Tumoren (Polypen), Invagination. Einklemmung in Hernie. Kompression von außen (Urogenitaltumoren). Entzündliche Prozesse: Divertikulitis, Darmtuberkulose. Narben, Strikturen.

2. Nichtobstruktive Ursachen
   Paralytischer Ileus, Megakolon.
   Störung der Motorik des Colons durch Medikamente (Opiate, Spasmolytika, Sedativa, Antacida), Hypokaliämie bei Laxantienabusus, Myxödem, Reizkolon, Blei.
   Aluminiumhydroxyd als Antacidum gegeben, z.B. bei Dauerdialysepatienten kann Obstipation verursachen.
   Obstipation kann ein Symptom folgender endokriner Krankheiten sein: thyreoprive Hypothyreose, primärer Hyperparathyreoidismus.

3. Funktionell
   Fehlernährung, Milieuwechsel, Bewegungsmangel, Laxantienabusus, durch ständige Unterdrückung des Defäkationsreizes erloschener Reflex.

Diagnostisches Vorgehen:

1. Anamnese
   Dauer. Stuhlfrequenz, -menge, -beschaffenheit, Blut- oder Schleimbeimengung? Zeitweise Durchfall?
   Krampfartige Bauchschmerzen? Tenesmen (schmerzhafter Stuhldrang)?
   Übelkeit, Erbrechen?
   Fieber? Medikamente?

2. Untersuchung

Aszites, Darmperistaltik, Darmgeräusche, Abwehrspannung, Resistenzen, Druckschmerzen? Leber und Milz tasbar? Nierenlager klopfschmerzhaft?

3. Labor

BKS, Blutbild, Blutzucker, Elektrolyte, Kreatinin, Urinstatus, EKG.

Gezielte Untersuchungen

Befund	diagnostische Maßnahme
Blut oder Schleim im Stuhl	Rektoskopie, KE (Kontrast-Einlauf) i. Kolon, Endoskopie (falls zur Klärung erforderlich)
Akute Obstipation bei Älteren	Rektoskopie, KE, MDP (Magen-Darm-Passage)
Hypokaliämie	Diuretika, Laxantien überprüfen

1.3.13 RESISTENZ IM ABDOMEN

Def.: Bei der Palpation tastbarer Widerstand

Ursachen:

1. Organvergrößerung: Leber, Milz, steingefüllte Gallenblase
2. Tumoren: Darm-, Ovarial-, Nieren-, Pankreas-, Leber-Ca oder Metastasen
3. Andere: Ovarialzyste, Pankreaszyste, Lymphknoten, Aortenaneurysma, Kotballen.

Allgemeine diagnostische Maßnahmen:

Anamnese, Beschwerden, Symptome
Druckschmerz (diffus, lokal), Dauerschmerz (ausstrahlend)
Form, Oberfläche, Konsistenz (Verschieblichkeit) der Resistenz

Röntgen, Endoskopie, Labor je nach Verdachtsdiagnose
Laparoskopie in unklaren Fällen und zur Sicherung der Diagnose

Spezielle diagnostische Maßnahmen:

Befund	diagnostische Maßnahmen
Lebervergrößerung	s. Kapitel Hepatomegalie
Milzvergrößerung	s. Kapitel Splenomegalie
Verdacht auf Gallensteine	Rö.: Cholecystographie
Tumoren, LK	Röntgen, CT, Szintigramm
Aneurysma	Auskultation, Sonographie

.3.14 SCHMERZEN IM BEREICH DES ABDOMENS

Viszeraler Schmerz: stammt aus den abdominalen Hohlorganen und dem Peritoneum viscerale, aus denen Fasern des vegetativen Nervensystems entspringen. Sie werden fortgeleitet von den Nn. splanchnici.
Verursacht wird er vor allem durch Dehnung oder Spasmus. Der Schmerz ist krampfartig, bohrend.

Somatischer Schmerz: rührt von Orten her, aus denen Fasern des zentralen Nervensystems entspringen, wie dem Peritoneum parietale, dem Ansatz des Mesenterium, der Bauchwand und dem Retroperitoneum.
Er wird ausgelöst durch alle Formen der Gewebeschädigung und wird meist als dumpfer Dauerschmerz empfunden.

Mögliche Ursachen:

1. **Intraabdominale**

- Mit *generalisierter Peritonitis* einhergehende: Perforation von Ulcus, Appendix, Divertikel, Gallenblase, Ruptur einer Ovarialzyste, Hämoperitoneum, Bakterielle Infektion (Pneumokokken, Tbc), familiäres Mittelmeerfieber.
- *Lokale Peritonitis* bei Appendizitis, Cholezystitis, Morbus Crohn, Divertikulose, Colitis, Pankreatitis, Hepatitis, Abszeß u.a.

- *Druckerhöhung*
  Mechanischer Ileus, Obstruktion in Gallenwegen, Ureter, Uterus, Leberkapselspannung, Aortenaneurysma.
- *Ischämie*
  Thromboembolische Verschlüsse von Mesenterial-, Leber-, Milzgefäßen, Inkarzeration einer Hernie, Torsion von Gallenblase, Dünndarmvolvulus, Angina abdominalis, Darmwandblutung, Tumornekrose.
- *Retroperitonealprozeß:* Aortenaneurysma, Hämatom, Tumor.
- *Parasiten:* Trichinen, Askariden, Bandwürmer.

2. Extraabdominale
- *aus dem Thorax kommend*
  Embolie, Pneumonie, Pleuritis, Empyem, Herzinfarkt, Myokarditis, Perikarditis, Ösophagitis, -ruptur, -spasmus, Achalasie.
- *Neuritiden, Neuralgien*
- *Metabolische Störungen*
  Diabetes, M. Addison, Phäochromozytom, Porphyrie, Hämochromatose, Hyperlipidämie, Kollagenosen
- *Intoxikationen:* Blei, Arsen, Thallium, Urämie
- *Neurosen, Psychosen*
- *Trauma, akute Hämolyse*
- *Rheumatisch, allergisch* (z.B. Purpura Schönlein-Hennoch)

DD.:

1. Lokalisation:

Epigastrium (E)

Ulcusperforation (Bauch bretthart, Loslaßschmerz), Akute Pankreatitis (Bauch weich, Loslaßschmerz), Akute Gastritis, Pankreatitis, Akute Appendizitis, Koronarthrombose, Pneumonie, Pleuritis, Aneurysma dissecans (hier meist kein Loslaßschmerz, bei Appendizitis erst im späteren Verlauf).

Rechtes Hypochondrium (RH)

Gallenstein, Pankreaskopfentzündung, Ulcus duodeni perforiert, Nierenkolik, Pneumonie, Pleuritis, Leberstauung, -abszeß, Hepatitis.

Linkes Hypochondrium (LH)

Herzinfarkt, Ulcus ventriculi perforiert, Hiatushernie, Ösophagusruptur, Milz-, Nieren-, Pankreasaffektionen, Pneumonie, Pleuritis.

Rechte Fossa iliaca (RFI)

Appendizitis, Adnexitis, Tubenruptur, stielgedrehte Ovarialzyste (alle mit Loslaßschmerz); Ureterstein, Zystopyelitis, Enteritis, Beckenvenenthrombose.

Linke Fossa iliaca (LFI)

Colondivertikulitis, Colon irritabile, (sonst wie rechts mit Ausnahme der Appendizitis).

Direkt über der Symphyse (S=regio suprasymphysica)

Urinverhaltung, Aneurysma dissecans.

Diffus verteilte Bauchschmerzen

Peritonitis (Loslaßschmerz), Dünndarmileus (Kolik und Erbrechen von Galle und Stuhl), Dickdarmileus (Wind- und Stuhlverhalten, evtl. mit Durchfall wechselnd, kein Erbrechen höchstens als Spätsymptom). Je tiefer der Ileus, desto heftiger der Meteorismus

2. Haupt- und Grundsymptome:

Schmerzcharakter, lokaler Druckschmerz, Loslaßschmerz, muskuläre Abwehrspannung, Erbrechen, Obstipation, Resistenzen, aufgetriebener Bauch, Schock oder Kollaps.

Charakteristische Schmerzformen:

Ulcus	Schmerzen über Tage, dann schmerzfreie Intervalle von Wochen - Monaten.
Cholelithiasis	Episodische Attacken von 1 - 4 Tagen,
rezidivierende Pankreatitis	schmerzfreie Intervalle von Tagen - Jahren.
Colon irritabile, Reizungen	Dauerbeschwerden wechselnder Stärke über Jahre.
Carcinome	Andauernde, stetig stärker werdende Schmerzen.

Für Ulcus und Colon irritabile gibt es einen typischen Tagesrhythmus für den Schmerz.

Ulcus: ca. 1 Std. postprandial, nie morgens nüchtern, Spontanschmerz um Mitternacht, rasche Besserung auf Nahrung oder Antacida. Lokalisierter Schmerz.

Reizkolon: Sofort postprandial, oft morgens nüchtern, nie nachts, keine Beschwerden bei Nahrungskarenz. Diffuser Schmerz.

Diagnostische Maßnahmen:

Anamnese:

Fraktionierte Magensaftuntersuchung zur Feststellung, ob Hyperchlorhydrie (Ulcus, Zollinger-Ellison-Syndrom), Hypo- oder Achlorhydrie (Ca), Achlorhydrie trotz maximaler Stimulation (perniziöse Anämie) vorliegen. Jedoch nur im letzteren Fall ist die Untersuchung diagnostisch entscheidend. Zur Frage Ulcus oder Ca gibt sie nur Hinweise, für die Abgrenzung zwischen beiden ist sie nicht geeignet.

Blutnachweis im Stuhl (Benzidinreaktion)
Positiver Ausfall gibt Verdacht auf Ulcus (meist kurz und intermittierend Blut im Stuhl) oder Carcinom (meist konstant positiv).

Röntgen:
Sicheres Ulcuszeichen ist die Nische und die konzentrisch zum Geschwür laufenden Schleimhautrelieffalten. (Auch Ca im Endstadium können Nischen bilden).
Für das Carcinom ist ein sicheres Röntgenzeichen die Tumoraussparung des Kontrastmittels, ferner sind die Wandpartien starr.
Gallensteine werden in der Leeraufnahme oder im Cholecystogramm sichtbar. Entsprechendes gilt für die Steine der Niere.

Endoskopie ist bei Verdacht auf Prozesse im Verdauungstrakt angezeigt. Sie wird meist mit einer gezielten Biopsie verbunden.

Therapie im akuten Fall:
Keine Morphinderivate! Gegen starke Schmerzen: Buscopan, Novalgin.
Schockprophylaxe: Macrodex, Humanalbumin.
Herzprophylaxe: β-Methyl-Digoxin (Lanitop). β-Acetyl-Digoxin (Novodigal).
Elektrolytausgleich.

1.3.15 S O D B R E N N E N

Def.: Brennen im Ösophagus und Magen
(gr.: Pyrosis, engl.: heartburn)

Ursachen:

- Ösophagitis, vor allem bei Reflux von peptischem Magensaft mit pH < 4 (bei Hiatushernie, Gleithernie, Gravidität, Adipositas, zu kurzem Ösophagus, Sphinkterinsuffizienz) oder bei Achalasie. Die Hiatushernie ist die häufigste Ursache von Ösophagussymptomen. Bei alten Leuten ist sie häufig.
- Übermäßige Säurebildung im Magen, begünstigt durch bestimmte Getränke (Kaffee, Fruchtsaft, Cocktails) oder Fettsäuren.

Diagnostische Maßnahmen:

Röntgen: Magen, Durchleuchtung mit Ösophagusbreischluck in Horizontal- oder Kopftieflagen bei Exspiration (Beurteilung insbesondere von: Hernien, motorischer Magenfunktion, Kardia-, Pylorusinsuffizienz, Reflux bei Kopftieflage)

Ösophago - Gastroskopie

Magensaftanalyse: besonders auf pH-Wert und Menge

Sektorische Magenfunktion: HCL, Pepsinogen, Schleim

1.3.16 S P L E N O M E G A L I E

Def.: Vergrößerung der Milz

Die Milz beteiligt sich durch Vergrößerung an vielen Erkrankungen, besonders an Parenchymerkrankungen der Leber.
Eine eigenständige Splenomegalie ist als Banti-Syndrom beschrieben worden, kommt jedoch nur im Mittelmeergebiet und in Nordafrika häufiger vor. Die Genese ist unbekannt.
Hypersplenie (Überfunktion der Milz beim Blutabbau) ist ein Syndrom, daß in vielen Fällen die Splenomegalie begleitet. Sie äußert sich in Anämie, Leukopenie und Thrombopenie.

Die Milzkapsel ist nicht sensibel innerviert. Die Vergrößerung bleibt daher schmerzfrei bis das Peritoneum parietale oder das Mesenterium dadurch beeinträchtigt werden.

Ursachen:

1. *Infektiös, entzündlich* (akut oder chronisch)

Praktisch immer ist die Milz vergrößert bei:

Erkrankung	diagnostische Maßnahmen, Befund
Typhus, Paratyphus, M. Bang	Gruber-Widal-Agglutinationsreaktion (Nachweis von Antikörpern), Leukopenie
Mononucleosis infectiosa (M. Pfeiffer)	Nachweis der Monozyten im Blut
Hepatitis	Australia-Antigen, GOT, GPT
Röteln	Masernähnliches Exanthem, LK-Schwellung
Leptospirosen (M. Weil u.a.)	Erregernachweis mikroskopisch, Gruber-Widal
Rickettsiosen (Fleckfieber, u.a.)	Trias: Exanthem, Kontimia-Fieber, ZNS-Symptome. Weil-Felix-Agglutinationsreaktion.
Malaria	Plasmodiennachweis im Blut, KBR
Bilharziose	Erregernachweis im Urin oder Stuhl Biopsie der Rektum- oder Blasenschleimhaut

Erkrankung	diagnostische Maßnahmen, Befunde
Leishmaniose (Kala Azar)	Erregernachweis in Leber, Milz, Knochenmark
Endocarditis lenta	Anämie, Herzgeräusche, Milzinfarkt
Felty-Syndrom (seronegative rheumatoide Arthritis)	Eosinophilie, LK-Schwellung

Nicht immer ist die Milz vergrößert bei: Virusinfektionen, Tbc. Nicht vergrößert ist die Milz bei: Bakterieller Pneumonie, Meningitis, Grippe, Pyelitis, Masern, Scharlach, Pocken, Gelbfieber, Ruhr, Cholera, Diphtherie.

Krankheit	diagnostische Maßnahmen, Befunde
Miliartuberkulose, M. Boeck	Röntgen
Virusinfektionen	
Libman-Sacks-Syndrom	LE-Zellen, Hämaturie

2. *Nicht infektiös, nicht entzündlich*
Stauungsmilz bei Pfortaderhochdruck durch Blockierung der Vene (extra-, intrahepatisch) oder primär idiopathisch.
Bei Hämolyse (Bilirubinämie und keine Bilirubinurie, Retikulozytose), Hypersplenismus, Panzytopenie (durch aplastische Anämie, Osteosklerose, Marmorknochenkrankheit, Retikulose, Leukose, Knochenmarksneoplasie, Allergie, Mangelzustände).
Bei Speicherkrankheiten (Gaucher: Cerebroside, Niemann-Pick: Phosphatide, Christian-Schüller: Cholesterine, Amyloidose: Rektum-PE)

3. *Rheumatisch*
Milzvergrößerung wird auch beobachtet bei Erkrankungen aus dem rheumatischen Formenkreis.

4. *Neoplasien*
Vor allem die malignen Lymphome, Lymphosarkome und Retikulosarkome beteiligen die Milz, zu ca. 50% auch der M. Hodgkin.

5. *Medulläre Hämoblastosen*

Bei CML (chronisch myeloische Leukämie) und der chronischen Osteomyelosklerose ist die Splenomegalie das Leitsymptom, ferner tritt sie auf bei der Monozytenleukämie, der Erythrämie und zu 75% bei der Polycythaemia vera (bei chronischer Osteomylosklerose treten in großer Zahl in der Milz extramedulläre Blutbildungsherde auf, das führt zur Splenomegalie).

6. *Retikuläre Hämoblastosen*

Neoplastische Retikulosen tendieren stark zur Milzvergrößerung.

7. *Lymphatische Hämoblastosen*

Die chronische Lymphadenose (CLL) geht mit einer mäßigen Milzvergrößerung einher. Dabei sind immer auch die Lymphknoten vergrößert

8. *Milzgeschwülste und -zysten, Stauungen im portalen System*

Diagnostische Maßnahmen:

1. Tastbefund	Hinweis auf
Leichte Vergrößerung	akute und chronische Infektionen, hämolytische Anämie, akute Leukämie, Leberzirrhose.
Mäßige Vergrößerung	akute und chronische Infektionen, Lymphogranulom, Stauungsmilz, Leberzirrhose, hämolytische Anämie, chronisch lymphatische Leukämie (CLL).
Starke Vergrößerung	chronisch myeloische Leukämie (CML), Polyzythaemie, hämolytische Anämie, Sarkome, myeloische Metaplasie.
Sehr starke Vergrößerung	CML, Osteomyelosklerose, Kala-Azar, Milzzysten, M. Gaucher.

2. Röntgen (auch den Schädel, z.B. Mottenfraß bei Myelom und M. Hand-Schüller-Christian)

3. Differentialblutbild, Knochenmarksausstrich, BKS

4. Lymphknotenpunktion (bei Lymphogranulomatose: Sternbergsche Riesenzellen)

5. Sternalpunktion (bei Leukosen)

6. Labor (gezielt bei Verdacht auf die einzelnen Erkrankungen)

7. Erregernachweis bei Infektionen

1.3.17 STUHLINKONTINENZ

Def.: Unfreiwilliger Abgang von Stuhl
Unvermögen zum willkürlichen Zurückhalten.

Ursachen:

- Sphinkterläsion (Traumatisch z.B. Pfählung)
- Sphinkterlähmung (bei Rückenmarksverletzung S3 - S5)
- Analprolaps
- Rektum-, Anal-Ca
- Post - Op (z.B. bei Fisteln, Hämorrhoiden, Rektumresektion)
- Entleerung großer retinierter Kotmassen (z.B. bei idiopathischem Megacolon)

Anatomie und Funktion der Defäkation

Der Musculus sphincter externus kann willkürlich zum Erschlaffen gebracht werden, ebenso können die Bauchmuskeln willkürlich kontrahiert werden. Die Dehnung der Rektumwand führt unwillkürlich zur Kontraktion der Mm. levator ani und transversus peronei bei gleichzeitiger Erschlaffung des M. sphincter ani internus. (Beteiligte Segmente S3 - S5).
Bei Lähmung tritt zunächst Stuhlverhaltung ein. Später entwickelt sich ein Entleerungs - Automatismus.

Diagnostische Maßnahmen:

Rektale Untersuchung:	Inspektion, digital, endoskopisch
Neurologische Untersuchung auf: (einschließlich Röntgen und Myelographie)	Bandscheibenprolaps, Rückenmarks-tumor, Myelitis, Spinalen Gefäßver-schluß, Contusion des Rückenmarks, Wirbelmetastasen, Wirbelfraktur.

1.4 Blut- und Lymphsystem

1.4.1 A N Ä M I E

Def.: Anämie = Verminderung der Erythrozytenmasse
Im allgemeinen wird darunter die Verminderung des Hb-Wertes (Erythrozytenkonzentration) verstanden. Dieses setzt aber ein normales Blutvolumen voraus.

Normalwerte:

		DIM	♂	♀
Erythrozytenzahl		Mio	4,5 - 5	4 - 5
Hämoglobin		g/100 ml	14 - 17	13 - 16
Hämatokrit		%	42 - 52	38 - 48
MCV	$= \frac{\text{Hämatokrit}}{\text{Ery - Zahl}}$	μm^3	85 - 95	
MCHC	$= \frac{\text{Hämoglobin}}{\text{Hämatokrit}}$	%	31 - 35	
MCH (früher HbE)	$= \frac{\text{Hämoglobin}}{\text{Ery - Zahl}}$	pg	27 - 33	
Lebensdauer der Erythrozyten		Tage	120	

Einteilung nach Ursachen:

Anämien durch:

1. Akuten Blutverlust (= Erythrozytenverlust)
   Der chronische Blutverlust führt meist nur zum Eisenmangel.
2. Hämolyse (= verminderte Lebenszeit der Erythrozyten)
3. Gestörte Zellreifung (Maturationsstörung)
4. Verminderte Zellbildung (Proliferationsstörung)

HÄMOLYTISCHE ANÄMIEN

<table>
<tr><th colspan="2">Korpuskuläre Erythrozytendefekte</th></tr>
<tr><th>Angeborene Störungen</th><th>Erworbene Störungen</th></tr>
<tr><td>Membrandefekte
- Sphärozytose
- Elliptozytose
- Stomatozytose
Enzymopathien
(G-6-P, Hexokinase, Pyruvatkinase u.a. Mängel)
Hämoglobinopathien
(Sichelzell-, u.a.)
Thallassämien
Erythropoietische Porphyrie</td><td>Paroxysmale nächtliche Hämoglobinurie
(= intravaskuläre Hämolyse)
Schwere Hypophosphatämie</td></tr>
</table>

Extrakorpuskuläre Störungen:
Immunologische Mechanismen - Autoimmun-Hämolyse durch Kälteagglutinine, Wärmeagglutinine, bithermische Autoantikörper - Isoimmun-Hämolyse *Chemische Schädigung* (Phenacetin, Blei, Kupfer, Medikamente) *Mechanische Schädigung* - künstliche Herzklappen - mikroangiopathische hämolytische Anämie *Infekte* - Mykoplasma pneumoniae, - Protozoen, - Sepsis *Metabolische Störungen* - Urämie - Leberzirrhose - Akanthozytose *Hypersplenismus*

Diagnose-Verfahren:

1. Peripherer Blutausstrich:
   z.B. Sphärozyten (Kugelzellen) → Sphärozytose
   Elliptische Zellen → Elliptozytose
   Zellen mit entrundeter zentraler Delle → Stomatozytose
   Target-cells → C-Hämoglobinopathie (sehr viele)
   → Thallassämie (nicht so viele + andere Merkmale)
2. Hämoglobinelektrophorese zur Diagnose einer Hämoglobinopathie.
3. Säureresistenztest: Patienten- und Kontrollerythrozyten in angesäuertem Serum inkubieren. Kranke Patientenerythrozyten machen eine Lyse.
4. Zucker-Test: Zuckerlösung mit Serum mischen und Erythrozyten dazu geben. Nach 30 Min. Inkubation hämolysieren kranke Zellen.
5. Wärmeresistenztest: Inkubation von Vollblut bei 37°. Im positiven Fall ist nach 6 - 24 Std. Hämoglobin in das Serum ausgetreten.
6. Coombs-Test: Coombs-Serum enthält Antihumanglobuline, die mit inkompletten Antikörpern beladene Erythrozyten agglutinieren.
   a. Direkter Coombstest: Der direkte Coombstest weist Antikörper nach, die schon an Zellen fixiert sind.
   b. Indirekter Coombstest: Weist Antikörper im Serum nach. Dazu müssen erst Testerythrozyten ins Serum gegeben werden, die sich mit den Antikörpern beladen (sensibilisieren). Nach Zugabe von Coombs-Serum erfolgt dann wieder die Ausfällung.
7. Schilling-Test: Prüft die Resorption von Vit. B 12. Man gibt radioaktives Vit. B 12 oral im Überschuß und mißt die Ausscheidung im Harn. In 24 Stunden müssen 20 % wieder ausgeschieden sein. Bei weniger als 5 % liegt eine deutliche Resorptionsstörung vor.

Gibt man bei Wiederholung des Tests gleichzeitig Intrinsic Factor und ist die Ausscheidung dann normal, so liegt vor: Perniciosa (oder Gastrektomie). Wird sie nicht normal, liegt eine Darmerkrankung vor (z.B. Sprue).

Diagnosen bei den einzelnen Erkrankungen

Sphärozytose (M. Minkowski - Chauffard):

1. Sphärozyten (Kugelzellen) im peripheren Blutbild in Massen (vereinzelt kommen sie auch bei anderen Erkrankungen vor).
2. Retikulozyten leicht erhöht
3. In starken Schüben zeigt das weiße Blutbild erhöhte Leukozytenwerte und unreife Myelozyten. Zwischen den Schüben ist es normal.
4. BSG erhöht mit Schleiersenkung (durch die langsamer sedimentierenden Retikulozyten ist die Erythrozytensäule gegen das Serum nur unscharf abgegrenzt. Dieses deutet immer auf starke Retikulozytose hin).
5. Milztumor ist fast immer vorhanden.
6. Weiter können auftreten: Symmetrische Unterschenkelgeschwüre, Gallensteine, Gallenkoliken (wegen der "dicken" Galle), Ikterus (bei starkem Blutzerfall)
7. Außerdem finden sich seltener: Skelettanomalien (Turmschädel, weiter Augenabstand, verdickte Kalotte, hoher Gaumen).

Th.: Splenektomie bringt klinische Heilung. Sphärozyten bestehen jedoch weiter.

Elliptozytose (seltener als Sphärozytose)

1. 75% elliptische Zellen im peripheren Blutbild.

Sy.: Selten Anämie. Hämolyse ist, wenn sie überhaupt besteht, meist kompensiert.

Th.: Nur in schweren Fällen Splenektomie (nicht immer wirkungsvoll) Kombinationen mit anderen Hämoglobinopathien kommen vor.

Stomatozytose

1. Im peripheren Blutbild: Zellen mit entrundeter zentraler Delle (Membrandefekt?).

Enzymopathien

Die Energiequelle des Erythrozyten ist die Glucose, durch deren Abbau ATP und NADHP gewonnen wird. Störungen ergeben sich durch Enzymmangel. Meistens ist es ein Mangel an <u>Pyruvatkinase</u>, der folgende Erscheinungen macht:
Anisozytose, Poikilozytose, Polychromasie.

Etwas seltener verursacht auch das an sich häufigste Erbleiden der Menschheit, der Mangel an <u>G-6-P</u> (Glukose-6-Phosphatdehydrogenase), meist nur durch einen zusätzlichen auslösenden Faktor (Medikamente) eine hämolytische Krise, die begleitet ist von:

Hämoglobinurie, Retikulozytose, Heinzsche Innenkörper und Methämoglobinämie (bei Zellschädigung).

Zu meidende Medikamente bei G-6-P-Mangel sind:

Analgetika, Antipyretika, Chinin, Chinidin, Chloroquin, Chloramphenicol, Nitrofuran, PAS, Vit K. Ferner sind Bohnen zu meiden.

Im allgemeinen verlaufen die Enzymopathien chronisch, kompensiert und unauffällig, gelegentlich jedoch auch schwer. Dann besteht meist eine Splenomegalie.

Auch andere Enzymmängel können noch über eine Zellstörung zur Hämolyse führen, jedoch viel seltener als die beiden genannten (Glutathionreduktase, -synthetase, -peroxydase, 6-Phosphogluconatdehydrogenase, Phosphofruktokinase, Triosephosphatisomerase, Hexokinase, Diphosphoglyceratmutase, Glucosephosphatisomerase)

Hämoglobinopathien

Ae.: Es wird eine normale Aminosäure des Hämoglobins durch eine falsche substitiiert. Über 150 solche Substitutionen sind heute bekannt. Viele verlaufen jedoch ohne klinische Symptome.

Di.: Durch Hämoglobinelektrophorese. Manchmal ist zusätzlich eine chemische Analyse der Proteine erforderlich.

Bekannteste Form einer solchen hämolytischen Anämie ist die Sichelzellanämie. Zur Diagnose genügt hier:

Di.: das periphere Blutbild nach Inkubation eines Bluttropfens unter sauerstoffarmen Bedingungen (z.B. unter einem Deck-Glas) wobei typische Sichelzellen entstehen.

Methämoglobinämie entsteht, wenn eine falsche Aminosäure die Reduktion des Eisens von der 3- in die 2-wertige Form verhindert.

Sy.: Zyanose

Thallassämien

Ae.: Eine der Polypeptidketten des Hämoglobins wird vermindert gebildet.

Di.: Peripheres Blutbild mit typischen Target-cells (auch bei C-Hämoglobinopathie), ferner sind die Zellen hypochrom, mikrozytär, anisozytotisch und poikilozytotisch.

Erythropoietische Porphyrie

Ae.: Bei den Porphyrien besteht eine Störung des Häm-Stoffwechsels.

Sy.: Hämolytische Anämie mit verstärkter aber ineffektiver Erythropoiese und Splenomegalie.

Di.: Urinanalyse (Nachweis von Porphyrin). Auch Stuhlanalysen.

Paroxysmale nächtliche Hämoglobinurie (M. Marchiafava-Micheli)

Ae.: Erythrozytenmembrandefekt

Sy.: Hämoglobinämie, Hämosiderinurie
Anisozytose, Granulozytopenie, Thrombozytopenie

Di.: Säureresistenztest, Zuckerwassertest und Wärmeresistenztest.

Autoimmunhämolytische Anämie

Ae.: Die eigenen Erythrozyten werden durch Immunglobuline geschädigt.

Di.: Direkter Coombstest ist positiv

Kälteagglutinationskrankheit

Ae.: IgM-Globuline mit Anti-I-Spezifität bringen bei tiefer Temperatur (< 32° C) unter Bindung von Komplement die Erythrozyten zur Agglutination und häufig zur Hämolyse.

Di.: Coombstest (mit non-γ-Serum) ist positiv.

Isoimmunhämolytische Anämie

Ae.: Isoimmunantikörper wirken nur auf fremde Erythrozyten (nicht auf die eigenen wie die Autoimmunantikörper).

Vo.: Transfusionszwischenfälle

Di.: Indirekter Coombstest

Bei den übrigen Extrakorpuskulären Störungen bringt die Anamnese die besten Hinweise auf die Noxe.

Hepatische Anämie

Di.: Typisch ist die Makrozytose. Das MCV liegt meist über 110 μm^3. Auch große Target-cells finden sich.

Akanthozythose

Ae.: β-Lipoprotein fehlt im Blut

Di.: Stechapfelform der Erythrozyten (weil β-Lipoprotein in der Membran fehlt).

Sy.: Steatorrhoe, Retinitis pigmentosa, Ataxie, geistige Behinderung. Kaum anämische Symptome, da die Lebenszeit der Stechapfelzellen normal ist.

ANÄMIEN BEI GESTÖRTER ZELLREIFUNG

Pg.: Reifende Erythroblasten gehen im KM unter = ineffektive Erythropoiese.

Di.: Hyperbilirubinämie, erhöhte Ausscheidung Gallenfarbstoffen im Stuhl, hoher Plasmaeisenumsatz bei nur geringem Einbau in die zirkulierenden Erythrozyten.
pBB: Anisozytose, Poikilozytose.

Megaloblastäre Anämien:

Pg.: Störung der Kernreifung

Ae.: Mangel an Vit. B 12 oder Folsäure.

Di.: pBB: Erythrozyten sind größer und hömoglobinreich (hyperchrom), Anisozytose, Poikilozytose, übersegmentierte (6-7-segmentige) neutrophile Granulozyten, MCV meist über 120 μm^3, Panzytopenie.

mBB: Charakteristische Megaloblasten (feine Kernstruktur, großes Zytoplasma), Riesenstabkernige. Die effektive Erythrozytopoiese ist gering.

Sy.: Schleimhautveränderungen (Huntersche Glossitis = Atrophie der Zungenoberfläche.

Perniciöse Anämie

Vo.: Häufigste Form einer megaloblastären Anämie. Meist nur bei Älteren über 60.

Ae.: Magenerkrankung: Immunologische Störung → zirkulierende Antikörper → atrophische Magenschleimhaut → der Magensaft enthält keine Salzsäure mehr (auch nach Stimulation nicht). Vit. B 12-Mangel, da auch der Intrinsic Factor fehlt.

Sideroachrestische Anämie

Ae.: Störung der Hämbildung. Ein Enzymdefekt verhindert den Einbau des Eisens.

Folgen: Hypochrome Anämie

ANÄMIEN MIT VERMINDERTER ZELLBILDUNG

Ae.: Ungenügende Stimulation des KM durch Erythropoietin, Markschädigung oder Eisenmangel.

Di.: mBB: Die Zellzahl im roten KM ist vermindert oder höchstens leicht vermehrt.

pBB: Retikulozytopenie

Serum: Bilirubin normal oder erniedrigt

Ist der Eiseneinbau in die Erythrozyten:
vermindert → Aplastische Anämie
normal → Renale Anämie
erhöht → Eisenmangel

Aplastische Anämien

Def.: Verminderte Erythrozytenproduktion im KM

Ae.: Verödung des KM (z.B. Marmorknochenkrankheit, Strahlen), toxische Schädigung

Di.: Panzytopenie

Eisenmangel-Anämie

Ae.: Vermehrte Eisenverluste (z.B. Menstruation)
Vermehrter Eisenbedarf
Verminderte Eisenresorption (bei Atrophie der Dünndarmzotten, z.B. bei Sprue)
Verminderte Eisenzufuhr (kommt bei uns kaum vor)

Di.: hypochrome, mikrozytäre Erys
Serum: Eisen ↓, EBK ↑

DD.: Sideroachrestische Anämie. Bei ihr ist das Serumeisen hoch.

Renale Anämie

Ae.: Mangel an Erythropoietin (wird in der Niere gebildet und stimuliert die Erythropoese).

1.4.2 BLUTUNGSNEIGUNG

Syn.: Hämorrhagische Diathese

Def.: Abnorme Bereitschaft zu Blutungen, spontan oder nach geringen Traumen. Verstärkte oder verlängerte Blutungen.

Ursachen:

1. Gerinnungsstörungen

Koagulopathien und Fibrinolytische Zustände.

- Aktivitätsverminderung gerinnungsfördernder Substanzen
- Aktivitätsvermehrung gerinnungshemmender Substanzen
- Vermehrung fibrinolytischer Enzyme

1.1 Hereditär: Hämophilie A oder B
v. Willebrandt-Jürgens-Syndrom (VIII - Mangel)
seltenere Formen

1.2 Erworben: Prothrombinmangel (Hypoprothrombinämie)
(Vit.K-Mangel, gestörte Leberfunktion)
Verbrauchskoagulopathie
Hyperfibrinolyse
Hemmstoffe (Immunglobuline Ig G, Ig A,
Hyperparaproteinämie, Dysproteinämie)
Antikoagulantientherapie mit Cumarinderivaten

2. Thrombozytenstörungen

- Thrombozytenzahl vermindert (normal 150 000 - 300 000 /mm^3)
- Thrombozyten funktionell verändert

Bildungsstörungen - Umsatzstörungen

2.1 Thrombopenie: M. Werlhoff (idiopathische),
myelogene (Knochenmarksschädigung),
postinfektiöse, allergische, toxische,
neoplastische, bei Hyperplenismus,
intravasaler Gerinnung, Thrombose.

2.2 Thrombozytose: Angeborene Formen sind sehr selten:
Wiskoff-Aldrich-Syndrom
(nur ♂, normale Megakaryozyten),
Fanconi-Syndrom (amegakaryozytär)

Chronisch myeloische Leukämie,
Polycythaemia vera, Knochenmarkskarzinose,
Osteomyelosklerose, idiopathische Thrombocythaemie, neoplastische Wucherung des thrombozytenbildenden Gewebes.

2.3 Thrombopathie: (Störung der Plättchenfunktion):
Thrombasthenia Glanzmann-Naegeli (hereditär),
Urämie, Hypergammaglobulinämie, Makroglobulinämie, Kryoglobulinämie.

3. Gefäßstörungen

• Wand durchlässig oder leicht zerreißlich:

3.1 Senile Purpura, Hypertonie, infektiös, toxisch.

3.2 rheumatisch-allergisch: Purpura Schönlein-Hennoch,
Purpura Majocchi

3.3 Vit. C-Mangel

3.4 M. Osler = hereditäre hämorrhagische Teleangiektasie

3.5 Ehlers-Danlos-Syndrom (Überstreckbarkeit der Gelenke)

Diagnostische Maßnahmen:

Anamnese: Erbkrankheit?, Systemerkrankung?, Medikamente?, Blutungsübel bekannt?, Blutungstyp (wo und wohin blutet es?).

Blutungszeit: einfache grobe Prüfung nach Duke (Stich ins Ohrläppchen und in Glas mit warmen Wasser laufen lassen. Normalerweise reißt der Faden nach ca. 2 Min. ab).

Quicktest: = Prothrombinzeit. Bestimmung der Gerinnungszeit unter Überschuß von Thrombokinase und Calcium. Erfaßt Mangel an Faktoren V, VII und X (Extrinsic System). Ein normaler Quick schließt also eine Koagulopathie durch die Faktoren VIII, IX (Hämophilien A und B), XI und XII nicht aus.

Thrombinzeit: Mischung des Plasmas mit einer Standardmenge Thrombin. Eine Verlängerung zeigt an: Fibrinogenmangel, Fibrinogenspaltprodukte (die gerinnungshemmend wirken) und Antikoagulantien (wird daher auch zur Überwachung der Heparintherapie angewandt).

Partielle Thromboplastinzeit:

= PTT. Zentrifugiertem (= plättchenarmen) Citratplasma wird Calcium und ein Kaolin-Thrombozytengemisch zugesetzt. Damit entdeckt man Defekte des Intrinsicsystems (VIII, IX, XI und XII) sowie die Faktoren V und X.

Rumpel-Leede-Versuch:

Mit der Blutdruckmanschette am Oberarm 5 Min. stauen. Ist die Thrombozytenfunktion gestört, treten an der Ellenbeuge und am Unterarm punktförmige Blutungen auf.

Thrombozytenzahl:

Flächenförmige Blutungen → Koagulopathie
Punktförmige Blutungen → Thrombozytopenie

Gezielter Untersuchungsgang	Verdacht
1. Blutungszeit oder Gerinnung > 3 min.	Koagulopathie
2. Thrombozytenzahl < 50 000 = < Norm oder > 500 000 = über der Norm	Thrombozytäre Störung
3. Gerinnung und Thrombozytenzahl normal	Vaskuläre Störung
4. Quickwert erniedrigt	Leberstörung
5 a. PTT ↑, Quick normal b. Faktoren VIII und IX bestimmen	Hämophilie
6. Evtl. weitere Faktoren bestimmen	

1.4.3 E O S I N O P H I L I E

Def.: Vermehrung der eosinophilen Leukozyten über 4% hinaus.

Krankheiten bei denen Eosinophilie beobachtet wird:

- Allergische Erkrankungen (Asthma, Heuschnupfen, u.a.)
- Wurminfektionen ins Blut (Filariose, Bilharziose, u.a.)
- Biß der Schwarzen Spinne
- Endocarditis fibroplastica Löffler
- Periarteriitis nodosa, Hypersensitivitätsangiitis Zeek
- Scharlach
- Erythema multiforme
- Dermatitis exfoliativa, Dermatitis herpetiformis
- Ekzema, Pemphigus, Psoriasis
- Echinokokkus, Trichinose
- Hepatitis
- maligne Tumoren
- Lymphogranulomatose
- Lympho- und Retothelsarkomatosen
- Leukämien (CML), Retikulose
- Eosinophiles Knochengranulom
- nach Splenektomie
- nach Parasympathicomimetika

Diagnostische Maßnahmen: Differential Blutbild

E O S I N O P E N I E

Eine Verminderung der Eosinophilen findet man:

- am Höhepunkt fast aller bakteriellen Infektionen (besonders bei Typhus, Diphtherie, Salmonellosen, Pneumonie, Peritonitis, Sepsis, Miliar-Tbc)
- im anaphylaktischen Schock
- in Streßsituationen (Schock, Schüttelfrost, Epileptischem Anfall, Koliken, Geburten, Coma diabeticum, coma uraemicum, Haemolysen)
- M. Cushing
- Akuter Leukämie

- schwerer unbehandelter Perniziosa (Biermer'scher Anämie)
- nach Adrenalin und Glukokortikoiden (z.B. beim Thorn-Test*)
- Akromegalie
- Lupus erythematodes

Positiver Ausfall, d.h. Verminderung der Eosinophilen um mehr als 50% deutet auf funktionstüchtige Nebennierenrinde hin. Negativer Ausfall ergibt den Verdacht auf primäre NNR-Insuffizienz.

---

* Thorn-Test: Zählung der Eosinophilen nach ACTH - Gabe ACTH bewirkt vermehrte Glukokortikoidausschüttung. Glukokortikoide machen Eosinopenie.

1.4.4 LEUKOPENIE

Def.: Zu wenig Leukozyten im peripheren Blut.

1. durch verminderte Ausschwemmung aus dem Knochenmark (Knochenmarksinsuffizienz)
2. durch beschleunigtes Verschwinden aus der Blutbahn (Hypersplenie)

Ursachen:

Markhypoplasie durch ionisierende Strahlen, Cytostatika, Benzol.
Beschleunigter Abbau im peripheren Blut durch:

- Medikamente (Pyramidon, Antikonvulsiva, Thyreostatika)
- bakterielle Toxine (Sepsis, Typhus, Paratyphus, bei Tbc nur die miliare und Milz-Tbc)
- Viren (Masern, Röteln, Mumps, Grippe)
- Histoplasmose, Malaria
- Erkrankungen (L. Erythematodes)

Splenomegalie bei:

- Leberzirrhose
- Thrombose der V. lienalis oder V. portae
- M. Boeck
- M. Gaucher, M. Felty usw.

Diagnostische Maßnahmen:

- Blutbild und Differentialblutbild, vor allem Betrachtung der Neutrophilen (Leukopenie ist praktisch immer eine Neutropenie).
- Knochenmarkbiopsie

.4.5 LEUKOZYTOSE

Def.: Vermehrung der Leukozytenzahl.
Normal 5000 - 10000 pro mm^3 bei Erwachsenen

Überblick der Leukozyten:

Zellart	Funktion	wo
Granulozyten (neutrophile, eosinophile, basophile)	phagozytieren Bakterien	KM, Blut, Gewebe
Monozyten	phagozytieren Bakterien und Protozoen	
Lymphozyten Plasmazellen	Synthese von Antikörpern	LK, Milz, RES, Leber, KM

Bei der Leukozytose unterscheidet man noch nach der relativen Häufigkeit der unterschiedlichen leukozytären Zellen.

Neutrophile Leukozytose:

- Akute bakterielle Infektionen, besonders durch Kokken, E.coli.
- Akute Intoxikationen
- Coma diabeticum
- Coma Uraemicum
- Plötzliche Schmerzereignisse (Herzinfarkt, Koliken, Traumen, usw.)
- Akute Blutung, Schock
- Epileptische Anfälle
- Rasch wachsende maligne Tumoren, Knochenmetastasen, Hodgkin-Sarkom.

Keine neutrophile Leukozytose zeigen: Malaria, Viruserkrankungen, viele Formen der Tbc.

Alkalische Leukozytenphosphatase:

↓ bei CML, Eisenmangelanämie, sideroachrestische Anämie

↑ bei Bakterien, Stress, Akuter Leukämie, Lymphatischer Leukämie

Eosinophile findet man hauptsächlich bei: (s.S. 193)

- Allergischen Erkrankungen
- Parasitären Erkrankungen
- Tumoren der Ovarien, Knochen, serösen Häute

Eosinophile fehlen bei: Masern, Typhus abdominalis, M. Cushing

Lymphozytose

- Im Verlauf vieler Infektionskrankheiten
- Leitsymptom einiger akuter und chronischer Krankheiten: Lymphotrope Virusinfekte: M. Pfeiffer, Lymphocytosis infectiosa, Katzenkratzkrankheit, Hepatitis epidemica, Keuchhusten, primär-chronische Polyarthritis, manche Tuberkulosen, einige Infektionsherde.
- Wird ferner beobachtet bei: M. Addison, Hyperthyreose, HVL-Insuffizienz
- Als "Morgenröte" bei manchen Krankheiten, deutet sie die Genesung an.

Lymphozytopenie findet man bei

- Lymphogranulomatose, Lymphosarkomatose, Lymphknoten-Tbc
- Stresszuständen (passager)
- Corticoidüberdosierung (endogen oder exogen)
- Röntgentherapie

Monozytose findet man bei

- Endocarditis lenta
- M. Pfeiffer
- M. Bang, Malaria, Scharlach, Typhus, Flecktyphus, Tbc (aktiven Formen), Variola, Parotitis, Listeriose
- Agranulozytose (als Ersatzmonozytose)
- rezidivierenden Allergosen
- chronischer Entero-Colitis

Monozytopenie
hat keine diagnostische Bedeutung

Basophilie findet man bei

- chronischen Myelosen (Frühsymptom!)
- Osteomyelosklerose
- Myxödem

Basophilopenie
geht fast immer mit Eosinopenie einher (s.S. 193)

Plasmazellen
vor allem bei Rubeolen und Hepatitis epidemica

Di.: Differentialblutbild

Physiologischer Bereich der Leukozytenarten

	Zellen/mm^2	%	%	Unterteilung in
Leukozyten	4000 - 10000	100		
Granulozyten (Neutrophile)		50 - 75	50 - 73 0 - 2	Segmentkernige Stabkernige
Eosinophile		1 - 4		
Basophile		0 - 2		
Monozyten		2 - 5		
Lymphozyten		25 - 35		

Abweichungen davon oder das Auftreten anderer Vorstufen sind als pathologisch anzusehen.
Leukozytose ist vorwiegend eine Vermehrung der segmentkernigen Neutrophilen, weil sie bereits 50-75% aller Leukozyten ausmachen. Eine Vermehrung der prozentual geringeren Formen drückt sich meist nicht in einer allgemeinen Leukozytose aus.

Von Linksverschiebung spricht man bei einer Vermehrung der Stabkernigen (> 12%) und weiterer Vorstufen.
Leukozytose tritt bei vielen Erkrankungen auf. Sie ist stark vom Verlauf abhängig, weswegen sie stets in engem Zusammenhang mit dem Krankheitsverlauf gesehen werden muß.

Das Differentialblutbild gestattet somit Rückschluß auf den Verlauf einer Krankheit.

1. Neutrophile Kampfphase (gegen eindringende Erreger)
   Neutrophile Leukozytose, Linksverschiebung, Eosinopenie, Lymphopenie. Am Anfang einer Infektion.

2. Monozytäre Abwehrphase
   Monozytose als Zeichen der Aktivierung des RES. Beginn der Immunisierung. Höhepunkt einer Erkrankung.

3. Heilphase
   Eosinophilie und Lymphozytose zeigen die Heilphase an. "Morgenröte", wenn die Eosinophilen wieder auftauchen.

1.4.6 LYMPHKNOTENSCHWELLUNG

Ae.: Entzündlich oder durch Tumor bedingt.

Ursachen: vielfältig

1. Entzündlich

   Lokal:

   Akute Begleitadenitis bei unspezifischen Entzündungen.
   Alte narbig indurierte LK.

Spezifische Entzündungen bei:	Tbc, Lues I, Diphtherie, M. Crohn, Angina Plaut-Vincent, Listeriose, Katzenkratzkrankheit, Lymphogranuloma inguinale, Ulcus molle, Herpes genitalis.

   Generalisiert:

Infektionen durch Bakterien:	Sepsis, Tbc, Lues II, Brucellose, Tularämie, Scharlach.
Infektionen durch Protozoen:	Toxoplasmose.
Infektionen durch Viren:	Mononucleosis infektiosa (Pfeiffer Röteln, Masern, Mumps, Hepatitis.
Reaktiv entzündlich:	M. Boeck, Kollagenosen (Lupus erythematodes), Periarteriitis nodosa, M. Whipple, Medikamente.
Speicherkrankheiten:	M. Gaucher, Niemann-Pick, Hand-Schüller-Christian.

2. Neoplastisch

Lokal:

Lokale Tumormetastasen

Lymphogranulomatose Stadium I

Generalisiert:

CLL = chronisch lymphatische Leukämie

Al = akute Leukosen

Lymphosarkomatose, Lymphogranulomatose Stadium > I, Lymphoblastom Brill-Symmers (großfollikuläres), M. Waldenström, Retikulosarkomatose, neoplastische Retikulosen, Paraproteinämien.

Diagnostische Maßnahmen:

1. Anamnese: Seit wann? Wachstum rasch? Schmerzen bei Berührung, nach Alkoholgenuß.
   Hautjucken? Hautausschlag? Fieber? Nachtschweiß?
   Gewichtsabnahme?
   Medikamente (Hydantoin, PAS, Analgetika)?

2. Palpation: Verschieblichkeit gegenüber der Unterlage und der Haut. Miteinander verschmolzen?
   Milz-, Lebergröße.

3. Labor: BKS, Blutbild, Gesamt-Eiweiß, Elektrophorese.

Gezielte Untersuchungen:

Befund	diagnostische Maßnahmen
Lokalisierte LK-Schwellung	Lympheinzugsgebiet auf entzündliche, ulzeröse, neoplastische Veränderungen überprüfen.
Tonsillen entzündet	Abstrich zur bakteriologischen Untersuchung
Eitrig eingeschmolzene LK Eitersekretion aus Fistel	Bakt. U. nach Probepunktion Bakt. U., bes. auf Tbc
Verdacht auf Tbc	Kultur und Resistenzprüfung oder Tierversuch
Generalisierte Lymphome mit Angina	Mononukleose-Test (Paul Bunnel) Blutbild (Mononukleäre Zellen)

Befund	diagnostische Maßnahmen
Retroauriculäre LK	Röteln Toxoplasmose
Verdacht auf Lues	Cardiolipin-Reaktion, Nelson, TPHA
LK-Schwellung mit Fieber	Agglutination auf Brucellosen, KBR und Sabin-Feldmann-Test auf Toxoplasmose
mit septischem Fieber	Blutkulturen-Serie
andauerndes Fieber	LE-Zellen, AHG-Titer
Kratzverl. d. Katze	KBR auf Katzenkratzkrankheit
Abnormes Blutbild (und keine Mononukleose)	Sternalpunktion
Verdacht auf M. Boeck	Tuberkulintest, Leberbiopsie
Lymphombildung mit einfacheren Methoden nicht abzuklären	PE und histologische Untersuchung
Abklärung einer Lymphogranulomatose zur Stadieneinteilung	Labor: Kreatinin, Transaminasen, AP, Fe, Cu, Ca, Ig. Rö.: Thorax-Durchleuchtung, Tomographie, Urographie. Knochen: Schädel, Brust, WS. Szintigraphie: Milz, Leber, Knochen Lymphangiographie d. abdominalen LK Laparatomie
Verdacht auf M. Gaucher, Pick, Hand-Schüller-Christian	Sternalpunktion Rö.: Skelett, Schädel

1.4.7 POLYGLOBULIE

Def.: Krankhafte Vermehrung der roten Blutkörperchen auf > 6 Mio/mm^3.

Formen:

1. *Polycythämia vera* (Primäre Polyglobulie = idiopathische) Hyperplasie aller Zellen (Erythro-, Leuko-, Thrombozyten). Die Lymphozyten sind relativ vermindert.

2. Symptomatische Polyglobulien (sekundäre)
   2.1 *Stress-Erythrocytose*
   Bei Leuten unter Dauerstress, bei Cushing und bei Alkoholikern.
   2.2 *Anoxämische Erythrocytose*
   Bei äußerem Sauerstoffmangel (Hochgebirge, Neugeborene oder innerem (schwere Herzinsuffizienz, Lungenerkrankungen: Asthma, Tumor, Infiltrationen, Stauungslunge, Stenosen).
   2.3 *Tumor-Polyglobulie*
   Bei Hypernephrom, Kleinhirntumoren, Hepatom und Metastasen im Knochenmark.
   2.4 *Endokrin*
   M. Cushing, Hyperthyreose, NNR-Überfunktion
   2.5 *Bei Vergiftungen*
   CO, As, Fe, Co, Cu, P, Adrenalin

3. *Lokale Stase*
   Venöse Stauung, Unterkühlung, Lähmung, Kapillarneurose = neurozirkulatorische Dystonie, akute hypotone Kreislaufdysregulation

4. *Scheinbare Polyglobulie (durch Bluteindickung)*
   Das Blutplasma wird relativ verringert bei: Erbrechen, Diarrhoe, Schwitzen, Ödemen, Herzinsuffizienz, Hypertonie

Di.: Mundschleimhaut und Skleren violett

DD.:

Bei den sekundären Formen sind die Leuko- und Thrombozyten nicht oder nur wenig erhöht. Es werden auch keine unreifen Zellen ins Blut eingeschwemmt und nur die Erythrozytenzellmasse ist erhöht, nicht das Plasmavolumen.

Bei der P. vera ist die BKS extrem niedrig, die alkalische Leukozytenphosphatase deutlich erhöht (bis zu 400), während sie bei den anderen Formen normal ausfällt (20 - 80).
Bei der P. vera und auch bei der Stress-Polyglobulie findet man Plethora von Haut und Schleimhäuten, bei der anoxämischen Form neben der Zyanose auch Trommelschlegelfinger und Uhrglasnägel.
Bei der P. vera sind die wichtigsten Symptome: Splenomegalie (75%), Hepatomegalie (50%) und sehr dicke Augenfundusvenen.
Diese Symptome fehlen bei den sekundären Formen.
Allen gemeinsame Symptome sind: Schwindel, Kopfschmerzen und abnorme Ermüdbarkeit.

1.5 Wasser- und Elektrolythaushalt, Niere, Urogenitaltrakt

1.5.1 A N U R I E

Def.: Keine Ausscheidung von Harn,
praktisch: < 100 ml/die bei leerer Blase.
(Keine Ausscheidung bei voller Blase ist Harnverhaltung).

Anurie ist das Leitsymptom des ANV (akuten Nierenversagens).

Ae.: Prärenaler und renaler Anurie liegen sekretorische Störungen zugrunde, der postrenalen Anurie eine exkretorische Störung.

Prärenale Ursachen: Schock, Hypotonie, Herzinsuffizienz, Totalinfarkt, Nierenvenenthrombose, beidseitiger Arterienverschluß bei Aortenaneurysma, Volumenmangel, Blutungen, Elektrolytstörungen (K ↓, Na ↓, Azidose), Exsikkose.

Renale Ursachen: Akute Glomerulonephritis (spez. Gewicht hoch und neben Blut viel Eiweiß).
Akutes Nierenversagen (spez. Gewicht niedrig und neben Blut wenig Eiweiß).

Postrenale Ursachen: Steine, Mißbildungen der Ureter und Genitaltumoren (Cervix-Ca, Prostata-Ca, Blasen-Ca).

Bei Anurie sind die Ursachen meist postrenal zu suchen.

Diagnostische Maßnahmen.

Anamnese: Trinkt der Patient genug? Schwitzen? Fieber?
Durchfälle? Erbrechen?
Akutes Versiegen oder langsames Aufhören?
Harnträufeln? (→ Harnverhaltung)
Beschwerden (Koliken, Steine, Nierenschmerzen)

Einfuhr-, Ausfuhr-Bilanz

Zentraler Venendruck

Labor: Kreatinin, Harnstoff, Rest-N, Na, K,
Harnstatus (Sediment: Leukozyten, Erythrozyten, Epithelien, Bakterien. Eiweiß. Spez.Gewicht)

Dem Kreatinin kommt dabei wegen des engen Normalbereichs und der Diätunabhängigkeit die führende Bedeutung zu. Es beginnt anzusteigen, wenn die GFR (glomeruläre Filtrationsrate, normal 125 ml/min) auf 50% reduziert ist. Grobe Schätzung: 100:Kreatinin = GFR (z.B. Kreatinin = 2 mg% → GFR = 100:2 = 50 ml/min). Eine Clearance - Untersuchung ist also bei bereits beginnendem Kreatininanstieg überflüssig.

Palpation: Perkussion der Blase, evtl. Katheterisierung zur DD einer Harnverhaltung. Klopfschmerzhafte Nierenlager?

Cystoskopie

Rektale und vaginale Tumortastung

Röntgen:

1. Leeraufnahme
2. Infusionsurogramm (Röntgenaufnahmen nach Kontrastmittelgabe per Infusion oder i.v.-Spritze kurz nach erfolgter Infusion und nach 10, 20 und 40 Minuten soweit zur Klärung erforderlich).
   Nur bei Kreatinin < 4 mg% verwertbar.

Isotopennephrogramm: (Messung des Aktivitätsverfaufs, seitengetrennt über den Nieren mit einem Strahlendetektor nach i.v.-Injektion von radiojodmarkiertem Hippuran). Es ermöglicht eine differenzierte Beurteilung von Sekretion und Exkretionsphase. Ein erniedrigtes und verzögertes Maximum im Kurvenverlauf der Sekretionsphase findet man ausgeprägt bei Niereninsuffizienz.
Eine eingeschränkte Sekretion deutet immer auf größeren Parenchymausfall hin (z.B. bei Nierenarterienstenose, chronischer Pyelonephritis, Angiolosklerose).

Verzögerte Exkretion tritt auf bei Hindernissen in den Abflußwegen und bei starker Einschränkung des Glomerulumfiltrats.

Der Stauungstyp zeigt eine normale Anreicherung des Hippurans im Nierenparenchym, im Verlauf dann eine Akkumulation ohne Ausscheidung. Ursachen sind: Steine, Ureterstriktur, Tumorkompression, Schockniere

oder Transplantatabstoßung.
Das Isotopennephrogramm ist nur bis zu einem Kreatinin im Serum < 5 mg% interpretierbar.

Nierenbiopsie: Die Indikation dafür ist streng zu stellen und bleibt schwerwiegenden Fragestellungen überlassen, die sich nicht anders abklären lassen (z.b. Amyloidose).

Vgl. Dysurie, Hämaturie, Oligurie, Polyurie, Proteinurie, Pyurie

---

1.5.2 D Y S U R I E

Dysurie ist ein erschwertes fehlerhaftes Wasserlassen "schlecht Harnen". Es ist das Leitsymptom der Blasenentleerungsstörungen:

Symptome:

- erschwertes Harnlassen gegen einen stärkeren Widerstand,
- schmerzhaftes und krampfhaftes Wasserlassen,
- tropfenweises Wasserlassen (Harnträufeln),
- nächstlicher Drang zum Wasserlassen.

Ursachen:

- Harnwegsinfekte
- Prostataadenom, Prostatacarcinom, Prostatitis
- Blasenstein, -tumor, Cystitis
- Harnröhrenstein, -tumor, Gonorrhoe
- Angeborene Stenose, Phimose, Sphinktersklerose
- Neurogen: bei spinalen Prozessen oder Traumen,
  cerebralen Prozessen (Apoplex, Tumor)
- psychisch

Diagnose:

1. Anamnese: Harndrang, Harnträufeln, Nykturie, Miktionsschmerzen, Inkontinenz, Überlaufblase, Fieber?
   Normal ist: Alle 4 Std. ca. 100 ml/Std.
   Nachts weniger. Maximales Fassungsvermögen der Blase ca. 450 ccm.
2. Harnbeschau: makroskopisch und mikroskopisch (Sediment).
   Hämaturie? Geruch? Harnmenge?

Labor: Kreatinin, K, Na, saure Phosphatase, Harnstatus, Uricult

3. Körperliche Untersuchung:
   Palpation von Nierenlager, Ureterverlauf, Blase

4. Röntgen (i.v. Leeraufnahme und Urogramm)

5. Rektaluntersuchung (wichtigste klinische Untersuchung des Urologen: Prostataadenom, -Ca, Blasentumor)

   Prostatabefund: Harte, fest umschriebene Knoten → Carcinom (Die Härte kann aber auch durch Infarzierungen, lokale Entzündung, Granulom, Steine, Tbc verursacht sein).
   Weiche diffuse Vergrößerung → Adenom.

6. Cystoskopie (nur strenge Indikation, z.B. Blasenprozeß, Blasensteine, Harnröhrenprozeß).

7. Biopsie: Nur die Biopsie erlaubt die Diagnose eines Prostata-Ca und ist bei Verdacht darauf immer angezeigt.

8. Neurologische Untersuchung:
   ZNS-Störungen: z.B. Parkinson,
   Degeneration im Hinterstrang
   → neurogene Blase, schlaffe Blasenlähmung beim Querschnittssyndrom.

Vgl. Anurie, Hämaturie, Oligurie, Proteinurie, Polyurie, Pyurie.

3 EXSIKKOSE

Def.: Flüssigkeitsverminderung des Organismus, Austrocknung.

Die Ausscheidung von Flüssigkeit aus dem Körper erfolgt über:

- Nieren
- Magen - Darm
- Lungen
- Haut

Die Regulation hat viele Möglichkeiten:

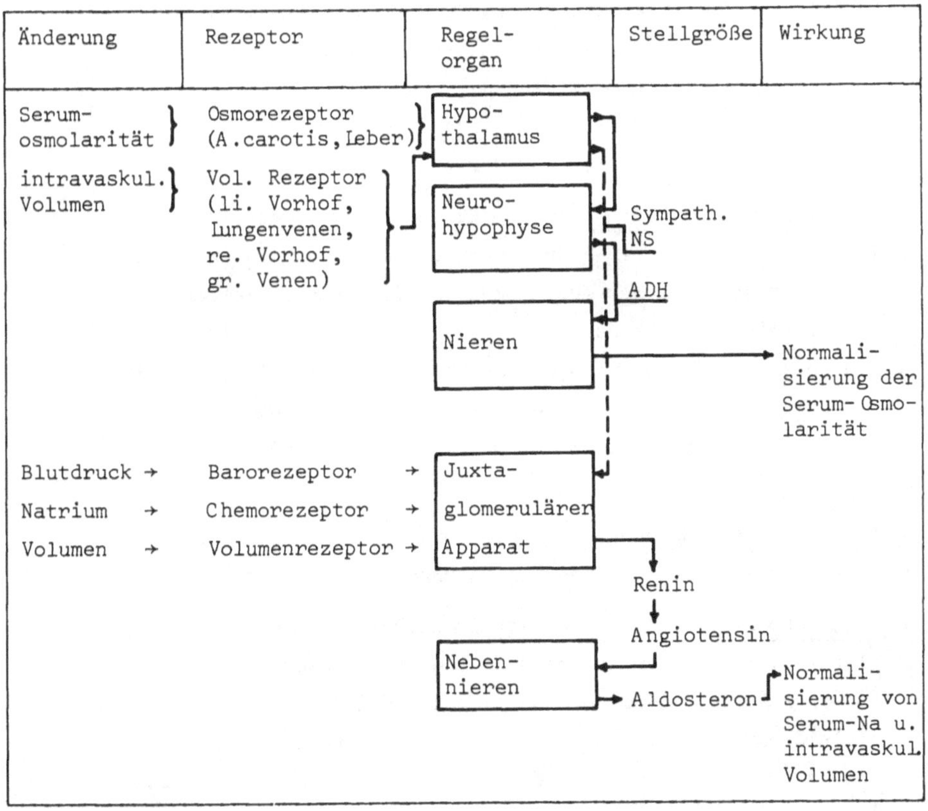

Der ADH (Adiuretin = Antidiuretisches Hormon) -Mechanismus ist vorwiegend natriumgesteuert, der Aldosteron-Mechanismus vorwiegend volumengesteuert.

Volumen und Osmolarität im Extrazellulärraum sind eng mit dem Wasser- und Natriumhaushalt verknüpft, die wiederum eine enge Beziehung zum Säure-Basenhaushalt und den übrigen Elektrolyten haben.

Die Dehydrationszustände werden nach der Osmolarität bzw. dem Serum-Natrium eingeteilt in:

Isotone Dehydration (Natrium- und Volumenmangel)
Natriumverluste haben eine Verminderung des extrazellulären Volumens zur Folge. Trotz absolutem Mangel an Natrium ist das prozentuale Serum-Natrium normal. Das Intrazellulärvolumen bleibt daher unbeeinflußt.

Ursachen:

Gastrointestinal: Erbrechen, Durchfälle, Fisteln, Drainage.

Renal: Primär: Chronische Pyelonephritis, polyurische Phase des akuten Nierenversagens, Salzverlust-Nephritis.

Sekundär: Diuretika, Nebenniereninsuffizienz (M. Addison). Selten ist das zerebrale Salzverlustsyndrom.

Hypotone Dehydration (mehr Na- als Volumenmangel)
Bei einer bedrohlichen Reduzierung des extrazellulären Flüssigkeitsvolumens geht der Organismus von der Osmoregulation ab und retiniert freies Wasser.
Andererseits tritt eine hypotone Dehydration als Folge einer isotonen Dehydration auf, wenn Wasser zugeführt wird.
Die Folge ist stets ein Einstrom von Wasser in die Zellen.

Ursachen:
Die häufigsten Ursachen sind die verschiedenen Formen der gastrointestinalen und renalen Natriumverluste.

Hypertone Dehydration (etrazelluläre Volumenverminderung)
Starker Verlust oder mangelnde Zufuhr von freiem Wasser führt zu einer Verschiebung von Wasser aus den Zellen in den Extrazellulärraum. Es besteht hier eine Verminderung von Extra- und Intrazellulärvolumen. Das absolute Natrium kann dabei normal, vermindert oder auch erhöht sein.

Sy.: Zeichen der intrazellulären Entwässerung: trockene Schleimhäute, verminderter Speichel, Oligurie, Durst, Temperatur ↑, Delir, Koma.

Ursachen:

1. Mangelnde Zufuhr an Wasser (Schwerkranke, Stenosen im oberen Magen-Darm-Trakt, gestörte Durstempfindung durch Läsionen im 3. Ventrikel).

2. Starke, nicht kompensierte Verluste (Schwitzen, Hyperventilation, Nephropathien mit Polyurie, Erbrechen, Durchfälle).

3. Endokrine Störungen (Diabetes mellitus → osmotische Diurese, Diabetes insipidus bei ADH-Mangel).

Diagnostische Maßnahmen:

Labor: Natrium, Eiweiß. Hb, Hkt, Elektrophorese (bei Albumin < 2 g/l reicht der onkotische Druck nicht mehr aus, Flüssigkeit tritt aus den Gefäßen ins Gewebe).

Dehydration	Störung	Na	EW	Hb	Hkt
Isotone	Flüss.-mangel		erhöht	erhöht	erhöht
	Blutmangel	normal	erhöht	normal	normal
	Plasmamangel		normal-erniedr.	erhöht	erhöht
Hypotone	Na-mangel	erniedrigt	erhöht	erhöht	stark erhöht
Hypertone	Wassermangel	wenig erhöht	erhöht	erhöht	wenig erhöht

Blutdruck: arterieller RR und zentraler Venendruck ZVD

Einfuhr - Ausfuhr - Bilanz

Körpergewicht täglich kontrollieren (Aszites? Ödeme?)

Röntgen: Thorax (Lungenstauung? Erguß?)

Inspektion: Hautturgor, Zunge, Schleimhäute

1.5.4 GENITALBLUTUNGEN

Ursachen:

- Verletzungen
- Entzündungen
- Polypen
- Carcinome (Vulva-, Scheiden-, Portio-, Collum-, Corpus-)
- Druckulcus bei Prolaps
- Ektopie der Portio
- Endometritis
- Dysfunktionelle Blutungen, Blutungsanomalien

Art, Ort, Zeit der Blutung	Hinweis auf
Blutung in der Postmenopause oder im Senium	1. bösartig (∿ 50%) Corpus-Ca (am häufigsten im Alter) Collum-Ca (am häufigsten vor der Menopause) Vulva-Ca, Scheiden-Ca (Alter 60-80) 2. gutartig (∿ 50%) Polyp (Cervix, Urethra) Colpitis senilis Ektopie der Portio Druckulcus bei Prolaps Sporadische Menstruation
Blutung aus dem Uterus	Corpus-Ca (30-70%, je älter desto häufiger) Cervix-Ca (Portio und Collum, 50%) Sarkome (25) Polypen Endometritis Ovarial-Ca, intraabdominelle Blutungen glandulär-zystische Schleimhautveränderungen arteriosklerotische Gefäßveränderungen
Dysfunktionelle Blutung (länger als 7 Tage, stärkere Blutung)	Follikelpersistenz (besonders kurz nach der Menarche)
Blutungsanomalien im Klimakterium	meist Follikelpersistenz Polypen, Myome, Abort

Diagnostische Maßnahmen:

Inspektion, *Spekulum*, *Kolposkopie*
Palpation, vaginal und rektal
Abstrich
Abrasio, besonders bei dysfunktioneller Dauerblutung
Knipsbiopsie (dient nur zur Vororientierung)
Probeexzision
Konisation nach Sichtbarmachung der verdächtigen Stellen mit der Schillerschen Jodprobe

DD.: Blutung aus den Harnwegen, Hämaturie

HÄMATURIE

Hämaturie ist immer als schwerwiegender Befund aufzufassen, der Abklärung erfordert.

Mikrohämaturie: Erythrozyten lassen sich im Urin nachweisen, der makrooptisch dadurch jedoch nicht verändert (ungetrübt und ungefärbt) erscheint.

Makrohämaturie: Braunrote (leichte Form) bis blutrote Färbung des Urins durch massenhaft Erythrozyten. Eine dunkelbraune Farbe deutet auf Hämoglobinurie hin.

Diagnose:

1. Nachweis von Blut im Harn mit Schnelltesten (Stix).
2. Sediment: Quantitative Bestimmung der Erythrozyten, Suche nach Erythrozytenzylindern (→ glomeruläre Schäden) und anderen pathologischen Bestandteilen.
3. Schnellteste auf andere pathologische Urinbestandteile gegehören zum allgemeinen Status.
4. Dreigläserprobe: Harn zu je 1/3 in 3 Gläser lassen und betrachten.
   a. Sind alle 3 Gläser gleich blutig, liegt die Blutungsquelle oberhalb der Blase.
   b. Ist das 3 Glas besonders blutig, liegt die Blutungsquelle in der Blase, da das sedimentierte Blut erst am Schluß ausgepreßt wird.

c. Die 1. und 3. Portion ist besonders verfärbt bei Blutungen aus dem Pars prostatica.
d. Folgt der Miktion reines Blut, so blutet es aus dem hinteren Teil der Harnröhre.
e. Geht schon anfangs reines Blut ab, so blutet es aus dem vorderen Teil der Harnröhre.

Diese Probe wird analog bei der Pyurie angewendet.
Zur exakten Lokalisation ist jedoch die Endoskopie erforderlich, die bei Hämaturie indiziert ist (nicht bei der akuten Cystitis).

5. Anamnese: Vereinzelte Erythrozyten (3 pro Gesichtsfeld bei 40 x) sind, besonders bei Männern, als normal anzusehen.
Bei großer körperlicher Anstrengung (Sport) kann sogar eine deutliche Hämaturie auftreten.
Ferner ist immer eine sorgfältige Schmerz- und Miktionsanamnese durchzuführen.

Makrohämaturie

Massive Blutungen zeigen sich bei:

Nierentumoren	
Cystennieren	alle 3 Gläser gleich blutig
Nierentuberkulose	
Blasentumoren	
Blasentuberkulose	3. Glas am blutigsten
Prostataleiden	

Hämorrhagische Diathese und Antikoagulantienbehandlung (alle 3 gleich).
Mittelstarke Blutungen zeigen sich außer den bereits genannten Fällen bei:
Allen Formen von Nephritiden
Hydronephrosen
Hämorrhagische Cystitis
Blasensteine
Bilharziose

Die Mikrohämaturie ist als Befund bei so vielen Krankheiten vorhanden, daß ihr allein keine große differentialdiagnostische Bedeutung zukommt. Ursachen sind neben den unter der Makrohämaturie genannten auch:
Glomeruläre Nephritiden
Nierenbecken- und Ureterstein (Nephrolithiasis)

Niereninfarkte

Nierenvenenthrombose

Periarteriitis nodosa

Blasenstein

Weitere diagnostische Möglichkeiten:

- Infusions-Urogramm
- Sonografie (besonders bei Tumoren, Cysten)
- Cystoskopie einschließlich PE
- Nierenbiopsie (strenge Indikation)
- Rektale Untersuchung
- Labor: Kreatinin, saure Phosphatase

Symptome (außer Hämaturie)	Hinweis auf
Trias: Pollakisurie (oft und wenig) Strangurie (schmerzhaft) Pyurie (Urin eitrig getrübt) (ohne Pyurie keine Cystitis)	akute Cystitis
Pollakisurie Strangurie keine Pyurie	Blasensteine Blasentumoren Prostataadenom Harnröhrenstriktur
Makrohämaturie (bei 3-Gläser-Probe 3. Portion am blutigsten)	Blasentumor
Makrohämaturie (alle 3 Gläser gleich blutig)	Nierentumor Nierencyste
Makrohämaturie Hypertonus Ödeme	AGN (akute Glomerulonephritis)
Unterbrechung oder Veränderung des Harnstrahls durch Bewegung provoziert	Blasenstein
Schmerzhafte Miktion brennend-bohrendem Dauerschmerz in der Blasengegend Monatsrhythmus	Endometriose

Symptome (außer Hämaturie)	Hinweis auf
Erschwerte Blasenentleerung Miktionsbeginn verzögert Vermehrtes Miktionsbedürfnis (bes. nachts) Druckgefühl im Mastdarm Ischuria paradoxa	Prostataadenom Prostata-Ca
Erschwerte Blasenentleerung platter, gedrehter, geteilter Strahl Kein verzögerter Miktionsbeginn	Harnröhrenstriktur (Go, Tbc, Infektion, Tumor?)

1.5.6 HARNINKONTINENZ

Def.: Unwillkürlicher Harnabgang

Ursachen:

- *Neurogen:* Lähmung des sphincter vesicae
  - Rückenmark (Tumor, Trauma bis in Höhe der Cauda equina und des Conus medullaris, ferner: MS, Tabes, Myelitis, Syringomyelie, spast. Lateralsklerose)
  - cerebral (Apoplex, Tumor, Anfallsleiden)
  - funktionell (Neurose, Psychose, Hysterie)
  - Reizblase
- *Trauma* Verletzung der Sphincter
  Verletzung der Nn pelvicus oder pudendus
- *Angeborene Fehlbildungen:* Spina bifida, Meningocele;
  Epispadie, Hypospadie,
  Urachusfistel, Exstrophia vesicae.
  Blasenhalsstenose
- *Urolithiasis* Steine im Bereich der Sphincter

- *Gynäkologisch*
  - Descensus uteri et vaginae (häufig mit Cystocele und Urethrocele)
  - Ureter-Scheidenfistel (Urinabgang durch die Vagina)
  - Uterustumoren (bes. schwere Myome)
  - Gravidität, auch nach Geburtstraumen

Graduierung:

1. Tropfenweiser Urinabgang beim Husten, Niesen, Lachen
2. Urinabgang beim Sport (Laufen, Springen) oder ähnlichen Anstrengungen
3. Ständiger Urinabgang auch in Ruhe

DD.: Enuresis nocturna oder diurna

Diagnostische Maßnahmen

- Harnstatus, Uricult
- Cystoskopie, Uretroskopie
- Uretro-Cysto-Tonometrie
- Infusions-Urogramm
- Gynäkologische Untersuchung
- Neurologische Untersuchung

1.5.7 HYPERKALZÄMIE

Normalwert		
	Ca i.S.	2,3 - 2,7 mmol/l (4,6 - 5,4 mval/l)
	Ca i.U.	2,5 - 10,0 mmol/24 h

<u>Klinische Symptome bei Hyperkalzämie</u>:

Gastrointestinal:
- Inappetenz, Gewichtsverlust
- Erbrechen, Übelkeit
- Obstipation
- Leibschmerzen

Renal:
- Polyurie, Polydipsie (vasopressinresistent)
- Konzentrationsfähigkeit vermindert
- Nephrolithiasis (bei Hyperparathyreoidismus)

Neurologisch:
- Verwirrtheit, Apathie, Somnolenz, Koma
- Muskelschwäche, neuromuskuläre Untererregbarkeit

Schwere Symptome deuten auf hyperkalzämische Krise hin.

<u>Ursachen</u>:

1. Osteolyse bei Parathormonüberschuss
   - primärer Hyperparathyreoidismus (infolge Hyperplasie, Adenom, Carcinom der Nebenschilddrüse)
   - Andere parathormonbildende Tumoren (Bronchus-Ca, hypernephroides Nieren-Ca)
   - Tertiärer Hyperparathyreoidismus
2. Osteolyse bei Skelettmetastasen (häufigste Ursache von Hyperkalzämie)

   besonders bei: Mamma-Ca, Schilddrüsen-Ca, Nieren-Ca, Bronchus-Ca, Prostata-Ca, Uterus-Ca, Plasmozytom, multiples Myelom, Leukämien und maligne Lymphome mit Knochendestruktion.
3. Osteoporosen
   - Immobilisation → Inaktivitätsosteoporose, besonders wenn zusätzlich eine Kalcium-Mobilisation stattfindet (Fraktur, M. Paget, Vit-D-Überschuß)

4. Erhöhtes Kalzium - Angebot
   • Vit D - Hypervitaminose
     (übermäßige Zufuhr oder Überempfindlichkeit.
     Bei M. Boeck genügt eine Sonnenbestrahlung um
     Hyperkalzämie auszulösen.)
   • Milchtrinker und Alkali-Syndrom (Burnett)
     Bei erhöhter Milchzufuhr oder Gabe alkalischer Mittel,
     wie $NaHCO_3$, $CaCO_3$.
     Di.: Hyperkalzämie und Hypokalzurie

5. Hyperthyreose
   Vor allem bei der Thyreotoxikose gibt es immer eine Hyperkalzurie, gelegentlich auch eine Hyperkalzämie.

6. Hypokortizismus
   (Resorption im Darm ↑, renale Elimination ↓
   • abrupter Abbruch einer Kortikoidtherapie
     oder ACTH - Gabe
   • Morbus Addison
   • nach beidseitiger Adrenalelektomie
   • Nebenniereninsuffizienz

<u>Diagnostische Maßnahmen</u>:

Labor: Ca i.S. und i.U. (erhöht)
Phosphat i.S. (erniedrigt), i.U. (erhöht)
AP (alkalische Phosphatase, erhöht i.S.)
Eiweiß, Elektrophorese, Immunelektrophorese
Kreatinin, Harnstoff, K, Na
Hydroxyprolin i.U. (↑ bei Hyperparathyreose)
Parathormon i.U.
cAMP

Infusions-Urogramm (am ehesten weist Urolithiasis auf den Hyperparathyreoidismus hin)

Röntgen: Skelett (z.B. Usuren = Bürstenbesatz der Corticalis der Phalangen, Mottenfraßschädel, pinselartige Stummel an den Phalangenenden, Zysten in den Röhrenknochen, allgemeine Osteoporose)

EKG: QT - Verkürzung (nicht immer), Bradykardie (bei sehr hohen Ca-Werten)

Szintigraphie des Skeletts

Knochenbiopsie

Selektive Arteriographie des Truncus thyrocervicalis (nur falls operative Tumorsuche erfolglos war).

1.5.8 HYPOKALIÄMIE, HYPERKALIÄMIE

Allgemeines zum Kaliumstoffwechsel:

Kalium ist hauptsächlich für den intrazellulären Raum zuständig (Natrium für den extrazellulären).

Aufgaben des Kaliums:

- Volumenregulation in der Zelle
- Neuromuskuläre Erregung
- Protein- und Glykogensynthese
- Aktivierung von Enzymen

Während Hyperkaliämie hauptsächlich Myokardstörungen verursacht, stehen bei Hypokaliämie neuromuskuläre Erregbarkeitsstörungen der Skelettmuskulatur und der glatten Muskulatur (Darm, Blase) im Vordergrund. Einen Überblick gibt folgende Tabelle:

HYPOKALIÄMIE	
Allgemeinsymptome:	Müdigkeit, Adynamie, Apathie
Neuromuskuläre Erregbarkeitsstörungen	Skelettmuskulatur: Schwäche, Tonusverlust, schlaffe Lähmung
	glatte Muskulatur: Obstipation Darmatonie, paralytischer Ileus Blasenmobilitätsstörung
	Herzmuskel: Tachykardie bis Kammerflimmern erhöhte Glykosidempfindlichkeit

HYPERKALIÄMIE	
Neuromuskuläre Erregbarkeitsstörungen	<u>Skelettmuskulatur</u>: (selten) Parästhesien, Paresen, Schwäche
	<u>Herzmuskel</u>: Bradykardie → Arrhythmie → Kammerflimmern

EKG - Veränderungen:

Kalium i.S.	EKG		Symptome
> 10 mmol/l	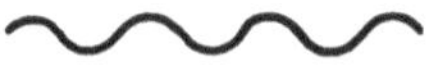		Kammerflimmern Herzstillstand
> 6,5 mmol/l	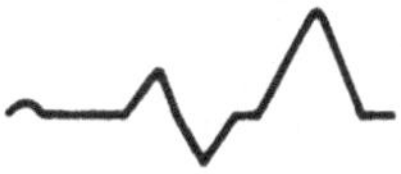	T hoch u. breit QRS breit S plump QT verlängert PQ verlängert P verschwindet	Bradyarrhythmie AV-Block
3,5-5 mmol/l	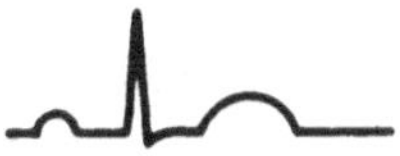	Normalbereich	
< 3,5 mmol/l	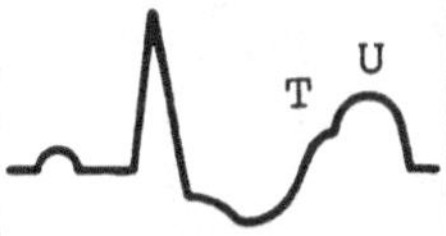	ST-Senkung T biphasisch abgeflacht U-Welle TU-Verschmelzung QT <u>nicht</u> verlängert, evtl. verkürzt	Erhöhte Glykosidempfindlichkeit Tachykardie

Ursachen

Hypokaliämie:

- Ungenügende Zufuhr
  - Unterernährung
  - Kaliumfreie Dauerinfusion

- Erhöhte Verluste
  - gastrointestinal: Erbrechen, Diarrhoe, Laxantienabusus
  - renal: Diuretika
    NNR-Überfunktion (Conn, Cushing, Cortisontherapie)
    Niereninsuffizienz mit Polyurie
    Nephrotisches Syndrom
    Leber-Cirrhose

- Verschiebung extra → intrazellulär
  - Abklingende diabetische Azidose
  - Familiäre paroxysmale Lähmung

Hyperkaliämie:

- Übermäßige Zufuhr

- Ungenügende renale Ausscheidung
  - NNR-Unterfunktion (M. Addison, Hypoaldosteronismus)
  - Anurie

- Verschiebung intra → extrazellulär
  - Zellnekrose, - zertrümmerung, Hämolyse, Leberdystrophie
  - Vermehrter Glykogen- und Proteinabbau (postoperativ, Azidose)

Diagnostische Maßnahmen:

im Serum: K, Na, Cl, Kreatinin
im Harn: K/24 Std

Säure-Basen-Status:

Meßwert	Normbereich	Abweichungen
pH	7,36-7,44	Azidose < 7,36, > 7,44 Alkalose
BE	-2,0- +1,2	negativ = Azidose = Defizit an Basen positiv = Alkalose = Überschuß an Basen
St Bik	22-28 mmol/l	< 22 → metabolische Azidose > 28 → metabolische Alkalose
pCO_2	5,07-5,33 kPa 38 - 40 mmHg	< 5,07 kPa → respiratorische Alkalose > 5,33 kPa → respiratorische Azidose
pO_2	10,0-12,8 kPa 75 - 96 mmHg	

1.5.9 MIKTIONSSTÖRUNGEN

Def.: Störung des normalen Wasserlassens

Formen:

- Anurie = keine Ausscheidung : < 100 ml/die
- Oligurie = verminderte Ausscheidung: < 500 ml/die
- Polyurie = vermehrte Ausscheidung: > 2000 ml/die
- Dysurie = Fehlharnen (schlecht Harnen)
- Pollakisurie = Häufiger als normal harnen (Diurie = nur bei Tag, Nykturie = bei Nacht)
- Algurie = Schmerzen bei der Miktion
- Strangurie = imperativer Harnzwang, krampfartig schmerzhaftes Harnen schon bei geringer Blasenfüllung
- Überlaufblase (Ischuria paradoxa) = nur Harntropfen trotz überfüllter Blase
- Inkontinenz = unwillkürlicher Harnabgang

Ursachen:

Anurie:

prärenal: z.B. im Schock

renal: AGN (akute Glomerulonephritis)
Harn: Spez. Gew. hoch, viel Eiweiß,Blut

ANV (akutes Nierenversagen)
Harn: Spez. Gew. niedrig, wenig Eiweiß, Blut

postrenal: Genitaltumoren, Uretersteine, Mißbildungen

neurogen: Kaudakompression (S2 - S4)

Oligurie:

zu wenig Wasserzufuhr
Ödem-, Aszitesbildung
Endphase einer progredienten Niereninsuffizienz

Polyurie:

ohne erkennbare andere Ursachen (Viel trinken, Diabetes, Diuretika) und spez. Gew. < 1018 deutet Polyurie auf eingeschränkte Konzentrationsfähigkeit der Nieren hin.

Dysurie:

Entleerungsstörungen (Blasensteine, Tumoren, Ureterocelen, Strikturen)

Pollakisurie: Prostatitis (meist nur am Tage)
Reizblase (meist nur am Tage)
Cystitis, Urethritis
Ureterstenose
Verminderte Blasenkapazität
Gravidität

Algurie: Cystitis (Schmerzen setzen bei der Detrusorkontraktion ein, steigern sich am Ende der Entleerung und klingen danach langsam ab)
lokale Entzündung von Blasenhals oder Trigonum (nur terminaler Schmerz)
Stein in der Harnröhre (Schmerzlokalisation dort)

Auch etraversikale Erkrankungen (Appendizitis, Adnexitis) können Algurie verursachen, meist tritt hier der Schmerz erst während der Miktion auf.

Strangurie: bei Obstruktion und gleichzeitiger Entzündung z.B. Prostataabszeß
oder bei interstitieller Cystitis

Überlaufblase: Harnretention bei fortgeschrittener Obstruktion. Der Detrusor vermag aus der übervollen Blase nur noch kleine Portionen auszudrücken. Dies erfolgt in periodischen Kontraktionswellen. Typisch für Prostatahypertrophie, Urethrastrikturen. Auch bei Detrusorlähmung ergibt sich dieser Zustand.

Inkontinenz: Insuffizienz des Sphinkters
Nieren-, Harnleiter-, Blasenfistel
Streßinkontinenz (Springen, Husten, nach Geburten, bei Descensus, Prolaps, nach Prostata - Op.)
Neurogene Blase
Enuresis nocturna

Differentialdiagnostisch wichtige Begleitsymptome sind:

• Fieber, • Hämaturie

• *Fieber* (Höhe, Anstieg, Verlauf) deutet hin auf Entzündung (betroffenes Gebiet, Ausbreitung, Lokalisation). Die einfache Cystitis macht kaum Fieber, die Nephritis dagegen, besonders die durch ein Abflußhindernis verursachte eitrige Nephritis, zeigt schnellen hohen Fieberanstieg bis zum Schüttelfrost. Remittierende Fieberschübe mit täglichen Schüttelfrösten deuten auf einen septischen Verlauf hin. Hypernephrom oder Tbc machen oft nur abendliches Fieber über lange Zeit.

• *Hämaturie* Massenblutung deutet auf Tumor hin, wenn sie schmerzlos erfolgt. Schmerzhafte Massenblutung deutet eher auf Entzündung hin.

Diagnostische Maßnahmen:

Allgemein:

• Palpation der Blase (voll oder leer?)
• Rektale Untersuchung (Prostata, Blasenboden, kleines Becken)
• Gynäkologische Untersuchung (Tumor, Descensus)
• Neurologische Untersuchung (Reithosenanästhesie? Tonus des sphincter ani herabgesetzt? Fehlt der Bulbokavernosusreflex?
  - bei Kompression von Glans oder Klitoris müssen sich normalerweise der sphincter ani und der Bulbokavernosus kontrahieren -)

• Labor: BKS, Harnstatus und Sediment, Harnkultur, kleines Blutbild, Kreatinin

Gezielt:

• Infusionsurogramm (bei Verdacht auf Abflußhindernisse)
• Isotopennephrogramm (bei Verdacht auf seitenungleiche Nierenfunktion)
• Restharnbestimmung (strenge Indikation, nur wenn anders nicht zu beurteilen)
• Cystoskopie (strenge Indikation)

1.5.10 O L I G U R I E

Def.: Verminderung der täglichen Harnausscheidung auf
400 - 100 ml (darunter Anurie).
Normal sind: 1500 - 2000 ml

Ursachen:

Die Harnausscheidung kann so gering sein, weil zuwenig Wasser zugeführt oder das Wasser woanders im Körper festgehalten wird (Aszites, Ödeme). Sie kann aber auch die Endphase einer progredienten Niereninsuffizienz sein und ein nahes, urämisches Koma ankündigen.

Oligurie / Anurie ist das Leitsymptom, das ein Nierenversagen anzeigt. Differentialdiagnostisch ist bei plötzlich einsetzender Anurie vorher immer eine obstruktive Uropathie (postrenaler Verschluß) auszuschließen.

Die Niereninsuffizienz kann bedingt sein:

- funktionell
- organisch

Eine anhaltende funktionelle Störung kann durch Schädigung der Nephren in eine organische übergehen.
Ein rein funktioneller Ausfall von Nephren ist nach Beseitigung der Noxe noch *unmittelbar reversibel.*
Ein organischer Ausfall von Nephren kann nach Beseitigung der Noxe ausheilen und somit *später rückbildungsfähig* sein.
Bei einem völligen Untergang von Nephren ist die Insuffizienz *irreversibel.*

Ursachen der Niereninsuffizienz	
Irreversibel	
• vasculär	Niereninfarkt, Nierenrindennekrose, Arteriolosklerose, Kollagenose
• entzündlich	subakute/chronische Glomerulonephritis, Pyelonephritis, chronisch interstitielle Nephritis, Tbc
• sekundär	bei Gicht, Amyloidose, Kalzinose

Ursachen der Niereninsuffizienz	
Irreversibel • Mißbildung	Zystennieren Hydronephrose
Reversibel • prärenal	Schock, Hypotonie, Herzinsuffizienz, Anämie, Blutungen, Nierenarterienstenose Wasserhaushalt: Extrazellulärer Volumenverlust (=Exsikkose) Elektrolythaushalt: Hypokaliämie, Hyponatriämie, Azidose
• renal	akute Glomerulonephritis, akute Pyelonephritis, interstitielle Nephritis akutes Nierenversagen
• postrenal	Steine, Stenosen, Strikturen, Mißbildungen, Tumoren

Die Niere hat eine große Anpassungsreserve, um ihre Ausscheidungs- und Regulationsaufgaben zu erfüllen. Erst bei Einschränkung ihrer Funktion auf weniger als 50% , ist sie nicht mehr in der Lage alle ausscheidungspflichtigen Substanzen zu entfernen.
Man unterteilt in folgende Stadien:

Niereninsuffizienz	Störung
Latent C > 50 ml/min	Normalerweise keine Ausscheidungsstörungen (Retentionswerte normal), nur unter extremer Belastung treten sie auf. Konzentrationsfähigkeit und Verdünnungsfähigkeit vermindert.
Manifest • kompensierte Retention C 20 - 50 ml/min	Retentionswerte erhöht aber konstant. Keine klinischen Zeichen der Niereninsuffizienz

Niereninsuffizienz	Störung
Manifest • dekompensierte Retention C < 20 ml/min	Klinische Zeichen der Niereninsuffizienz: Flüssigkeitsretention, Rückgang der Diurese, Blutdruckanstieg, Kopfschmerzen, Erbrechen. Retentionswerte ansteigend, aber mit Medikamenten beherrschbar.
Terminal C < 5 ml/min	Durch Medikamente nicht mehr beherrschbar Dialyse erforderlich

C = Kreatinin-Clearance. Die angegebenen Bereiche sind Anhaltswerte.

Oligurie kann entstehen durch:

- Funktionseinschränkung aller Nephren
- Völligen Funktionsausfall eines Teiles der Nephren bei gesteigerter Filtration der anderen

Bei folgenden Funktionseinschränkungen:

- Verringerter Nierenplasmastrom bei prärenalen Störungen (Nierenarterienstenose, Herzinsuffizienz, Exsikkose, Hypotonie)
- Veränderungen an allen Glomeruli, die die filtrierende Oberfläche oder die Permeabilität verringern (akute diffuse Glomerulonephritis)
- Anstieg des tubulären Innendrucks mit der Folge der Filtrationsverlangsamung (postrenale Störungen wie Steine, Stenosen, Tumoren)

ist die Durchströmung des Tubulus verlangsamt, der jedoch noch intakt ist. Er resorbiert daher eine große Menge Natrium (damit Wasser) zurück und scheidet alle harnpflichtigen Substanzen aus. Dieser Urin ist hochgestellt = konzentriert = hat ein hohes spezifisches Gewicht = Hyperstenurisch
(Kennzeichen: Natriumarm und schlackenreich)

Wird die Durchflußmenge zu gering, so reicht das Natrium nicht mehr aus, um einen für die Rückresorption von Wasser ausreichenden

osmotischen Gradienten zu halten. Andererseits ist der Primärharn mit harnpflichtigen Substanzen überladen, die eine osmotische Diurese erzwingen.
Dieser Urin ist annähernd isoton. Bei weiterer Einschränkung wird auch dieser Urin hypostenurisch.
Besteht jedoch Oligurie, weil ein Teil der Nephren völlig ausgefallen ist, so herrscht in den restlichen gesunden Nephren eine kompensatorisch gesteigerte Filtration und auch Durchflußgeschwindigkeit. Damit sinkt die Zeit für die Konzentrierung. Dieses ist der Fall bei chronischen Nephropathien mit fortgeschrittener Niereninsuffizienz und auch bei akuter Niereninsuffizienz, die mit starken Na- und K-Verlusten einhergehen.
Dieser Urin ist wässrig = hat ein niedriges spezifisches Gewicht = hypostenurisch.

Diagnostische Maßnahmen

(Ausführliche Erläuterung siehe unter Anurie Seite 203)

- Bestimmung der Tagesurinmenge • Einfuhr - Ausfuhr - Bilanz
- Bestimmung des Spezifischen Gewichtes (Normal 1015 - 1023)
- Labor: Kreatinin, K, Na, Harnstoff, Rest-N,
  Harnstatus, Harnsediment
- Röntgen: Leeraufnahme, Infusionsurogramm
- Isotopennephrogramm
- Nierenbiopsie

Vgl.: Anurie, Dysurie, Hämaturie, Polygurie, Proteinämie

1.5.11 POLYURIE

Def.: Renaler Wasserverlust
(Im allgemeinen bis > 2,5 l/die
bis 40 l/die kommen vor)

Ursachen:

- Niereninsuffizienz
- Endokrine Störungen
- Störungen im Elektrolythaushalt
- Störung der Wasserrückresorption

Physiologie:

Renaler Plasmadurchfluß ca 650 ml/min

Glomeruläre Filtrationsrate GFR ca. 120 ml/min (=173 l/die)

Tubuläre Rückresorption aus:

- proximalem Konvolut: ∿ 67% des Wassers + Na, K, Ca, Cl
  Na, K, Ca
- Henlescher Schleife: ∿ 16% des Wassers + Na + Cl
- distalem Tubulus: ∿ 13% des Wassers + Na, K, Cl
- Sammelrohren: ∿ 4% des Wassers + Na

Das Wassers wird fast völlig (99,9%) rückresorbiert

Regulationsmechanismen:

- Autoregulation der Nierendurchblutung durch blutdruckabhängige Querschnittsveränderung der Vasa afferentia mit Hilfe der glatten Muskulatur
- ADH = Antidiuretisches Hormon = Adiuretin = Vasopressin aus dem HHL steigert die distale Rückresorption.
  Regelung:
  Osmorezeptoren im ZNS
  Volumenrezeptoren im linken Vorhof
  Hypertone NaCl-Lösung steigert ADH-Ausschüttung
  Alkohol hemmt ADH-Ausschüttung (→ Diurese)

Den Natriumstoffwechsel regelt Aldosteron. Es steigert die Na^+-Rückresorption, damit auch die Wasserrückresorption und fördert die K^+- und H^+-Ausscheidung.
Na-Mangel und verminderte Nierendurchblutung (Renin-Angiotensin-Mechanismus) führen zur Aldosteron-Ausschüttung.

Polyurie mit erhöhtem oder normalem spezifischen Gewicht

(osmotische Diurese) findet sich bei:

1. Übermäßiger Salzzufuhr
2. Diabetes mellitus (Hyperglykämie)
3. Hyperkalzämie (→ Steinbildung,
   → Funktionsstörung: Na- und K-Ausscheidung erhöht osm. Konzentrierfähigkeit ↓,
   → Strukturveränderung an den Nieren)
4. Primärer Hyperparathyreoidismus
5. Chronische Niereninsuffizienz (Stadium der Urämie)

Polyurie mit normalem bis erniedrigtem spezifischen Gewicht

(Wasserdiurese) findet sich bei:

1. Polydipsie = erhöhte Wasserzufuhr (meist psychisch)
2. Störung der Wasserrückresorption
   - präterminales Stadium chronischer Nephropathien (chronische Pyelonephritis, chronisch interstitielle Nephritis)
3. Diabetes insipidus (Mangel an Vasopressin = Antidiuretin oder fehlendes Ansprechen der distalen Tubuli darauf).
4. Polyurische Phase des ANV.
5. Nach Beseitigung von Obstruktionen (z.B. Steinabgang)

Diagnostische Maßnahmen:

Die Diagnose richtet sich stets nach der Abklärung der Ursachen.
Allgemeine diagnostische Maßnahmen sind:

1. Trockene Zunge? Hautturgor?
2. Bestimmung der Tagesmenge des Harns (Einfuhr - Ausfuhr)
3. Bestimmung des spezifischen Gewichts
4. Harndiagnostik (Glukose, Elektrolyte, Protein, Sediment)
5. Blutdiagnostik (vor allem Glukose, Elektrolyte, Kreatinin)

Spezielle diagnostische Maßnahmen sind:

6. Carter-Robbins-Test (= Hickey-Hare-Test)
   - 1.) Wasser zu trinken geben.
     2.) 1 Std später hypertone (2,5%ige) NaCl-Lösung i.v. infundieren = Erhöhung der Plasmaosmolarität.

     DD.: Normal: Plasmaosmolarität ↑ → ADH-Sekretion ↑ → Harnvolumen ↓

Diabetes insipidus: keine Abnahme des Harnvolumens (Cave: Auch bei psychogener Polydipsie, die bereits zu einer Abnahme der Konzentrationsfähigkeit der Niere geführt hat, kann nach hypertoner NaCl-Infusion die Antidiurese ausbleiben)

3.) Gabe von ADH (Pitressin) i.m. oder i.v. zur Differenzierung ob ADH-Mangel (hypothalamisch-hypophysärer) oder fehlendes Ansprechen der Tubuli darauf (renaler Diabetes insipidus) vorliegt.

7. ADH-Bestimmung in Harn und Plasma mit RIA

1.5.12 PROTEINURIE

Def.: Proteinausscheidung im Urin
Bis 150 mg/Tag gilt noch als physiologisch
Über 300 mg/Tag gilt als sicher pathologisch

Ursachen:

Leitsymptom einer Parenchymerkrankung der Nieren.

Unter 5 g/Tag :
- Glomerulonephritis (mehr chronische)
- Pyelonephritis

Über 5 g/Tag :
- Glomerulonephritis (mehr akute)
- Nephrotisches Syndrom, z.B. bei folgender Grundkrankheit:
- Lupus erythematodes (Kollogenosen)
- Plasmozytom (Paraproteinämie)
- Glomerulosklerose bei Diabetes
- EPH - Gestose
- Amyloidose
- Hypernephrom
- D - Penicillamintherapie

Nicht jede Proteinurie bedeutet eine Nierenerkrankung, wie z.B.:

- Stauungsproteinurie bei Rechtsherzinsuffizienz
- Orthostatische Proteinurie (vor allem bei Jugendlichen)
- Fieber (bei Infektionskrankheiten)

- Körperliche Überanstrengung
- Streß
- Lendenlordose

Die Proteinurie ist hierbei meist unter 1 g/Tag und als harmlos einzustufen.

Diagnostische Maßnahmen:

Der Nachweis von Eiweiß ist obligater Bestandteil der Harndiagnostik.

1. Mit einem Stix wird geprüft, ob der Urin Protein enthält. Die Stäbchen zeigen ab 20 mg/100 ml positiv an.
2. Quantitative Eiweißbestimmung (wenn Stix positiv war).
   Normalwert: Bis 0,005 g/l (Kinder 0,005), das entspricht etwa bis zu 150 mg Eiweißausscheidung im Urin pro Tag.
   Mit der Sulfosalizylsäureprobe kann man schon 0,001 g/l (10 mg/100 ml) nachweisen.

Differentialdiagnostische Hinweise:

Proteinurie (allein)	→	Membranöse Glomerulonephritis
Proteinurie mit: Ödemen, Hämaturie, Hypertonie	→	Diffuse Glomerulonephritis
Proteinurie mit: (evtl. Ödemen)	→	Nephrotisches Syndrom
Proteinurie bei Hypertonie	→	Glomerulosklerose
	→	Eklampsie
Proteinurie bei Hämaturie	→	Herdnephritis
	→	Hämorrhagische Glomerulonephritis

1.5.13 S C H W E L L U N G   I M   S K R O T A L B E R E I C H

Es gibt verschiedene Ursachen für auffällige Schwellungen im Bereich des Skrotums: Entzündung, vor allem der Epididymis, Torsion des Hodens, Tumor, Trauma, Brüche (Zelen, Hernien) oder ein Ödem.

Ein Tumor ist vor allem bei chronischen Beschwerden auszuschließen. Er ist als derber Knoten in einem Hoden palpabel oder zeigt sich als im Ganzen vergrößerter und indurierter Hoden, der meistens druckindolent ist.

Epididymitis und Hodentorsion sind im folgenden gesondert behandelt. Schwierig ist die Abgrenzung der chronischen Epididymitis von der Nebenhoden-Tbc, wenn kein bakterieller Nachweis gelingt.

Die Hydrozelen (Wasserbrüche) sind Wasseransammlungen zwischen Periorchium und Epiorchium. Spermatozelen sind mit Spermien gefüllte Zysten im Nebenhoden. Beide sind durchscheinend.

Eine Blutung in die Hydrozele bei Trauma, Operation, bei älteren Männern auch nach Entzündungen des Urogenitalsystems, macht sie zur Hämatozele, die dann ihre Durchschaubarkeit verliert.

Die Varikozelen sind Krampfaderbrüche, d.h. krankhafte Erweiterung und Verlängerung von den Venae spermaticae internae des Plexus pampiniformis. Sie treten überwiegend (40%) links auf und vorwiegend im Alter von 15-25 Jahren.

Skrotalhernien sind praktisch immer indirekte Hernien. Schenkelhernien treten nie ins Skrotum über.

Skrotalödeme sind Flüssigkeitsansammlungen im Skrotum als Begleitsymptom bei Niereninsuffizienz, Herzinsuffizienz, Leberzirrhose mit Aszites und Abflußstörungen anderer Genese.

Ursache	Symptom	Diagnostische Maßnahmen
Tumor	Schmerzlose Schwellung Derber Knoten tastbar	Palpation Diaphanoskopie negativ
Entzündung Epididymitis	Zunehmende Schwellung Zunehmender starker Schmerz Äußerste Berührungs-empfindlichkeit Fieber	Palpation Prehn'sches Zeichen positiv
Hodentorsion (Samenstrangtorsion)	Akuter, heftiger Schmerz Kein Fieber	Palpation Prehn'sches Zeichen negativ
Hydrozele	Prall-elastische Schwellung Nach oben abgegrenzt	Palpation Diaphanoskopie positiv
Spermatozele	Am oberen Hodenpol Nur bis kirschgröße	Palpation Diaphanoskopie positiv
Hämatozele	Prall-elastische Schwellung Nach oben abgegrenzt	Palpation Diaphonoskopie negativ
Varikozele	Teigige Verdickung und Verlängerung von Skrotum und Samenstrang Unbestimmte Beschwerden	Fällt nur im Stehen auf Entlastung beim Anheben Diaphanoskopie negativ
Skrotalhernie	Tastbarer Bruchinhalt	Typische Palpation durch den Leistenkanal Diaphanoskopie negativ Auskultation
Ödem	Weiche Schwellung schmerzlos	Diaphanoskopie positiv

Diagnostische Maßnahmen

- Anamnese ist wichtig um ein eventuelles Trauma zu erfahren.

- Diaphanoskopie, die Durchleuchtung des Skrotums mit einer Lichtquelle (z.B. Taschenlampe), gestattet bereits erste Differenzierung.
  Negativ, d.h. nicht durchscheinend und sich daher als Schatten abzeichnend sind: Tumoren, Hernien, Varikozelen, Hämatozelen.
  Positiv, d.h. durchscheinend sind: Hydrozelen, Spermatozelen, Ödeme (solange sie nicht stark hämorrhagisch sind.

- Prehn'sches Zeichen:
  Schmerzlinderung bei Anheben des Skrotums (Prehn'sches Zeichen positiv)
  Keine Schmerzlinderung oder -Verstärkung ist ein negatives Prehn'sches Zeichen.
  Bei der Hodentorsion ist das Prehn'sche Zeichen negativ. Beim Anheben tritt eher eine Schmerzverstärkung ein. Positiv ist es bei der Epididymitis.
  Cave: Das Prehn'sche Zeichen ist in seinem diagnostischen Wert wegen der Subjektivität anderen objektiven Symptomen wie Fieber untergeordnet. Siehe dazu die berühmte Frage 1003, die viele Klagen und professorale Gutachten zur Folge hatte.

- Palpation ist ein wichtiges diagnostisches Mittel zur Erkennung von Tumoren, nicht abgrenzbarem Nebenhoden (→ Epididymitis), Venenkonglomerat (→ Varikozele), Hernien oder dem Ausschluß derselben.

- Alter beachten: Die "akute Epididymitis bei Kindern ist fast immer eine Torsion".
  (Dieser Merksatz soll aussagen, daß die Diagnose einer Epididymitis bei Kindern fast immer eine Fehldiagnose ist).
  Vor dem 16.-18. Lebensjahr tritt die Epididymitis nur selten auf, während die Hodentorsion ihren Gipfel in dem 1. und 2. Lebensjahr und zwischen dem 10. und 20. Lebensjahr hat.

Differentialdiagnose Hodentorsion - Epididymitis

Befund	Hodentorsion	Epididymitis
Alter (Lebensjahr)	1. 2. und 10.-20.	über 16
Fieber	kein Fieber	Fieber
Brunzelsches Zeichen (Hodenlage)	Hodenhochstand	normal
Prehnsches Zeichen	negativ	positiv
Urin	normal	Leukozyten, Bakterien
Blutbild	normal	Leukozytose
Tenkhoffsches Zeichen (Pergamentknistern)	positiv im Spät-stadium	negativ

Weitere moderne diagnostische Methoden, die auf der Unterscheidung vermehrter oder verminderter Durchblutung beruhen sind:

- Infrarotthermometrie
- Radionukliddiagnostik
- Doppler-Ultraschall-Stethoskop

1.6 Bewegungsapparat, Muskeln, Skelett, Weichteile

1.6.1 ABNORME BEWEGLICHKEIT

Def.: Von den Normalmaßen abweichende Beweglichkeit, vermindert oder vermehrt.

Zur Bewertung dient die Neutral-Null-Methode
Null = Ruhe- oder Mittelstellung:
Aufrecht stehend, Beine gestreckt, Füße parallel, Arme gestreckt senkrecht hängend, Daumen nach vorn.
Bewegung in den 3 Ebenen (Saggital-, Frontal-, Transversal-) translatorisch und rotatorisch um die entsprechenden 3 Achsen.
Angabe in 3 Zahlenwerten:

1.) Maximalausschlag vom Körper weg (Extension, Abduktion, Außenrotation)
2.) 0 - Stellung
3.) Maximalausschlag zum Körper hin (Flexion, Adduktion, Innenrotation)

Abkürzungen:

Abd = Abduktion
Add = Adduktion
Ext = Flexion
Flex = Extension
AR = Außenrotation
IR = Innenrotation
Ant = Anteversion
Ret = Retroversion
Sup = Supination
Pro = Pronation
Rad = Radial
Uln = Ulnar
Dors = Dorsal
Palm = Palmar
Plant = Plantar

Gelenk	Normalwerte [in Grad]	Nullstellung
Schulter-	Ant/Ret 160/0/40	Arm senkrecht hängend (nach vorn und hinten hoch schwenkend)
	Abd/Add 180/0/40	"
	AR/IR 45/0/95	Arm waagerecht abgespreizt
	Ant/Ret 135/0/40	" (nach vorn und hinten schwenkend)
Ellenbogen-	Ext/Flex 5/0/150	Arm waagerecht nach vorn
	AR/IR 85/0/85	"
Hand-	Abd: Rad/Uln 30/0/40	getrecktes Handgelenk
	Flex: Dors/Palm 60/0/50	"
Hüft-	Abd/Add 45/0/30 Ext/Flex 10/0/130 AR/IR 50/0/40	Normalstellung Flachliegend für Ext, Max. Beugung durch Anziehen des nicht untersuchten Beines* Horizontal angehobener Oberschenkel
Knie-	Ext/Flex 5/0/150	Normalstellung
Sprung-	Dors/Plant 20/0/40 Pro/Sup 15/0/30	Normalstellung (Rechter Winkel im oberen Sprunggelenk)
Wirbelsäule HWS	Ext/Flex 40/0/40 Seitneigen 45/0/45 Rotieren 70/0/70	Normalstellung
Rumpf	Ext/Flex 40/0/85 Seitneigen 50/0/50 Rotieren 45/0/45	

* Dieses kippt das Becken etwa 10° nach vorn. Fehlt diese Überstrekkungsmöglichkeit, hebt das Kniegelenk von der Unterlage ab.

Allgemein dabei zu beachten:
Beobachtung der Haltung, besonders WS und Becken.
Kontraktur oder Ankylose?
Trendelenburg-Hüftphänomen? (Hüftgelenk- oder Glutäusinsuffizienz)
Roser-Nelaton-Linie
(Spina iliaca ventralis-Tuber ossis ischii).
Bei normaler Stellung des Femur liegt in
dieser Linie (∿Mitte) der Trochanter major.

Die verschiedenen Autoren geben zum Teil auch Bereiche an (z.B. Schulter Ret/Ant 40/0/150-170). Auch weichen die Werte manchmal um $\pm 10^{0}$ voneinander ab.

Beispiele für pathologische Befunde:

- Streckung im Kniegelenk eingeschränkt, Nullstellung wird nicht erreicht: Flex 10 - 140 (Beugung ist damit normal)
- Fehlende Außenrotation im Schultergelenk
  IR 0 - 80 (Innenrotation damit normal)

Supination und Pronation werden bei Einschränkung oft nicht in Grad sondern in Bruchteilen des Normalen angegeben, z.B. 1/2 oder 1/3.

Ursachen:

- Frakturen führen meist zu einer eingeschränkten aktiven Beweglichkeit durch schmerzreflektorische Verspannung
  (z.B. Schenkelhalsfraktur bei Alten)
  Di.: Röntgenaufnahmen in 2 Ebenen

- Luxationen fallen auf durch abnorme Dreh- und Verkürzungsstellungen der betroffenen Extremitäten. Bei einer totalen Dislokation (z.B. der Schulter) kann man die leere Gelenkpfanne tasten.
  LS:: • Symptom der *"federnden Fixation"* (in der Dislokation wird der verrenkte Gelenkteil durch den noch intakten Bandapparat und schmerzreflektorische Verspannung gehalten).
  • Lokalisierter starker Schmerz
  • Functio laesa
  Luxatio coxae ist angeboren oder erworben

- Arthritis (infektiös bei Osteomyelitis oder Tbc)
  z.B. Coxitis: Hinken und ziehende Schmerzen

- Arthrose (bevorzugt Ältere und Frauen, z.B. Arthrosis deformans des Knies)

- Osteochondritis (O. deformans coxae juvenilis = Perhtes. Kein Bewegungsschmerz)

- Sehnenruptur (z.B. Achillessehne: Zehen - Vorfußstand unmöglich)

- Distorsion (Schwellung und Rötung, in leichten Fällen noch erhaltene Gehfähigkeit)
  Rö.: unverletzter Knochen, evtl. klaffender Gelenkspalt
  DD.: Bandabriß ausschließen ist wichtig.

• Epiphysiolyse	z.B. des Femurkopfes
• Trauma	Meniscusläsion, Kreuzbänderriß
• Ergüsse	
• Nervenlähmung	
• Wurzelsyndrome	Diskusprolaps, Ischialgie Di.: Lasegue
• Tendopathien	schmerzhafte Veränderungen an Sehnenansätzen und Ursprüngen (alte Bezeichnungen: Periostitis, Epikondylitis, Styloiditis, Korakoiditis), meist obere Extremität.
• Tabes dorsalis	Gelenke der unteren Extremität. Massive Deformationen, Auftreibungen, Schlottergelenke, Genu recurvatum, Schmerzlosigkeit!
• Syringomyelie	Bevorzugt Gelenke der oberen Extremität (besonders die Schulter)
• Rheumatische Gelenkerkrankungen	chronische Polyarthritis (c.P.), ♀ 3x so häufig, Morbus Still (=seronegative Sonderform der c.P. beim Kind) Di.: subkutane Knötchen, Rö.: Gelenknahe Osteoporose, verengte Gelenkspalte, uhrglasförmige Erosionen im Bereich des Kapselansatzes, eierbecherförmige Vertiefungen an der Phalangenbasis, protrusio acetabuli am Hüftgelenk, Subluxationen, Plateaueinbrüche (Tibia), Destruktion der Kondylen Spondylitis ankylosans (M. Bechterew) Sy.: nächtliche Schmerzanfälle, Morgensteifigkeit der WS, Kreuzschmerzen mit Ausstrahlung in Oberschenkel und Brustkorb (atemabhängig), Brustenge, bilaterale Sakroileitis Di.: Neutral-Null-Methode Atembreite (Ein-, Ausatmen, Normal 6-8 cm), HLA - B27 (Human Leukocyte Alloantigen, frühzeitig und in 95% nachweisbar, ca. 7% der Durchschnittsbevölkerung

	hat es und sie erkranken 66x so häufig daran wie die Normalpopulation).
	Rö.: Syndesmophyten überbrücken den Zwischenwirbelraum
• Tumoren	
• Muskelerkrankungen	
• Krankheiten mit Überdehnbarkeit	Degenerative Bindegewebsschwäche (bes. Überstreckbarkeit der Fingergrundgelenke), cubitus valgus bei asthenischen Frauen. Meist auch andere Bindegewebsschwäche: Hernien, Prolaps, Haemorrhoiden, Varizen, Striae, Hängebrust, Gastroenteroptose, Marfan-Syndrom, Ehlers-Danlos-Syndrom, Osteogenesis imperfecta, Familiäres Hypermobilitätssyndrom

Diagnostische Maßnahmen:

- Prüfung der Beweglichkeit nach der Neutral-Null-Methode
- Neurologische Prüfung
- Labor: BKS, AST (Antistreptolysintiter), Rheumafaktor, CRP (C - reaktives Protein).
- Rö.: Gelenke immer in 2 Ebenen

1.6.2 A D Y N A M I E

Def.: Kraftlosigkeit

Adynamie ist das Leitsymptom des M. Addison.

Ursachen:

- Endokrinologische Störungen
- Myopathien

ENDOKRINOLOGISCHE STÖRUNGEN, DIE ZU ADYNAMIE FÜHREN:

- M. Addison (primäre NNR-Insuffizienz)

  Sy.: Adynamie, leichte Ermüdbarkeit, Gewichtsabnahme, Übelkeit, Erbrechen, Diarrhoe, Obstipation, krampfartige Muskelschmerzen,
  Geschmacksschwelle für Kochsalz erniedrigt,
  Pigmentationszunahme (Mamillen, Bronzehaut),
  Schambehaarung vermindert, Muskelmasse reduziert,
  Libidoverlust, Amenorrhoe

  Di.: Hormone der NNR sind im Serum und Urin vermindert.
  Keine Zunahme des Cortisols i.S. oder i.U. bei ACTH-Gabe.

- Diabetes Mellitus

  Sy.: Polyurie, Polydipsie, Adynamie, Gewichtsverlust

  Di.: Glucose i.S. und i.U.

MYOPATHIEN MIT AUFFÄLLIGER ADYNAMIE:

- Progressive Muskeldystrophie (erblich)

  Typ Duchenne: Beckengürtelform, Beginn 1.-3. LJ
  Prognose: Patienten werden selten älter als 20 Jahre

  Sy.: Watschelgang, Treppensteigen wird unmöglich, später Gehunfähigkeit, Spitzfußstellung, Beugekontrakturen

  Typ Erb: Schultergürtelform, Beginn 7.-30. LJ
  Langsamer Verlauf,

  Sy.: Armschwäche, Mimische Schwäche, Tapirschnauze

  Di.: CPK (Creatinphosphokinase) und Aldolase i.S. erhöht
  Muskelbiopsie, EMG (Elektromyogramm)

- Myotomische Dystrophie (Curshmann-Steinert, erblich)
  Beginn 20.-40. LJ

  Sy.: Extremitätenlähmung, Paresen der Gesichts- und Kaumuskeln,
  Gonadeninsuffizienz, Tetanie, Katarakt,
  auch geistiger Leistungsabbau

  Di.: EMG (myotonische Zeichen)

- Myasthenia gravis pseudoparalytica
  Geht meist mit Thymushyperplasie, in 10-15% auch mit Thymom einher.

Sy.: Herabhängende Oberlider (meist erstes Zeichen)

Adiadochokinese (vorzeitiges Ermüden der Muskeln beim schnellen Öffnen und Schließen der Faust)

später: Gesichts-, Kau-, Schluck-, Extremitäten-, Rumpfmuskulatur.

Di.: EMG, Prostigmintest (Besserung bei Gabe von Cholinesterasehemmern)

Tensilonprobe (Bei Tensilon i.v. wird das EMG normal, d.h. die myosthenische Reaktion verschwindet. Wenn nicht, helfen auch keine Cholinesterasehemmer mehr)

- Infektiös bedingte Myalgien mit Adynamien bei:

Toxoplasmose — Sy.: meist asymptomatisch

Di.: serologischer Nachweis fluoreszierender Antikörper
Sabin-Feldmann-Reaktion +, KBR +

Leptospirose — Sy.: biphasische Fieberkurve

Di.: Kultur, serologischer Antikörpernachweis

Trichinose — Sy.: Übelkeit, Erbrechen, Diarrhoe, Fieber, schmerzhafte Myositis, Lidödem, Eosinophilie

Di.: Muskelbiopsie und histologischer Erregernachweis

Bornholmsche Krankheit — Epidemische Coxsackie B-Infektion, Herbstgipfel

Sy.: Myalgie, Pleurodynie (odynie = Schmerz)

Di.: Erreger-Nachweis aus Stuhl in Gewebekultur

KBR +, Neutralisationstest +

- Myositis — (Dermatomyositis, Polymyositis)

Sy.: Muskelschwäche, meist schmerzhaft

Haut: lila Erytheme, Ödeme

Di.:
1. EMG
2. Muskelbiopsie
3. Muskelenzyme: GOT, GPT, CPK, LDH, Aldolase
4. BSG↑, α_2- und γ-Globuline↑

- Endokrinopathien mit Adynamie

Cushing-Syndrom (NNR-Überfunktion,Hypercortisolismus)
Frauen 3-4x so häufig, 30.-50. LJ

Sy.: Adynamie, Rückenschmerzen (infolge Osteoporose), Mondgesicht, Stammfettsucht,

Di.: Cortisolspiegel im Blut erhöht, (Messung auch im 24 Std. Urin)

ACTH mit RIA: *primäre Form* (ACTH↓) Ursachen meist Adenome (bei Erwachsenen), Karzinome (bei Kindern)

sekundäre Form (ACTH↑ = M. Cushing),
Ursachen: Hypothalamus gibt vermehrt CRF ab, oder selten auch primärer HVL-Tumor.

Dexamethasontest: negativ (Cortisolproduktion wird durch Dexamethason nicht supprimiert, bei der sekundären Form erst nach hohen Dosen)

Rö.: Sella turcica, Nebennierenangiographie, Szintigraphie, CT (Computertomographie)

Sonographie

Hyperthyreose	(Adynamie, bes. Schwäche der Oberschenkelmuskeln)
Hypothyreose	(starke Antriebsarmut, Leistungsabfall, Abstumpfung)
Hyperparathyreoidismus	(→ Hyperkalzämie → neuromuskuläre Untererregbarkeit, Muskelatonie)
Hyperaldosteronismus	(→ Hypokaliämie → Muskelschwäche)

Di.: s. bei den einzelnen Erkrankungen

1.6.3 BEWEGUNGSSCHMERZ

Ursachen:

- <u>Arthritis</u> (pcP = primär chronische Polyarthritis)
  entzündlich rheumatisch

  Sy.: Bewegungs- und Ruheschmerz
  Morgensteifigkeit, Parästhesien, Gelenkschwellungen

  Di.: BKS, Rheumafaktor, Röntgen. (s. Tabelle S. 245)

- <u>Arthrose</u> (Cox-, Gon-)
  degenerativ rheumatisch

  Sy.: Anlaufschmerz, schwindet bei längerer Bewegung, dann wieder Ermüdungsschmerz, kein Ruheschmerz, aber nächtlicher Schmerz. Kein Morgenschmerz.

  Di.: Crepitatio (Reiben der Gelenkflächen bei passiver Bewegung). Heberden-Knötchen, Bouchardsche Knoten. Röntgen

- <u>Spondylitis ankylopoetica</u> (M. Bechterew)

  Sy.: Schmerzen in Rücken, Hüften, Oberschenkeln
  nehmen während der Bettruhe gegen Morgen zu (Nacht-Ischias), Bewegung mildert den Schmerz

  Di.: Versteifung der HWS und LWS, eingeschränkte Atemtiefe. BKS stark erhöht. Röntgen.

- Claudicatio intermittens (bei Arterienverschluß)

  Sy.: Schmerzen nach einer bestimmten Gehstrecke (Stadium II)
  Ruheschmerz (Stadium III)

  Di.: Palpation der Pulse, Auskultation (Stenosegeräusche), nur selten Arteriographie, Gehstreckenmessung, Lagerungsprobe nach Ratschow (Beine hoch, Fußkreisen, Zeit bis zum Blaßwerden der Füße und bis zum Auftreten von Wadenschmerzen messen)

- Venöse Thrombose der unteren Extremität

  Sy.: oberflächliche: druckempfindlicher, geröteter Strang
  tiefe: Spontan- oder Druckschmerz
  Payrscher Druckpunkt (plantar innere Mitte)
  Hohmannsches Zeichen (Dorsalflexion des Fußes bei gestrecktem Knie → Wadenschmerz)

- WS-Syndrom Ruhe-und Bewegungsschmerz

- Trauma Frakturen, Luxationen, Muskelverletzungen, Sehnenverletzungen, Prellungen

Differentialdiagnose der wichtigsten Gelenkschmerzen s. Tabelle auf der folgenden Seite.

	Polyarthritis rheumatica acuta	chronische	Arthrose	Spondylitis ankylopoetica
Lokalisation	bevorzugt große Gelenke springt von Gelenk zu Gelenk, Fortschreiten zentrifugal	Finger- und Zehengelenke, Fortschreiten zentripedal	Bevorzugt: Hüfte, Knie seltener: Schulter	Meist erst an großen Gelenken; Ileosakralgelenke auch stammnahe Gelenke sternoclaviculargelenke
Symptome	Fieber durch Infekt mit β-hämolytischen Streptokokken vorausgehend. Überwärmung, Rötung. Arthralgien klingen nach Therapie ab.	Morgensteifigkeit Bewegungsschmerz Weichteilschwellung	Anlaufschmerz Crepitatio	Frühsymptome: Iritis, Periostitis, Arthritis, Tendinitis Hauptstadium: gürtelförmige Schmerzen frühmorgens im Bett Ileosakralgelenke
Röntgen		Osteoporose (gelenknah) Gelenkspaltverschmälerung Knochendestruktion	Gelenkspaltverschmälerung	knöcherne Versteifung der Ileosakralgelenke, Symphyse, Hüftgelenke. Kastenform der WS, Osteoporose
Labor	ASL, Rheumafaktor BKS	Synovialflüssigkeit Rheumafaktor BKS, ASL		HLA-Antigen 27 BKS, Anämie
Therapie	Penicillin-G Prednison	Antirheumatika Acetylsalizylsäure Indometacin Phenylbutazon Prednisolon Bewegungsübungen	Fehlstellungskorrektur Gewichtsreduktion Packungen Bewegungsübungen Endoprothesen	Bewegungsübungen
Komplikationen	Endocarditis	Amyloidose ∿ 5% Sjögren-Syndrom Caplan-Syndrom	Gehunfähigkeit Versteifung	Iritis 15% Aorteninsuffizienz 10%
Prognose	je nach Herzbeteiligung	ca. 15% Invalidität	durch Therapie in der Progression beeinflußbar	Progression
Geschlechtsbevorzugung		Frauen 4x		Männer 10x

1.6.4 EXTREMITÄTENSCHWELLUNG

Ursachen:

- Ödeme s. 1.1.16

- Knochentumoren:

  Kartilaginäre Exostosen (bes. Chondrosarkome, Di.: Röntgen)

  Osteoid-Osteom (am häufigsten in Tibia und Femur, unter 30 Jahren)

  1. druckdolente Stelle
  2. Schwellung über dem Osteom

  Sarkome (bes. distaler Femur und proximale Tibia, Geschwulst besonders in Kniekehle)

  Carcinommetastasen (bes. von Bronchus, Prostata, Hypernephrom, Mamma, Uterus, Ovar, Schilddrüse)

- Knochenzysten

- Knochenentzündungen

  Ostitis fibrosa localisata

  generalisata (v. Recklinghausen, Adenom der Nebenschilddrüse. Parathromon↑ → Hypercalzämie → Entkalkung der Knochen → Osteoporose → spindelförmige Auftreibungen.
  Bevorzugt: Frauen 30-50)

  Ostitis deformans generalisata (Paget, mehr Deformationen als Schwellungen.
  Bevorzugt: Ältere)

- Lues (Stadium III, Nachtschmerz, meist beide Gelenke)

  Tabes dorsalis

- Gonorrhoe (meist Schwellung eines Knies, schneller Rückgang bei Penicillingabe)

- Tbc (meist lokalisierte starke Schwellung und Kapselverdichtung)

- Posttraumatisch (Kallus, Periostitis, Ödem, Hämatom bei Fraktur, Prellung, Luxation)

- Arthritis (Erguß, Kapselverdichtung, BKS↑)

- Arthrosis deformans (bevorzugt Knie, Hüfte, Schulter)
  Schmerzen, Schwellung, Crepitatio.

Nie Fieber.

Rö.: Randzacken, Aufrauhung der Gelenkflächen,
Osteoporose

Labor: Rheumafaktor +, CRP +, AST - Antistreptolysintiter,
Waaler-Rose-Test

- Gicht (Rötung und Schwellung am Großzehengrundgelenk)
  Di.: Harnsäure

- Infektionen (z.B. Gelenkschwellung bei Meningokokkensepsis)

- Gefäßerkrankungen

  Varizen

  Thrombophlebitis (gelbgrüne harte Stränge im Venenverlauf)
  Di.: Payrscher Druckpunkt

  Thrombose (livide Hautfarbe, Ödeme)
  Di.: Druckschmerz, "Payr"

  Sklerodermie (teigige Hautverdickung, hartes Ödem)

  Lymphödem (Elephantiasis, von peripher nach proximal, anfangs weich, später derb)

  Lymphstau (z.B. bei Tumor, Infektion, Radiotherapie, traumátischer Schädigung der Lymphwege)

  Myxödem (festelastische, nicht eindrückbare Ödeme, Bevorzugt: Frauen im Klimakterium)

Diagnostische Methoden:

Bei Knochenerkrankungen:
- Röntgen
- Szintigramm
- Alkalische Phosphatase
- Calcium
- Phosphor

Bei Entzündungen:
- BKS
- Blutbild

Spezielle Diagnostik siehe unter Ursachen.

1.6.5 GELENKSCHMERZEN

Ursachen:

- Arthritis
  - infektiös: Erreger im Gelenk oder aus Herd eingestreut, aus Nachbarschaft eingebrochen (Osteomyelitis) oder exogen (Trauma), Tbc, Gonorrhoe, Lues oder spezifisch
  - rheumatisch: PCP, Polyarthritis rheumatica acuta, M. Bechterew, Kollagenosen
  - Arthritis urica
  - Arthritis mutilans: Fernrohrfinger = Ineinanderschieben durch Knochenzerstörung möglich.

  siehe Tabelle Seite 245

- Periarthritis besonders an der Schulter (P. humeroscapularis)
  - Posttraumatisch (Prellung, Distorsion, Zerrung, Luxation, Fraktur, Hämatom)
  - HWS-Discopathie mit Reiz des Plexus cervicalis oder des Halssympathicus
  - ZNS-Reize (Apoplex, Poliomyelitis, Tabes)

- Infektionen ohne Erregernachweis im Gelenk, aber Mitbeteiligung durch Gelenkschmerzen,
  z.B. Scharlach, Masern, Gonorrhoe, Hepatitis, Salmonellosen, Brucellosen, akute Sarkoidose (Löfgren-Syndrom), akute Urethritis + conjuntivitis (M. Reiter)

- Arthrose = Degenerative Gelenkerkrankungen
  - Arthrosis deformans
  - Spondylosis deformans

- Trauma Prellung, Erguß, Distorsion, Bänderdehnung, -riß, Myogelosen, Periostläsion, Luxation, Fraktur, Osteochondrosis dissecans (meistens Knie, Männer > Frauen)

- Stoffwechselkrankheiten
  - Arthritis urica
  - Hyperlipidämien, Hypercholesterinämie
  - Ochronose (Alkaptonurie, der Phenylalaninabbau ist wegen Homogentisinasemangel gestört)
    Di.: Urin wird an der Luft dunkelbraun

- Tumoren benigne: Lipome, Chondrome, Chondromyxome, Xanthome, Hämangiome, Riesenzelltumoren
  maligne: Synovaliom (synovaliales Sarkom)
- Hydrops articulorum intermittens
- Chondrocalcinose, familiäre
- Erkrankungen: Colitis ulcerosa, M. Whipple, Hämochromatose, Hämophilie, Psoriasis

Diagnostische Maßnahmen:

- Gelenkstatus: Haltung, Deformation, Hautfarbe, Hautwärme, Druckschmerz, Crepitatio, Gelenkstabilität, Neutral-Null-Methode = Prüfung der Bewegungseinschränkung oder -überdehnung
- Neurologischer Status:
  Hyporeflexie, Hypästhesie, Parese, Atrophie
- Labor: BKS, Blubild, Harnsäure, Rheumafaktor, LE-Faktor, Antistreptilysintiter, Bakteriologie, Cytologie (aus Synovialflüssigkeit)
- Röntgen
- Arthroskopie

1.6.6 KNOCHENSCHMERZEN

Ursachen:

Ursächlich ist zu unterscheiden zwischen:

1. Von Gelenken ausgehende Knochenschmerzen
2. Von Nerven ausgehende Knochenschmerzen
3. Eigentliche Knochenschmerzen, die von Erkrankungen des Knochens ausgehen.

Bei den letzteren ist zu denken an:

- *Knochenmetastasen*
  Sie sind die häufigste Art von Knochentumoren. Primärkarzinome sind am häufigsten: Bronchus-, Magen-, Nieren-, Prostata-, Mamma-, Schilddrüsenkarzinome.

- *Knochentumoren (primäre)*
- *Knochenzysten*

  Die solitäre Knochenzyste ist nicht schmerzhaft und wird meist erst nach der Fraktur bemerkt. Schmerzen verursachen die aneurysmatische Zyste und die fibröse Dysplasie, die zu Auftreibungen des Knochens führen.
- *Knochennekrosen (aseptische)*

Übersicht über aseptische Osteochondronekrosen

	Lokalisation	Erkr.-Beginn Geschlechtsbevorzugung	Schmerzen
Perthes	Femurkopf	3.-8. LJ ♂ 4x	Gelenkspalt nicht verschmälert, Beugekontraktur im Hüftgelenk. Belastungsschmerz im Hüftgelenk.
Köhler I	Os naviculare pedis	3.-8. LJ ♂ überw.	Belastungsschmerz im Fuß
Köhler II	Os metatarsale pedis	♀ bis 20. LJ	Schmerzhafte Weichteilschwellung im Fuß
Kienböck Preiser	Os Lunatum, Os naviculare	20.-30. LJ, ♂ fast ausschl.	
Osgood-Schlatter:	Tibiaapophyse	8.-14. LJ ♂ überwiegend	Schmerzen beim Gehen und Treppensteigen
Scheuermann:	BWS	9.-13. LJ	Schmerzen fehlen im floriden Stadium
Haglund	Calcaneus	6.-10. LJ	Fersenschmerzen
König	Knie, Ellenbogen, Hüfte u.a.	Jugendliche ♂ überwiegend	Osteochondrosis dissecans mäßige Schmerzen

Knochentumoren

1. benigne	Ursprung	Wirkung	Lokalisation	Besonderheit
Chondroblastom	Knorpel	Osteolyse	Epiphyse von Humerus, Tibia, Femur	
Osteochondrom	"		Femur, Tibia am Kniegelenk	häufigster benigner Knochentumor
Osteoid-Osteom	Knochen	Sklerose	Femur, Tibia	nächtliche Schmerzen
Osteom	"		Schädel, Kiefer	Frauen 2x häufiger
Osteoblastom	"		Extremitäten, WS, Schädel	Kinder - Jugendliche
2. semimaligne				
Enchondrom	Knorpel	Osteolyse	überall	In der Peripherie benigne. In Stammnähe entartend.
3. maligne				
Chondrosarkom	Knorpel	Osteolyse, Sklerose	Femur, Tibia, Humerus	Langsam wachsend 25.-60. LJ
Osteosarkom	Knochen	Zysten Sklerose	überall (bes. Femur)	rasch wachsend, sehr bösartig, 5.-30. LJ
Plasmozytom	Knochenmark	Osteolyse	generalisiert	Beginn 45.-60. LJ
Ewing-Sarkom	"	Osteolyse	Diaphysem	bösartigster, 5.-20. LJ strahlenempfindlich
Retikulumzellsarkom	"	Sklerose	Femur, Tibia (Knienah)	vorwiegend Männer Strahlenempfindlich 20.-30. LJ

- *Knochenentzündungen*

Osteomyelitis: zu 80% Kinder betroffen, Erreger meist Staphylokokken.

Lokalisation: Metaphyse der langen Röhrenknochen

Druckschmerz

Rö.: unscharf begrenzte Aufhellung

Brodie-Abszeß: ♂ 15.-25. LJ
Metaphysen von Tibia, Femur, Humerus
Geringe Schmerzen
Rö.: Aufhellung bei Verdickung der Kortikalis

Tuberkulose: 20.-40. LJ bevorzugt
Metaphysen langer Röhrenknochen, Wirbel (LW2 und 3)
Lokaler Schmerz
Rö.: Osteoporose → Osteolyse → Usuren → Kavernen
WS: Verschmälerung der Bandscheibe, Senkungsabszeß, Zusammenbruch der Wirbel

Lues: Schmerzhafte Tibia im Primärstadium

M. Bang: Kann auch spondylitische Herde verursachen.
Selten auch der Typhus

Ostitis deformans Paget: Nach dem 40. LJ, ♂ 2x
Knochenabbau subkortikal
Knochenanbau periostal (minderwertig)
Lange Röhrenknochen, platte Knochen
(Os Sacrum, proximaler Femur, LWS, Becken, Schädel)
Rheumaartige Knochenschmerzen
Labor: Anfangs Calcium und Hydroxiprolin i.U.
Später Alkalische Phosphatase erhöht
Rö.: Verdickte Kortikalis, Osteoporose
Aufhellung, Sklerosierung, Verkalkung
gesinterte Wirbel mit verbreiterten Deckplatten
Mikropathologie: Mosaikstrukturen

Arthritis urica: Nach dem 30. LJ
Im akuten Anfall heftigste Schmerzen im befallenen Gelenk
Bevorzugt: Großzehengrundgelenk
Rö.: Knochenmarktophi, osteolytisch Defekte in den Gelenkenden, eingebrochene Kortikalis, Deviationen, Subluxationen
Labor: Harnsäure, BKS, Leukozyten erhöht

• *Skeletterkrankungen* (degenerativ, nutritiv, hormonell)

Rachitis: Mangel an Vit D

Osteomalazie: Rheumaartige Knochenschmerzen
Labor: Ca↑, P↓, AP↑
Rö.: Loosersche Umbauzonen in Scham- und Sitzbein

Osteoporose: Rückenschmerzen

Rö.: erhöhte Strahlendurchlässigkeit,
Keilwirbel, Fischwirbel

Osteodystrophia fibrosa generalisata (v. Recklinghausen)
Rheumaartige Knochenschmerzen, ♀ 2x
Hyperparathyreoidismus

Knocheninfarkte

Speicherkrankheiten Hand-Schüller-Christian-Syndrom
M. Gaucher

- *Trauma*

Diagnostische Maßnahmen:

- Röntgen, auch Tomographie
- Szintigraphie
- Biopsie (z.B. Beckenkamm)
- Calcium i.S. und i.U. (24 Std - Ausscheidung)
- Alkalische Phosphatase
- Parathormon (mit RIA)
- Angiographie
- Allg. Labor: BKS, Blutbild, Harnsäure, Kreatinin, Eiweiß, Harnstatus

---

MUSKELATROPHIE

Def.: *Atrophie* ist die schwere Form einer Ernährungsstörung mit fließendem Übergang zur Dystrophie, womit die leichtere Form bezeichnet wird.

Ursachen:

- Inaktivität

Bewegungsmangel, z.B. im Alter oder bei langem Krankenlager

Ruhigstellung bei Schmerzen, z.B. Arthropathien
bei Verbänden, z.B. Gips

Psychogene Lähmungen

• <u>Neurogen</u>

a) Läsion motorischer Nerven

Trauma, Tumor, Arthritis, Spondylitis, Polyneuritis

b) Rückenmarkserkrankungen

1. Herderkrankungen

Querschnittsläsionen (Trauma, Tumor, Myelitis)

Syringomyelie: anlagebedingte Höhlenbildungen im grauen Rückenmark durch Zerfall von umschriebenen Gliawucherungen. Häufigster Sitz im Halsmark. Daher folgt langsam progrediente Atrophie der Schulter-Arm-Handmuskulatur. (Affen-, Flossen-, Krallen-, Skelett-, Tatzenhand)

Aufhebung der Schmerz- und Temperatursensibilität (Berührungs- und Tiefensensibilität bleibt intakt).

Bei Halssympathikusbeteiligung → Hornersche Symptome.

Hämatomyelie: Blutung ins Rückenmark, meist ins graue. (Ursache meist Trauma).

Sy.: Falls nicht eine Querschnittslähmung eintritt, finden sich distal von Herd motorische Lähmungen, dissoziierte Sensibilitätsstörungen, Blasen-Darmlähmung, Muskelatrophie

2. Systemerkrankungen

Progressive spinale Muskelatrophie:

Beginn 30.-40. LJ, ♂ bevorzugt

Typ Duchenne-Aran Symmetrische Handmuskelatrophie, auf Arm- und Schultermuskulatur fortschreitend. Areflexie. Fibrilläre Zuckungen.

Typ Werdnig-Hoffmann Beginn im Kindesalter. Selten. Becken-, Oberschenkel-, Rumpfmuskulatur Schnell progredient. Tod meist durch Atemlähmung.

Neurale Muskelatrophie

Typ Vulpian-Bernhard Humeroskapular beginnende Atrophien, nach distal fortschreitend.

Typ Charcot-Marie-Tooth Selten. Meist dominant vererbl.
Beginn im Kindesalter.
Sy.: Dying back. Beginn an den Füßen.
Storchenbeine mit Steppergang.

Amyotrophe Lateralsklerose

Ursache: Pyramidenbahndegeneration
Beginn: Mittleres - höheres Alter
Vorkommen: Häufig
Sy.: Spastische und atrophische Lähmungen,
Krallenhand. Keine sensiblen Störungen.
Verlauf: Rasch progredient zum Tode

Poliomyelitis

c) Zerebrale Erkrankungen

Friedreich-Ataxie: Degeneration spino-cerebellärer Bahnen
Beginn: Kindheit - Jugend
Sy.: Verschiedene Muskelatrophien

- Myogen

Progressive Muskeldystrophien

M. Erb: Gliedmaßenform, Extremitätentyp
♂ = ♀, Beginn 10.-30. LJ, autosomal vererbt.
Sy.: Schwäche des Schulter- und Beckengürtels, nach distal fortschreitend
Labor: CPK und Aldolase erhöht

Duchenne-Typ: x-chromosonal rezessiv vererbt,
♂ fast ausschließlich
Beginn in den ersten Lebensjahren
Sy.: 1. Beckengürtel, 2. Schultergürtel
Gnomenwaden, Stolpern, Fallneigung,
Verlust der Gehfähigkeit innerhalb
von 10 Jahren. Lordose, Froschbauch.
Zunehmende Atrophie.

Becken-Typ: gutartige Beckengürtelform
Beginn: 5.-25. LJ, langsame Progredienz
Sy.: Watschelgang

- Sudeck-Syndrom Pathogenese ungeklärt. Nach Traumen, Frakturen, besonders des Armes, Entzündungen, Thrombosen erfolgen Durchblutungsstörungen,

Weichteilödeme, Knochenumbau

Sy.: Schwellung, Überwärmung der Haut, Bewegungsschmerzen.
Am Ende Atrophie von Nerven, Haut, Muskeln, Knochen.

Prognose: In jeder Phase reversibel

Diagnostische Methoden:

• Anamnese:	Beschwerden (Schwäche, Schmerz, Sprache, Atmung, Schlucken, Treppensteigen, Wäscheaufhängen, Kämmen, Aufstehen?)
	Verlauf (seit wann? Progredienz?)
	Tagesverlauf (Verschlechterung?)
• Muskelstatus:	Atrophien, Gleichmässigkeit, Umfangsmessung (Verlauf), Funktionsprüfung, Druckempfindlichkeit, Konsistenz
• Neurologischer Status:	fehlende Eigenreflexe, pathologische Reflexe
	Sensibilitätsstörungen (wo, welche, wie stark)
• EMG:	Denervierungszeichen, Faszikulieren, Fibrillieren, Riesenpotentiale
• Muskelenzyme:	GOT, GPT, LDH, CPK, Aldolase,
• Allg. Labor:	Kreatinin, BKS, Blutbild
• Muskelbiopsie:	Hinweise auf nukleare Atrophie
• Liquorpunktion	

1.6.8 RÜCKEN- UND KREUZSCHMERZEN

Ursachen:

- Wirbelsäulenerkrankungen
- Spinale Erkrankungen
- Gynäkologische Erkrankungen
- Prostataerkrankungen
- Nierenerkrankungen
- Interne Erkrankungen
- Infektionserkrankungen
- Psychogen

WIRBELSÄULENERKRANKUNGEN

- Trauma: Fraktur, Prellung, Zerrung
- Entzündung: Spondylitis durch
  - Bakterien, besonders Tuberkulose, Lues
    Intensiven Schmerz
  - ankylopoetika (M. Bechterew)
    dumpfer Schmerz frühmorgens
- Tumoren: siehe Kapitel 1.6.6 Seite 249
  Am häufigsten sind Metastasen von Bronchus-, Magen-, Nieren-, Prostata-, Mamma-, Schilddrüsenkarzinomen.
- Degenerative:
  Bandscheibenerkrankungen
  - Protrusio: Vorfall des nucleus pulposus bei intaktem äußeren Faserring
  - Prolaps: Vorfall bis in den Wirbelkanal
  - Osteochondrose: Sklerosierung der knorpeligen Deckplatte des Wirbelkörpers. Folge: Randzacken

  Am bekanntesten sind:
  - Die Lumbago
  - Die Ischialgie

Bei der Lumbago, dem häufigsten radikulären Schmerzsyndrom ist die Nervenreizung nur gering, die Schmerzen bleiben in der Lendengegend lokalisiert. Der Prolaps ist meist nach dorsal. Bei der heftiger schmerzenden Ischialgie ist der Prolaps meist dorsolateral, der Schmerz daher meist einseitig. Die Nervenreizung liegt bei beiden im Bereich L4 - L5 - S1.
Tumoren, Entzündungen, Traumen und Wirbelanomalien können die gleiche radikuläre Reizung verursachen.
Auch nichtradikuläre Nervenreizung durch Läsion des N. ischiadicus oder des Plexus lumbosacralis führen zu Ischialgie. Ferner verursachen Coxarthritis, -ose, Tendomyosen, vaskuläre Störungen oder Osteomyelitis ischiasähnliche Schmerzen.

Diagnostische Maßnahmen:

Schobersches Zeichen:	Den Patienten aus dem Stand bücken lassen und den Abstand zwischen den Dornfortsätzen beobachten. Normalerweise vergrössert sich der Abstand. Bei Blockierung (knöchern, gelenkmäßig oder durch Myogelosen) bleibt er konstant. Außerdem ist der Finger-Boden-Abstand vergrößert.
Lasègue'sches Zeichen:	Anheben des im Knie gestreckten Beines bei Rückenlage des Patienten. Je stärker die Wurzeleinklemmung durch Bandscheibenvorfall ist, umso früher (kleiner Winkel zwischen angehobenem Bein und Unterlage) und umso heftiger ist die Schmerzreaktion.
Fersengang:	Ist bei L4 - L5 - Syndrom gestört (Schwäche der Dorsalflexion von Fuß und Großzehe)
Zehengang:	Ist bei S1 - Syndrom gestört.
Sensibilitätsprüfung:	Läsion Diskus L5: Unterschenkel außen Fußsohle und Fußrücken außer Großzehe gestört. Läsion Diskus L4: Großzehe und prätibialer Streifen gestört.
Röntgen:	Verschmälerung der Intervertebralspalten, Randzackenbildung, unkarthrotische Einengung der Foramina intervertebralia, Osteoporose.
Myelographie:	Frage Tumor, Prolaps. Lokalisation
Szintigraphie:	z.B. Metastasen

Befunde:

L4 - Syndrom:	PSR vermindert, M. quadriceps - Schwäche
L5 - Syndrom:	Schwäche der Großzehenheber. Lasègue kann negativ sein
S1 - Syndrom:	Lasègue positiv, ASR stark vermindert.

- Weitere Erkrankungen im WS - Bereich, die zu Kreuzschmerzen führen können:
  - Wirbelfrakturen
  - Bänder- und Muskelzerrung
  - Spondylisthesis: Wirbelgleiten
  - Arthritis lumbosacralis
  - Wirbelmetastasen oder -tumoren
  - Skoliose, vermehrte oder verringerte Hyphose, Lordose
  - Schiefstellung, z.B. durch zu kurzes Bein
  - Osteoporose

SPINALE ERKRANKUNGEN

Poliomyelitis, Meningitis, Tumoren (z.B. Caudatumor), MS,
Tabes dorsalis, Syringomyelie
Extraspinal: Neurinom, Lipom

GYNÄKOLOGISCHE ERKRANKUNGEN

Salpingitis, Parametritis
Dysmenorrhoe, ante menses
Prolaps, Descensus, retroflexio uteri
Gravitas, Abort
Tumoren

PROSTATAERKRANKUNGEN

Prostatatumor, Prostatitis, Abszeß
Rektum-Ca
Di.: SP, Prostataphosphatase, BKS, Stuhl auf Blut

NIERENERKRANKUNGEN

Nephrolithiasis, Pyelonephritis, Abszeß, Infarkt, Tumor,
Hydronephrose
Di.: klopfschmerzhaftes Nierenlager
Harnstatus, BKS
Urographie

INNERE ERKRANKUNGEN

Cholelithiasis, Cholecystitis, Pankreatitis, Peritonitis
Ulcus

INFEKTIONSKRANKHEITEN

Grippe, Malaria u.a.

PSYCHOGEN

Hysterie, Neurosen, Depressionen

1.6.9 SCHMERZEN IM BEREICH DER EXTREMITÄTEN

Ursachen sind Erkrankungen von:

- Knochen s. 1.6.6
- Gelenken s. 1.6.5
- Nerven
- Muskeln, Sehnen
- Haut
- Gefäßen

GELENKERKRANKUNGEN

Neben den unter 1.6.5 genannten Erkrankungen, die zu Schmerzen in den Extremitäten führen, sind noch folgende Erkrankungen für Extremitätenschmerz typisch und häufig:

- HWS - Syndrom
- Schulter - Arm - Syndrom
- Ellenbogenschmerz
- Handschmerz
- Hüftschmerz
- Knieschmerz
- Fußschmerz

HWS - Syndrom (Halswirbelsäulen-Syndrom, Zervikalsyndrom)

Die HWS besitzt von allen WS - Abschnitten die größte Beweglichkeit. Sie ist aber auch bei Degeneration (anatomisch-morphologische Besonderheiten: processus uncinati, Unkovertebralspalten, Foramina transversaria) und Läsionen (z.B. Schleudertrauma) am häufigsten befallen.

Prolapse wie im LWS-Bereich sind im Halsbereich selten. Hier erfolgt die Bandscheibendegeneration durch die Ausbildung der Unkovertebralspalten in den Bandscheiben, was langsam zu einer Insuffizienz der Bandscheibe führt. Reaktiv verändern sich die processus uncinati (Osteophytenbildung, kolbenartige Verdickung) und engen die Zwisch Zwischenwirbellöcher ein. Dieses kann bis zur Irritation der Spinalnerven führen. Arthrosen der Zwischenwirbelgelenke kommen zusätzlich hinzu und führen zur weiteren Einengung von der anderen Seite.

Die Folge der Nervenreizung führt oft zu Feinwirkungen und wird als Zervikalsyndrom bezeichnet. Je nach Sitz unterscheidet man ein oberes und ein unteres.

- Zervikozephales Syndrom

  Sy.: Kopfschmerz im Hinterhaupt, ausstrahlend in Schläfe und Nacken. Ohrensausen, Schwindel, Übelkeit, Sehstörungen.

  Di.: Druckschmerz über den Dornfortsätzen, Myogelosen

- Zervikobrachiales Syndrom C5 - C7

  Sy.: Schulter - Arm - Schmerz
  Schmerzen und Parästhesien können bis in die Hände ausstrahlen, Arm- und Handmuskeln können atrophieren.

  Di.: Beweglichkeit der HWS eingeschränkt,
  Verspannung der Nacken - Schultermuskulatur.

Schulter - Arm - Syndrom

Das *zervikobrachiale Syndrom* wurde soeben unter HWS-Syndromen beschrieben. Eine zweite Form des Schulter-Arm-Schmerzes resultiert aus einer *Periarthritis humeroscapularis*.
Neben Traumen, die zu anhaltenden Entzündungen führen können, sind es hauptsächlich chronische Schmerzzustände infolge von degenerativen Veränderungen der Rotatorensehnenmanschette.
Sy.: Periarthritische Schmerzen treten nur bei Bewegung auf, beim Zervikalsyndrom auch in Ruhe.
Komplikationen: Schultersteife

Ellenbogenschmerz

Das Ellenbogengelenk ist prädestiniert für *Tendopathien*. Darunter definiert man: schmerzhafte Veränderungen an Sehnenursprüngen und -ansätzen. *Epikondylitis* ist für den Ellenbogen eine spezielle Bezeichnung.

Ursache sind primär wohl degenerative Veränderungen (Verfettung der Grundsubstanz; Ausfaserung von Sehnen, Bildung von Geröllzysten, Nekrosen, Verkalkungen), sekundär lösen Überlastungen neue Fibrillenausrisse aus, die reaktiv zu Entzündungen führen.

Beispiele:

Epikondylitis durch langes Tennisspielen
Styloiditis durch langes Geigenspielen
Sy.: Stechende Schmerzen bei Bewegung

Handschmerz

• *Dupuytren'sche Kontraktur:*

Narbige Schrumpfung der Palmaraponeurose, die zu einer progressiven Beugekontraktur der Fingergrundgelenke (II-V, meist IV-V) führt. Die Sehnen selbst bleiben frei, so daß die Fingerendgelenke ihre Streckfähigkeit behalten.

Verlauf: Manchmal bleibt es bei Knoten in der Hand, ohne daß es zur Kontraktur kommt. Meist ist die Progression langsam, manchmal auch schnell. Oft wird in der Folge auch die 2. Hand betroffen, seltener auch die Füße.

Die Erkrankung ist autosomal-dominant erblich, Männer sind etwa 10x so häufig betroffen.

Sy.: Neben den sichtbaren Veränderungen ist der Schmerz nur mäßig. Auch Schmerzfreiheit wird angegeben.

• *Karpaltunnel - Syndrom*

Der Tunnel, gebildet aus Handwurzelknochen und Lig. carpi transversum (eine Seite an Os naviculare und Os multangulum, andere Seite an Os pisiforme und Os hamatum) enthält: Sehnen und Sehnenscheiden der langen Beuger aller Finger und den N. medianus.

Pathogenese: Durch Tenosynovitis rheumatica (auch durch Frakturen, Luxationen, Ganglien, Lipomen, Xantomen, Arthrosen) entsteht eine Kompression des N. medianus.

Bevorzugung: Alter 40-60, Frauen 2x so häufig.

Sy.: Kribbeln, Parästhesien, nächtliche Schmerzen im Mittelfinger Ausstrahlung in Unter- und Oberarm.

Komplikation: Motorische Störungen im Medianusbereich, Atrophie der Daumenballenmuskeln (Thenarmuskeln)

- *Tendovaginitis stenosans* (schnellender Finger)
  Bevorzugung: Frauen 7x so häufig, 40.-60. LJ
  Lokalisation: Daumen bevorzugt
  Sy.: Das Endgelenk läßt sich nicht aktiv strecken. Knoten in der Sehne tastbar. Meist nicht schmerzhaft, wohl aber die Sonderform De Quervain
- *De Quervainsche Erkrankung*
  Sy.: schmerzhaftes Schnellen des Daumens bei Abduktion und Extension. Auch Druckschmerz.
- *Panaritien*
  Die Schmerzhaftigkeit wächst mit Lokalisation, Ausdehnung und Schwere wie folgt:
  P. cutaneum, P. subcutaneum, P. parunguale, P. subunguale, P. tendinosum, P. ossale, P. articulare, Abszeß, Phlegmone

Hüftschmerz

- *Luxation*
  Di.: Trendelenburg: Einbeinstand. Das Becken sinkt bei Luxation zur Seite des angehobenen Beines ab.
- *Epiphyseolysis capitis femoris*
  Def.: Erweichung der oberen Metaphyse des Femur mit Lockerung zwischen Kopf und Hals
  Bevorzugung: ♂ 12-16 Jahre, 4x so häufig
  Aetiologie: Hormonelle Störung
  Sy.: Leistenschmerzen mit Ausstrahlung in Oberschenkel bis Knie. Schmerzhaftes Hinken, das Bein kann nicht belastet werden und wird in Anspreiz- und Außendrehfehlstellung gehalten. Meist hochaufgeschossene schwere Kinder (eunuchoider Hochwuchs) betroffen.
  Vorzeichen sind vorzeitige Ermüdung und vorübergehende Leistenschmerzen.
  Di.: Passive Bewegungsversuche des verkürzt erscheinenden Beines sind äußerst schmerzhaft. Trendelenburg positiv. Drehmann positiv (Beugung nur bei gleichzeitiger Außenrotation möglich). Eingeschränkte Beweglichkeit des Hüftgelenks (Abduktion, Innenrotation, Flexion). Scherensymptom (wenn man bei rechtwinklig gebeugten Knien diese zur gegenseitigen Berührung bringt, kreuzen sich die Unterschenkel.

Röntgen in orthograder Lauensteinposition (70° Flexion, 50° Abduktion)

Th.: Bei akuten Epiphyseolysen: Reposition in Narkose in den ersten 14 Tagen. Danach, bei guter Stellung der Fragmente, Osteosynthese.
Bei den häufiger festgestellten noch nicht akuten Fällen: Osteosynthese. Bei Gleitwinkeln über 30° zusätzlich korrigierende Osteotomie.

• *Idiopathische Hüftkopfnekrose*

Def.: Knocheninfarkt, kegelförmig (Spitze von der Belastung weg weisend)

Bevorzugung: Erwachsenen, Männer 4x so häufig (80%)

Sy.: Belastungsschmerz in Hüfte, Oberschenkel, Knie. Hinken.

Di.: Röntgen: keilförmige Verdichtung, unscharf begrenzt. Später osteolytische Aufhellungen, Kalkeinlagerungen. Erst sehr spät Kopfabflachung und Spaltverengung.
Szintigramm: Aktivitätserhöhung

Th.: TEP ohne Zement eingesetzt.

• *Coxarthrose*

Ursachen: Primär, Pfannendysplasie, Coxa valga, Trauma, Hüftkopfnekrose (M. Perthes beim Jugendlichen)

Sy.: Schmerzen in Hüfte und Knie (Stärke im Tagesrhythmus), Hinken mit Außenrotation und Flexion (Innenrotation und Extension eingeschränkt)

Di.: Röntgen: Spaltverengung, Geröllzysten, Osteophyten, Sklerosierung.

• *Coxitis*

Ursachen: Osteomyelitis, Tbc

Sy.: Heftiger umschriebener Schmerz im Hüftgelenk, später in Oberschenkel ausstrahlend. Schonhaltung (Flexion, Außenrotation, Abduktion)

Di.: Labor: BKS
Röntgen: Bei Osteomyelitis erst später Knochensequestration (Totenlade)
Bei Tbc: Spaltverengung, Kopferosion, Sequestration,
Tomographie (Schichtaufnahme)
Punktion: Im Anfangsstadium der Osteomyelitis.

Knieschmerz

- *Distorsion*

  Ursachen: Trauma: Ruptur, Auslösung, Zerrung eines Bandes

  Sy.: Umschriebener Schmerz bei Druck oder Nachvollzug des Verletzungsvorganges.

  Di.: Abnorme Beweglichkeit (Untersuchung evtl. in Anästhesie)
  Schubladen-Phänomen → Kreuzbandläsion (Tibiakopf abnorm nach vorn = vorderes, äußeres Kreuzband lädiert und umgekehrt)
  Genu varus → Außenband lädiert
  Genu valgus → Innenband lädiert
  Röntgen in extremer Funktionsstellung

- *Meniscusverletzung* (am häufigsten: Innenmeniscus)

  Di.: Knie aus Beugehaltung strecken lassen, dabei auf den Meniscus drücken → umschriebener Schmerz
  Röntgen
  Arthrographie

- *Osteochondrosis dissecans*

  Ursachen: Fremdkörper (Gelenkmäuse)

- *Gonarthritis*

  Ursachen: Infekte, Osteomyelitis, Tbc

- *Tumoren*

  Häufig: Osteosarkom am distalen Femur (15.-20. LJ)

  Di.: Röntgen: Rauchwolkenbild

  Sy.: Tumor über dem Knie, nicht verschieblich, mit Schmerzen, warme, gerötete Haut, Quadrizepsatrophie

  Bei Tabes ist das Knie mächtig verdickt oder kaum schmerzhaft und nur wenig Bewegungseingeschränkt.

- *Patellaluxation*

  Ursachen: Trauma oder habituell

Fußschmerz

- *Distorsion des oberen Sprunggelenks*

  Sy.: Schmerz, Schwellung

  Di.: Funktionsprüfung

		normal
• Extension	(= Dorsalflexion = Fuß nach oben)	20^0-30^0
• Flexion	(= Plantarflexion = Fuß nach unten)	40^0-50^0

		normal
• Abduktion (= Valgusstellung	= Fuß nach außen)	10°-15°
• Adduktion (= Varusstellung	= Fuß nach innen)	10°-15°

Palpation: Schmerzpunkte, Lücken (Bänderriß)

Röntgen: 2 Ebenen und in Aufklappstellung

- *Achillessehnenruptur*

  Di.: Zehenstand unmöglich, Lücke in der Sehne palpabel

  DD.: Paratenonitis achillea

- *Tarsaltunnel - Syndrom*

  Selten. Ähnlich dem Karpaltunnelsyndrom

  Betroffen sind hier die Nn. plantaris tibialis und fibularis.

  Sie liegen zwischen den beiden Zügen des Lig. laciniatum

  Sy.: Schmerzen, die sich beim Gehen und nachts verstärken.

- *Frakturen*

  Di.: Röntgen

- *Exostosen*

  Haglundferse (hohe Ferse), Exostose des Tuber calcanei

  Fersensporn, (unterer Calcaneussporn)

  Hallux valgus (x - Zehe), geht stets mit Spreizfuß einher

  Hammerzeh

NERVENERKRANKUNGEN

Verschiedene Neuropathien sind die Ursache für Schmerzen im Bereich der Extremitäten. Dabei sind primäre Nervenerkrankungen z.B. eine akute Neuritis selten im Vergleich zu den sekundären, die als Folge einer Reizung durch Prozesse in der Umgebung des Nerven auftreten. Von der letzteren wurden die mechanisch bedingten wie z.B. das Karpaltunnelsyndrom oder die Ischialgie bereits behandelt.
Nicht mechanisch bedingte sekundäre Nervenerkrankungen sind die Polyneuropathien.

Ursachen: Vielfältig
- infektiös-, exo-, endotoxisch,
- metabolisch, vaskulär-ischämisch (z.B. bei Diabetes mellitus)
- Mangelerscheinungen (z.B. Vit B-Mangel)

Sy.: Beginn mit Parästhesien, die schmerzhaft werden (besonders nachts). Es kann bis zu anhaltenden Gefühlsstörungen, Lähmungen, Muskelatrophie führen. Meist bilaterales Auftreten.

Di.: Abschwächung bis Ausfall der Muskeleigenreflexe beidseits

EMG: Aktionspotentiale verlängert und aufgesplittert, fibrilläre Signale, Interferenz abgeschwächt

Labor: BKS, Blutbild, Blutzucker, Eiweiß mit Elektrophorese, γ-GT, Schilling-Test, Rheumaserologie

DD.: Leberzirrhose (Alkoholismus?), Paraproteinämie, Kollagenosen, Multiples Myelom, perniziöse Anämie, Leukämie, PCP, L.E., Diabetes mellitis.

MUSKEL- UND SEHNENERKRANKUNGEN

Sekundäre Muskelerkrankungen wurde bereits in den vorhergehenden Kapiteln mitbehandelt, auch primäre Myopathien wie die progressive Muskeldystrophie und erbliche Formen (Erb, Duchenne).
Nachzutragen bleiben:

- *Muskelkontraktionen*

  Sie können entstehen:
  - traumatisch nach Verletzungen mit Defektheilung (Narbenschrumpfung, Verwachsung mit Fascie oder Periost)
  - degenerative Gelenkveränderungen (besonders häufig an der Hüfte)
  - Ischämie der Muskulatur (Fraktur, drückender zirkulärer Gipsverband, hämorrhagischer Druck, Infarkt, Volkmann-Syndrom, Tibialis anterior-Syndrom)

- *Muskelverknöcherungen*

  • erblich, • traumatisch, • neuropathisch

  Myositis ossificans progressiva generalisata

  Sy.: Bei Kindern beginnt schubweise Fieber und Muskelverhärtungen bis zur Gelenksteife

  Di.: Röntgen: Bizarre Verdichtungen in der Muskulatur

- *Tumoren*
  - Rhabdomyome
  - Rhabdomyosarkome

  DD.: Sehnenabriß

- *Traumen*
  - Muskelzerrung
  - Muskelriß (längs-, quer-)

  Di.: Tasten

- *Sehnen*
  - Tendovaginitis
  - Zerrung
  - Riß
- *Rheumatismus*

GEFÄSSERKRANKUNGEN

Arterielle Verschlußkrankheiten

Sy.: *Claudicatio intermittens*

4 Stadien nach Fontaine: I. Symptomlose Durchblutungsstörung
II. Claudicatio intermittens
III. Ruheschmerz
IV. Gangrän

Di.: Palpation, Auskultation der Pulse (evtl. Phonangiogramm)

Ratschowsche Lagerungsprobe:
Patient liegt, Füße in Hochhalte und rollen lassen.
Achten auf Ermüdung (Claudicatio) und Erblassen der Füße.
Danach Füße hängen lassen und Zeit bis zur reaktiven Rötung messen. Bis 10 sec = normal
> 30 sec = schwere DBS

Faustschlußprobe:
Ähnliche Prüfung für die obere Extremität

Messung der Gehstrecke bis Schmerzen in den Beinen auftreten.

Arteriographie zur genauen Bestimmung der Lokalisation vor Operation.

Aneurysmen

Lokalisation: Am häufigsten A. femoralis communis, A. poplitea
Formen: Fusiform, sackförmig

Mikroangiopathie

Häufigste Ursache: Diabetes mellitus

Gefäßspasmen

Am häufigsten: M. Raynaud, Raynaud-Syndrom
Sy.: Schmerzen und Erblassen der Finger

Di.: Wird Ergotamin eingenommen? (Meistens ♀ mit Migräne)

Venenerkrankungen

- *Thrombophlebitis* (oberflächliche, tiefe)

  Sy.: Oberflächliche: Rötung, Schwellung, Druckschmerz

  Tiefe: Druckschmerzheftigkeit der Waden

  Di.: Labor: BKS↑, Leukozytose

  Phlebographie

  Doppler-Ultraschall-Sondierung

Lymphgefäßerkrankung

- *Lymphangitis*

  Sy.: roter Streifen zieht von peripherer Hautverletzung nach proximal

  Lymphknotenschwellung

- *Lymphödem* ist meist nicht schmerzhaft.

1.6.10 SKELETTDEFORMITÄTEN

Skoliosen

Def.: Seitliche Verbiegung der Wirbelsäule, die andauernd fixiert ist.

Ursachen:
- Strukturänderungen der Wirbel während des Wachstums (kaum vor dem 3. LJ)
- Funktionelle Fehlhaltungen (nicht fixiert), meist durch Beinlängenunterschied bedingt.

Di.: Messung des Skoliosewinkels, auch Rotation der Wirbel und Ausbuckelung

Röntgen a - p im Stehen und Liegen

Bestimmung des Skelettalters (aus der Röntgenaufnahme)

- Risserzeichen: Verschmelzung der Darmbeinkammapophyse mit dem Os ilium
- Verknöcherung der Ringapophysen der Wirbelkörper (Beginn 7., Ende 15. LJ, von oben nach unten)
- Handwurzelknochen

Th.: Im Anfang Übungsbehandlung und Liegeschale.
Bei Schädigung der Wachstumsfuge und Progression Milwaukeekorsett.
Bei Winkeln über 50% Operation (Harringtonstab, Fusion mit autologer Spongiosa)

Klippel - Feil - Syndrom, ossärer Schiefhals durch angeborene Blockwirbelbildung

Kyphosen

M. Scheuermann ist eine fixierte Kyphose der BWS (keine Rotation)
Beginn 11.-13. LJ, ♂ 3x so häufig
Aetiologie: noch ungeklärt, Sonderform der enchondralen Dysostose?
Bandscheibendegeneration?
Di.: Röntgen, seitliche Aufnahme

- Höhenreduzierung der Wirbelkörper auf der ventralen Seite
- Schlußplatten unregelmäßig aber noch scharf konturiert
- Schmorl'sche Knorpelknötchen (Einbrüche von Bandscheibengewebe in die Spongiosa mit reaktiver Knochenverdichtung zur Abkapselung)
- Verbreiterung der Wirbelkörper nach ventral

Th.: Übungsbehandlung (besonders Stärkung der Rückenstrecker)
Liegeschale
Milwaukeekorsett bei Progredienz
Bei schweren Fällen Operation (Harringtonstab, Fusion)

Lordosen

- Haltungsbedingte (Adipositas, Gravitas, Mammahypertrophie)
- Fehlstellung der Hüftgelenke (Luxation, Coxa vara)

Für alle 3 Wirbelsäulenverkrümmungsrichtungen sind differentialdiagnostisch auszuschließen:

- Metastasen
- Tbc
- Frakturen
- Osteoporose
- Spondylisthesis
- Baastrup - Syndrom: Kissing spines, Verschmelzung von Dornfortsätzen der LWS.

Thoraxdeformitäten

Rinnenbrust: Mäßige Eindellung des Sternums cranio-caudal

Trichterbrust: Erblich. Breite, tiefe Trichterbildung, wobei auch knöcherne Rippenteile beteiligt sind.
Aetiologie: Wachstumsstörung, Rippen wachsen schneller als das Sternum.
Th.: Operation zwischen 5.-7. LJ

Kielbrust: (pectus carinatum, Hühnerbrust)
Aetiologie: Rachitis (dann auch andere Störungen) erblich
Sy.: Keine Funktionseinschränkung, nur Schönheitsfehler
Th.: Korsett, Atemgymnastik

Extremitätendeformitäten

Genu valgum (x-Bein)

Ursachen: Verstärktes Wachstum des inneren Femurcondylus, Epiphysengleiten, Marfan - Syndrom, Lähmungen, Fakturen, Beinlängendifferenz

Di.: Röntgen: Kniegelenkspalt schräg stehend (nicht immer)

Th.: Bei Kindern Einlagen, Krankengymnastik
Bei Erwachsenen und schweren Fällen Operation um vorzeitiger Arthrose vorzubeugen

Genu varum (O-Bein)

Ursachen: Chondrodystrophie, schwere Kniearthrosen, Rachitis

Th.: Bei Kindern Einlagen und Gymnastik.
Beim Erwachsenen Umstellungsosteotomie.

Genu recurvatum überstreckbares Kniegelenk

Ursachen: ossäre oder ligamentäre Veränderungen, Frakturen, Lähmungen, die eine Erschlaffung des Bandapparates des Kniegelenks bewirkt haben.

Th.: Operative Korrektur

Crus varum, Crus valgum, Crus recurvatum

Angeborene Verbiegungen des Unterschenkels

Fast immer einseitg

Aetiologie: Recklinghausensche Neurofibromatose

Th.: Stabile Osteosynthese (Gefahr einer Pseudarthrose, Falschgelenkbildung)

Pes plano-valgus Plattfuß

Pes equino-varus Klumpfuß

Th.: Redressement im Gips

Pes excavatus Hohlfuß

Pes adductus Sichelfuß

Ostitis deformans localisata (M. Paget)

Pathologie: Knochenerweichung durch osteoklastisch-osteoblstischen Umbau zu minderwertigem Knochen

Sy.: Verbiegung der langen Röhrenknochen, Rheumatische Schmerzen
Verformung der Wirbelkörper → Wurzelkompressionssyndrom
Schädel mächtig verdickt (Spätstadium)

Di:: Röntgen: Kortikalisverdichtung, Markraumverbreiterung
Wolkenschädel mit verdickter Schädelbasis

Madelungsche Handgelenksdeformität

Seltene Wachstumsstörung der distalen Metaphyse des Radius

Aetiologie: enchondrale Dysostose

Manus vara, Manus valga (Klumphand)

Primär congenital oder sekundär durch angeborenen Radius- oder Ulnadefekt

Th.: Redressement, stufenweise

Schädeldeformitäten (Dyszephalien)

Kalottendyszephalien

- *Makrozephalus* Ursache meist intrakranielle Drucksteigerung → Hydrozephalus
- *Skoliozephalus* = Schiefhals
  Ursache: einseitige frühzeitige Synostose
- *Trigonozephalus* = Keilkopf (Schädel sieht von oben wie ein Dreieck aus)
  Ursache: Fetale Synostose der beiden Stirnbeine
- *Skaphozephalus* = Kahnschädel
  Ursache: Vorzeitiger Schluß der Sagittalnaht
  Sy.: Schädel wölbt sich im Frontal- und Okzipitalbereich aus.
  Folge ist auch ein Langschädel=Dolichozephalus

- *Brachyzephalus* = Kurzschädel
  - Turrizephalus = Turmschädel
  - Oxyzephalus = Spitzschädel

  Ursache: Wachstumshemmung im Bereich der Schädelbasis und im Bereich der Lambdanaht
  z.B. bei Anämien (Eisenmangel-, kongenitalen hämolytischen-)

Kraniomandibulofaziale Dysmorphie - Syndrome

Erbliche Fehlbildungen des Gesichtsschädels gibt es in vielen Varianten (∿ 35 Syndrome). Die wichtigsten sind:

- *Franceschetti-Syndrom* = Dysostosis mandibulofacialis

  Sy.: Vogelgesicht oder Fischmaulgesicht
  Mandibula, Maxilla, Kieferhöhlen verkleinert.
  Aber großer Mund mit offenem Biß
  Gehörgangsatresie → Schwerhörigkeit

- *Scheuthauer-Marie-Sainton-Syndrom* = Dysostosis cleidocranisalis

  Sy.: Offene Fontanellen, Brachyzephalie, Maxillen und Jochbögen verkleinert → Exophthalmus und Strabismus, Milchzahnpersistenz,
  Ferner Kleinwuchs mit Hyphoskoliose,
  Aplasie der Schlüsselbeine

- *Apert I - Syndrom* = Akrozephalosyndaktylie

  Sy.: Vorzeitige Synostose von Schädelnähten (meist Lambdanaht)
  Hypertelorismus, breite Nasenwurzel, Exophthalmus
  Minderwuchs, Syndaktylie, Synostose großer Gelenke

• • *Crouzon-Syndrom* = Dysostosis craniofacialis

  Sy.: Vorzeitige Synostose der Lambdanaht → Turmschädel
  Hypoplasie der Maxilla → Progenie, Exophthalmus
  Möglich durch intrakranielle Drucksteigerung sind:
  Innenohrschwerhörigkeit, Schwachsinn, epileptische Anfälle, Erblindung

Allgemeine Störungen des Skelettwachstums

Enchondrale Dysostosen

Viele verschiedene Formen meist gestörter Epi- und/oder Metaphysenentwicklung. Hierzu gehören:

• *Morquio-Syndrom*

Sy.: Zwergwuchs bei normalem Schädel. Sitzzwerg durch verkürzte Wirbelsäule (niedrige Wirbelkörper), x-Beine

• *Pfaundler-Hurler-Syndrom*

Sy.: Wasserspeierfratze (Gargoylismus), Megalozephalus
Kyphose, Fischwirbelbildung
Minder- bis Zwergwuchs

Aetiologie: Enzymopathie → Speicherung von Mukopolysacchariden

Chondrodysplasien → Zwergwuchs

Bei diesen Störungen ist nur das Wachstum der Metaphysen gestört, das der Epiphysen verläuft normal.

Sy.: Zwergwuchs (100-140 cm), vorspringende Stirn, eingedellte Nasenwurzel, Kyphose der LWS, Glockenthorax, stark verkürzte Extremitäten durch verkürzte und verkrümmte Diaphysen.

Dysostotische Hyperchondrosen → Riesenwuchs

Aetiologie: Überschießende Knorpelbildung

Osteogenesis imperfecta → Kautschukkopf

Sy.: großer Kautschukkopf durch lückenhaft ausgebildete Schädelkapsel
Frakturen, minderwüchsige Extremitäten

1.6.11 WADENSCHMERZ

Ursachen:

• Arterielle Verschlußkrankheiten (obliterierende Arteriosklerose, Thrombangiitis obliterans, embolische Verschlüsse)
• Aneurysmen
• Thrombophlebitis
• tiefe Beinvenenthrombose
• Lymphangitis

Am wichtigsten sind hier die arteriellen Verschlußkrankheiten, die nach *Fontaine* in 4 Stadien eingeteilt werden.

I Arterielle Durchblutungsstörungen ohne charakteristische Symptome

II Claudicatio intermittens (Schmerzen bei Belastung)

III Ruheschmerz

IV Gangrän

Diagnostische Maßnahmen:

1. Anamnese: Gehstrecke, wieviel Treppen bis zum Schmerzeintritt.
2. Palpation und Auskultation der Pulse (Geräusch an der Stelle der Stenose)
3. *Lagerungsprobe nach Ratschow.* (Füße hoch und rollen bis zum blaß werden, dann hängen lassen. Die reaktive Rötung muß nach 5-10 sec da sein, nach 30 sec liegt eine schwere Durchblutungsstörung vor).
4. Messung der freien Gehstrecke bei 2 Schritten/sec geradeaus.
5. Arteriographie

Bei embolischen Verschlüssen tritt plötzlich ein heftiger Schmerz auf und bald danach setzen die Ischämiesymptome (Blässe, Unterkühlung) ein, bei Verschluß eines großen Gefäßes auch Funktionsverlust und Gangrän.

Beim Aneurysma palpiert man einen pulsierenden Tumor.
Die Untersuchung des venenkranken Patienten bezweckt insuffiziente Vv. perforantes zu erfassen, die Venenklappen des oberflächlichen Systems zu prüfen und Anhaltspunkte über das tiefe Venensystem zu gewinnen.
Pathophysiologie: Eine Erweiterung der Venen hat die Funktionsunfähigkeit der Venenklappen zur Folge. Damit geht die gerichtete Strömung in den Venen verloren und das Blut folgt der Schwerkraft. Sind nur die oberflächlichen Venen insuffizient, so funktioniert der Blutabfluß über die Vv. perforantes nach innen und weiter nach oben noch, und es treten außer der oberflächlichen Varikosis keine weiteren Folgen auf. Schlecht ist die Prognose, wenn auch die Vv. perforantes insuffizient geworden sind und ein Rückfluß aus den inneren Venen über sie in die äußeren stattfinden kann.

Diagnostik der Venenklappeninsuffizienz

- *Trendelenburg-Test*

  Er erfaßt die Strömungsverhältnisse in den oberflächlichen Venen und weist eine Klappeninsuffizienz in den oberflächlichen Venen und in den Vv. perforantes nach.

  I. Die V. saphena magna wird bei erhobenem Bein in Rückenlage komprimiert, dann läßt man den Patienten aufstehen. Beim Gesunden erfolgt nur eine langsame Füllung der oberflächlichen Venen von distal her. Füllen sich die Unterschenkelvarizen relativ rasch, läßt das auf insuffiziente Vv. perforantes schließen.

  II. Lösen der Kompression.
  Füllen sich die varikös erweiterten oberflächlichen Venen des Saphenasystems nach dem Lösen der Kompression rasch von oben nach unten hin, sind die Venenklappen der oberflächlichen Venen insuffizient.

- *Perthes-Test*, *Linton-Test*

  Sie prüfen die Durchgängigkeit der tiefen großen Venen.
  Man legt einen Stauschlauch unterhalb des Knies an und läßt den Patienten gehen. Entleeren sich die gestauten oberflächlichen Venen, so sind die tiefen Venen intakt.
  Der Linton-Test prüft das Gleiche im Liegen durch Hochheben des Beines.

Eine Phlebothrombose der tiefen Beinvenen kann an dem Ödem, der lividen Verfärbung, den Petechien und der Druckschmerzhaftigkeit der Wade relativ leicht erkannt werden. Die Frühdiagnose ist jedoch schwierig. Sicherheit verschafft hier nur die *Phlebographie*. Heute werden auch *Doppler-Ultraschallgeräte* eingesetzt oder markiertes Jod-Fibrinogen injiziert, das sich dann in den Thrombus einlagert und so szintigraphisch dargestellt werden kann.

Weitere Ursachen von Wadenschmerzen können sein:

- Kaliummangel: Besonders nächtliche Wadenkrämpfe
- Polyneuropathie:

  Ursachen:

  - Infektionen: Virale, Bakterielle

    Di.: BKS, Leukozyten

- Exotoxine: Alkohol, Arsen, Blei, Medikamente, u.v.a.

  Endotoxisch- (metabolisch, vaskulär):

  Diabetes mellitus, Urämie, Porphyrie, Hypothyreose,
  Amyloidose, Hypophysenadenom, Plasmocytom,
  M. Hodgkin, Leukämien,
  Carcinome (Bronchus-, Mamma-, Magen-, Ovar-, Uterus)

siehe auch unter 1.6.9

1.7 Nervensystem

1.7.1 A N O S M I E

Def.: Völlige Aufhebung des Geruchsvermögens. Kann einseitig oder beidseitig auftreten, wird oft als Geschmacksstörung berichtet. Hyposmie ist die Herabsetzung des Geruchsvermögens.

Rhinogene Anosmie

Häufigste Form, tritt im Gefolge von Virusgrippen, Rhinitiden und Sinusitiden auf. Dementsprechend besteht meist eine nur kurze Anamnese und zusätzlich Fieber, Glieder- und Gelenkschmerzen bei Virusgrippe, vermehrte Nasensekretion bei Rhinitiden und Kopfschmerzen bei Sinusitiden.
Notwendige Zusatzuntersuchungen: Röntgen der Nasennebenhöhlen.

Neurogene Anosmie

Die häufigste neurologische Ursache einer Anosmie ist ein in der Anamnese eruierbares Schädeltrauma (Contusio cerebri, Schädelbasisbruch), das entweder durch Contusion der orbitalen Stirnhirnrinde bzw. des Hirnstamms oder durch direkte Schädigung des N. I (Abriß der Fila olfactoria oder Hämatom) dieses Symptom bewirkt. In ca. 30% der Fälle Rückbildung der Anosmie, die mit einer Latenz von Wochen bis Monaten nach dem Trauma auftreten kann.
Eine zuerst einseitige, dann doppelseitige Anosmie ist anfangs oft das einzige neurologische Zeichen eines Tumors im Bereich der Olfaktoriusrinne (Olfaktoriusmeningeom, frontobasales Meningeom). Im weiteren Verlauf kann es zu Optikusatrophie mit Erblindung kommen. Psychopathologisch charakteristisch für diese Erkrankten ist das sog. Stirnhirnsyndrom mit Witzelsucht, euphorischer Verstimmung und Vermehrung des Antriebs im Beginn des Leidens, später hingegen Verringerung der psychomotorischen Initiative und des emotionalen Ausdrucks. Das Stirnhirnsyndrom tritt aber auch bei frontobasaler Kontusion auf.

Diagnostische Maßnahmen:

Anamnese! Zusätzliche neurologische Symptome?
Zusatzuntersuchungen: EEG, Echo-EG, Röntgen, Hirnszintigramm, CT.

Psychogene Anosmie

Kommt vor besonders bei hysterischer Persönlichkeitsstruktur sowie bei Rentenbegehren. Typisch ist, daß solche Patienten bei der Geruchsprüfung mit Trigeminusreizstoffen trotz sichtbarer Reaktion (Tränensekretion) angeben, keine Geruchsempfindung zu haben.

AUGENMOTILITÄTSSTÖRUNGEN

Strabismus concomitans (Begleitschielen)

Es handelt sich eigentlich um keine Augenbewegungsstörung, denn beide Augen sind einzeln untersucht frei und uneingeschränkt beweglich. Die Sehachsen beider Augen schneiden sich jedoch nicht im Fixierpunkt. Um Doppelbilder zu vermeiden unterdrückt das Kind (Auftreten zu 80% in den ersten beiden Lebensjahren) die Sehempfindungen eines Auges, das dadurch amblyop wird.

Diagnose orientierend:

Cover-Test (Abdeck-Test): Das Kind soll einen Gegenstand fixieren, dabei ist ein Auge mit einer Kelle abgedeckt, das Auge jedoch geöffnet. Bei der Freigabe des Auges und Abdecken des anderen Auges sieht man eine Einstellbewegung, außerdem Amblyopie eines Auges.

DD zu den Augenmuskellähmungen:

Keine Doppelbilder beim Strabismus concomitans, Schielwinkel in allen Blickrichtungen gleich.

Strabismus paralyticus (Lähmungsschielen)

Hier besteht eine Augenmuskelparese. Die Patienten klagen über Doppelbilder, die in der Bewegungsrichtung des gelähmten Muskels liegen, der Schielwinkel ist nicht konstant und der Bulbus eingeschränkt beweglich (DD zum Strabismus concomitans). Häufig findet sich eine kompensatorische Schiefhaltung des Kopfes.

Neurogene Paresen:

Bei alten Patienten häufig bei bestehendem Diabetes mellitus, bei

jungen Patienten besteht Verdacht auf Multiple Sklerose. Dementsprechend: Anamnese, Blutzucker, eingehende neurologische Untersuchung. Neurogene Paresen kommen auch vor nach Schädelbasisfraktur, bei Tumoren der Schädelbasis, bei Tbc-Meningitis und als Hirndrucksymptom.
Di.: Rö-Schädel, evtl. Lumbalpunktion, wenn keine STP → CT.

- *Okulomotoriusparese:*
  Ptose, weite Pupille, die weder auf Licht noch auf Konvergenz reagiert (Ophthalmoplegia interna).Sind auch die somatischen Fasern betroffen, so besteht zusätzlich eine Abweichung des Bulbus nach außen und unten mit entsprechend eingeschränkter Bulbusbeweglichkeit.

- *Trochlearisparese:*
  Die Blickwendung nach innen und unten (nasal unten) ist behindert, der betroffene Bulbus steht ganz wenig höher als der gesunde. Sie ist häufig traumatisch bedingt, manchmal tritt sie bei Diabetes mellitus auf und selten bei Tumoren der Basis, dann jedoch als isoliertes Symptom.

- *Abduzensparese:*
  Sie ist die häufigste Augenmuskelparese und tritt u.a. bei allgemeinem Hirndruck, bei Tumoren, Schädelbasisbruch und Entzündungen im Bereich der Schädelbasis auf. Es kommt zur Unfähigkeit der Bulbuswendung nach temporal mit entsprechender Einschränkung des Gesichtsfeldes.

Myogene Augenmuskelparesen

- *Myositiden:*
  Sie können zum gleichen Zustandsbild führen wie neurogene Augenmuskelparesen (DD: EMG). Häufig besteht jedoch gleichzeitig ein mäßiger Exophthalmus (DD: Orbitasarkom; CT der Orbita!), die Paresen sind multipel und als Allgemeinzeichen bestehen: BSG-Erhöhung und Leukocytose.

- *Myasthenia gravis pseudoparalytica:*
  Gegen Abend treten zunehmende Ptosis und Augenmuskellähmungen auf, oft kombiniert mit Gaumensegel- und Schlundmuskelparesen, Besserung tritt innerhalb von Minuten durch Injektion eines

Cholinesterasehemmers ein. Das EMG ist charakteristisch.

- *Myotonien (dystrophica, congenita):*
  Sie machen ebenfalls nicht selten Augenmuskelsymptome. Es sind dann jedoch gleichzeitig andere Muskeln befallen.

Akut einsetzende Augenmuskellähmungen sind stets verdächtig auf basale Aneurysmen oder Diabetes, subakut sich entwickelnde auf Keilbeinmeningeome, Opticusgliome und Orbitatumoren. Erst nachdem man diese Krankheiten ausgeschlossen hat, kann man die allgemeinere Diagnose einer idiopathischen Hirnnervenneuritis stellen.

Blicklähmungen

Def.: Beide Augäpfel sind krankhaft nach einer Richtung abgelenkt. Die Ablenkung erfolgt bei Großhirnerkrankungen, Blutungen etc. nach der Seite des Herdes (Déviation conjuguée), bei Brückenerkrankungen zur entgegengesetzten Seite.

Weitere Diagnostik:
Eingehende neurologische Anamnese und Untersuchung.
Bewußtlosigkeit? Hemiparese? (Verdacht auf Insult)
Hirndruckzeichen? (Verdacht auf Tumor, → CT)
Vorangegangene retrobulbäre Neuritis
Sensibilitätsstörungen
Abschwächung der BHR (Bauchhautreflexe) ?
(→ Verdacht auf Multiple Sklerose)

1.7.3 H Ö R S T Ö R U N G E N

Minderung der Hörempfindung

Zur exakten Diagnostik ist die Anfertigung eines Tonaudiogramms unerläßlich. Zur Unterscheidung zwischen Schalleitungs (Mittelohr-) und Schallempfindungs (Innenohr-) Schwerhörigkeit eignen sich orientierend die beiden folgenden Untersuchungen:

Rinne - Versuch:
Eine schwingende Stimmgabel wird zuerst vor den äußeren Gehörgang gehalten und nach Abklingen auf das Mastoid aufgesetzt. Beim Gesunden ist die Schallempfindung bei Luftleitung länger als bei Knochenleitung (positiver Rinne), d.h. der Patient hört nach Aufsetzen der Stimmgabel auf den Warzenfortsatz nichts mehr. Gegenteiliger Befund (negativer Rinne) spricht für Schalleitungs (Mittelohr-) Schwerhörigkeit.

Weber - Versuch:
Eine schwingende Stimmgabel wird auf die Mitte des Scheitels aufgesetzt und vom Ohrgesunden beidseits symmetrisch gehört. Erfolgt eine Lateralisation auf die Seite der Hörstörung, so besteht Verdacht auf Schalleitungs (Mittelohr-) Schwerhörigkeit; entsprechend besteht bei Lateralisation zur gesunden Seite Verdacht auf Schallempfindungs (Innenohr-) Schwerhörigkeit.

Mittelohrschwerhörigkeit:

Charakteristisch ist die Differenz zwischen Knochen- und Luftleitung im Audiogramm, während bei Innenohrschwerhörigkeit eine gleichmäßige Abnahme beider Leitungsarten und zwar beginnend mit dem Hochtonbereich festzustellen ist.

DD.:
- Bestehendes Fieber und Klopfschmerzhaftigkeit des Mastoids, Exsudat im Mittelohr spricht für seröse oder eitrige Mittelohrentzündung, der häufig ein eitriger Schnupfen oder Scharlach vorausgeht.
- Narben am Trommelfell weisen auf vorangegangene Otitiden hin, die zu der Schwerhörigkeit geführt haben können.
- Chronische Otitis media evtl. durch Cholesteatom.

- Allmählich auftretende Mittelohrschwerhörigkeit bei Jugendlichen, meist verbunden mit Ohrensausen ohne Entzündungszeichen, und bei normaler Tubenfunktion ist charakteristisch für die erbliche Otosklerose (Schalleitungsstörung durch knöcherne Fixierung des Stapes). Normaler Ohrenspiegelbefund.
- Im Gefolge einer Erkältung oder nach rascher Überwindung großer Höhenunterschiede kann ein Tubenkatarrh auftreten, der mit Druckgefühl im Ohr und evtl. kopflageabhängiger Schwerhörigkeit einhergeht.
- Leichte Mittelohrschwerhörigkeit ohne weitere Befunde: Cerumen.
- Schließlich können verschiedene Mißbildungen des Ohres (z.B. Atresie des Gehörgangs) zu Mittelohrschwerhörigkeit führen. Die Diagnose ist leicht, da die Mißbildungen bei der Inspektion leicht zu erkennen sind (Ausnahme: Isolierte Mißbildungen im Bereich des Mittelohrs).
- Ein Hämatotympanon nach Schädelverletzungen löst ebenfalls eine Mittelohrschwerhörigkeit aus (Meist Zustand nach Schädeltrauma mit Felsenbeinfraktur, selten Trommelfellruptur nach heftiger Ohrfeige).

Innenohrschwerhörigkeit:

- Eine plötzliche Innenohrschwerhörigkeit bei jugendlichen und mittelalterlichen Patienten, die meist einseitig sich manifestiert und bis zur Taubheit gehen kann, ist Anzeichen eines akuten Hörsturzes, der auf funktionelle oder morphologische Veränderungen an den Gefäßen des Innenohres zurückzuführen ist. Nicht selten findet sich Hypotonie oder ein vorangegangener Virusinfekt. Hypothyreose und Diabetes mellitus müssen ausgeschlossen werden. Kein Schwindel oder Schmerz.
- Bei Labyrinthitis (durch Übergreifen einer eitrigen Mittelohrentzündung) ist neben der Schwerhörigkeit plötzlicher heftiger Schwindel, Erbrechen, Nystagmus zunächst zur kranken, nach Ausfall des Gleichgewichtsorgans zur gesunden Seite festzustellen. Lokale und allgemeine Entzündungszeichen. Meist kombiniert mit Schalleitungsschwerhörigkeit, die aber wegen der Innenohrstörung nicht mehr differenziert werden kann.

• Bei Innenohrschwerhörigkeit muß ein Akustikusneurinom oder ein anderer Kleinhirnbrückenwinkeltumor (insbesondere Meningeome) ausgeschlossen werden. Beim Akustikusneurinom findet sich immer eine Eiweißerhöhung im Liquor, eine progrssive, nicht anfallweise Schwindelsymptomatik (DD zum M. Menière) sowie häufig Ohrgeräusche). Der Prozeß ist meist einseitig, evtl. ist in der Röntgenaufnahme nach Stenvers eine Auftreibung des Porus acusticus internus oder eine Felsenbeindestruktion zu erkennen.

Meningeome im Kleinhirnbrückenwinkel machen oft schon früh Hirndruckzeichen, psychische Veränderungen und epileptische Anfälle.

Toxische Schädigungen mit Innenohrschwerhörigkeit kommen vor nach Anwendung der folgenden Pharmaka:
Streptomycin, Kanamycin, Neomycin, Gentamycin, Chinin, Salicylate in hohen Dosen.

Läßt sich kein anderer pathologischer Befund erheben, so ist an eine Lärmschädigung, eine hereditäre Schwerhörigkeit oder eine Alterschwerhörigkeit zu denken.

Ohrgeräusche

Auch bei den Ohrgeräuschen (meist Ohrensausen) kann eine grobe Einteilung nach der vorwiegenden Betroffenheit entweder des Mittelohrs oder des Innenohrs durchgeführt werden.

Wie auch bei der Verminderung der Hörempfindung betreffen die tiefen Frequenzen vorwiegend das Mittelohr. Gepaart mit Schwerhörigkeit tritt das Ohrensausen bei der oben schon beschriebenen Otosklerose auf. Es findet sich außerdem tieffrequentes Ohrensausen bei verschiedenen Gefäßtumoren (Angiomen) des Mittelohrs, dabei ist der Ton pulsierend und kann auch vom Untersucher mit dem Stethoskop gehört werden. Rauschen im Ohr kann auch bei den o.g. entzündlichen Mittelohrerkrankungen zusammen mit Schwerhörigkeit auftreten. Insgesamt ist die Prognose bei Mittelohrgeräuschen günstig, soweit die Ursache behandelt werden kann.

Hochfrequente Ohrgeräusche finden sich bei Innenohrstörungen und bei zentralen Schädigungen der Hörempfindung. Hier ist die Prognose generell ungünstiger zu stellen. Die Patienten klagen über hochtoniges Summen, Pfeifen, Zischen und Klingen. Bei zentralen Störungen können Gehörshalluzinationen auftreten. Ursache für diese Art von Ohrensausen sind meist Toxine (Pharmaka, s.o.) oder langdauernde Lärmschädigung.

Ohrensausen einseitig mit Druck im Ohr, obligater Innenohrschwerhörigkeit, anfallsweisem Drehschwindel und Übelkeit spricht für M. Meniere, der bei den Gleichgewichtsstörungen näher behandelt wird, da diese meist im Vordergrund stehen.

G L E I C H G E W I C H T S S T Ö R U N G E N

Gleichgewichtsstörungen zeigen sich vorwiegend in Schwindelerscheinungen (meist peripheres Gleichgewichtssystem betroffen) oder in Koordinationsstörungen (zentrales Gleichgewichtssystem geschädigt).

1. Schwindelerscheinungen im Vordergrund:

Verschiedene Arten des Schwindels:

- Dauerschwindel (Tage bis Monate, z.B. bei Labyrinthausfall)
- Attackenschwindel (Minuten bis Stunden, typisch bei M.Menière)
- Lage- und Lagerungsschwindel (bei bestimmten Formen des Lagewechsels)

Diagnostik:

Anamnese:

- langsam zunehmender Dauerschwindel mit später hinzutretender Innenohrschwerhörigkeit (Verdacht auf Akustikusneurinom)
- Attackenschwindel mit gleichzeitiger Hörminderung (M.Menière)
- Schwindel und Nystagmus bei Halsbewegungen (Cervikalsyndrom)
- Gleichzeitig Schmerzen und typisches Exanthem (Herpes zoster)
- Schwindel mit akutem Beginn und abnehmender Intensivität ohne andere Symptome (evtl. Neuritis vestibularis) Vorangegangene Labyrinthitis?

Untersuchung:

- Kalorische Nystagmusprüfung, um die Reaktivität des Gleichgewichtsorgans zu prüfen.
- Audiogramm, um Hörstörungen zu objektivieren
- Lumbalpunktion, wenn keine Hirndruckzeichen vorliegen

(Das Liquoreiweiß ist vermehrt bei Akustikusneurinom).

- Röntgenaufnahme des Gehörgangs nach Stenvers (Auftreibung des Porus acusticus internus ist bei Neurinom häufig, evtl. Felsenbeindestrukrion).

Labor: BSG, Liquor

2. Koordinationsstörungen im Vordergrund:

Rumpfataxie: Der Patient kann nicht gerade sitzen bleiben, es besteht Fallneigung nach der Seite oder nach rückwärts.

Standataxie: Im Stehen und Gehen besteht Falltendenz. Beim Seiltänzergang breitbeinige Schrittführung.

Bei cerebellärer Ataxie: Intentionstremor (Finger-Nase-Versuch und Finger-Finger-Versuch bes. deutlich), überschießende Bewegungen (Dysmetrie), Makrographie, Dysdiadochokinese.

Spinale Ataxie: beruht auf dem Ausfall sensibler Afferenzen durch Unterbrechung im peripheren Nerven oder im RM. Diese werden meist durch optische Kontrolle ersetzt, so lange diese besteht, ist der Patient unauffällig. Dementsprechend fällt der Romberg-Versuch (Stehen mit parallel gehaltenen Füssen und horizontal erhobenen Armen) nur bei geschlossenen Augen pathologisch aus.
Außerdem ist die spinale Ataxie im Gegensatz zur cerebellären eine lokomotorische, d.h., sie tritt erst bei Bewegungen auf, während die cerebelläre auch in Ruhe besteht.

Diagnostik:

Anamnese:

- Alkohol- Medikamentenintoxikation, akut oder chronisch?
- Paraästhesien in den Beinen oder Armen? (alkoholische oder diabetische Polyneuropathie)
- Kopfschmerzen, Doppelbilder? (Verdacht auf Tumor)
- Rücken- oder Nackenschmerzen? (evtl. spinaler Tumor)

Weitere Befunde:

- Neurologische Untersuchung, insbesondere Reflexstatus
- Augenhintergrund, Nystagmusprüfung
- LP mit Queckenstedtversuch (spinaler Tumor)
- Rö-Schädel, EEG, Hirnszintigramm, CT

K R A M P F A N F Ä L L E

Def.: Plötzlich auftretende tonische und/oder klonische Krämpfe der Körpermuskulatur im Ganzen oder nur bestimmter Muskelgruppen.

Krampfanfälle im eigentlichen Sinne: sind hirnorganische Anfälle: Symptomatische oder genuine Epilepsie (Grand mal, petit mal etc.), abnorme motorische Phämomene mit Bewußtseinsstörung.
Anamnestisch wichtig ist vor allem die Art des Anfalls:

1. *Grand Mal-Anfall:*
   Zu Beginn häufig Initialschrei, Hinstürzen, zunächst tonischer Krampf der gesamten Körpermuskulatur mit Atemstillstand, der dann von klonischen Zuckungen gefolgt wird. Vorkommen kann Urin- und Stuhlabgang und Schaumbildung vor dem Mund (evtl. blutig durch Zungenbiß). Die während des Anfalls bestehende Bewußtlosigkeit überdauert den Anfall und mündet in den sogenannten Terminalschlaf ein. Nach dem Erwachen besteht weiterhin Müdigkeit, häufig Kopfschmerzen, Verwirrtheit, Amnesie für den Anfall und postiktale Phase.

2. *Petit Mal-Anfälle:*
   Typisch ist eine kurzdauernde Bewußtseinsstörung ohne eigentliche Ohnmacht. Diese Anfallsarten kommen fast ausschließlich bei Kindern vor (1.-14. LJ).
   Einige Unterarten:

   - Eigentliche Absence: Für wenige sec anhaltende Bewußtseinsstörung, äußerlich oft nur daran erkennbar, daß der Betreffende plötzlich in seinem Tun innehält und starr vor sich hin blickt. Nicht obligat sind Nestelbewegungen der Finger, Schmatzbewegungen und andere Zungenbewegungen. Häufig im Schulalter.

   - Blick-, Nick- und Salaamkrämpfe (BNS): Meist im 1 LJ. Wie die Bezeichnung schon sagt, kommt es zu Blickkrämpfen, zu Kopfnicken, oft begleitet von Handbewegungen ähnlich denen beim orientalischen Gruß. Die Krämpfe sind häufig bei perinatalen Hirnschädigungen und können bis zu 100 Mal/Stunde auftreten.

- Myoklonisch-astatisches Petit-Mal: Am häufigsten zwischen dem 2.-4. LJ. Ebenfalls Nickkrämpfe, typischerweise kommt es aber zu einem plötzlichen Zusammensinken der Kinder mit Klonus der Muskulatur.

3. *Fokale Anfälle:*
   Es ist jeweils nur ein bestimmter Körperteil von den Anfällen betroffen.
   Fokale sensorische Epilepsie: anfallsartige Parästhesien in einer bestimmten Körperregion.
   Fokale motorische Epilepsie: klonische Zuckungen, die anfallsweise einen Körperteil befallen.
   Bewußtseinsverlust ist bei fokalen Anfällen nicht obligat.
   Jackson-Anfälle sind fokale Anfälle, die in einer (meist distalen) Körperregion beginnen und sich von da aus über den ganzen Körper ausbreiten, evtl. in ein Grand Mal einmünden können. Sie kommen motorisch und sensibel vor.

4. *Psychomotorische Anfälle:*
   Sie beruhen auf Herdläsionen des Temporallappens oder des limbischen Systems. Typisch ist eine vegetative Aura mit abdominellen Mißempfindungen, Nausea, Herzjagen oder Geruchs- und Geschmacksempfindungen. Es kommt zu Entfremdungs- und déjà-vu-Erlebnissen sowie Denkstörungen, dann zu einer Bewußtseinstrübung (Dämmerattacke), in der aber noch zielgerichtetes Handeln möglich ist. Manche Kranke machen sogar eine Reise in dieser Zeit ("fugue épileptique"), für die anschließend Amnesie besteht. Charakteristisch sind auch Schmatz- und Schleck- sowie Nestelbewegungen.
   Fokale Anfälle und psychomotorische Anfälle kommen praktisch nur als symptomatische Epilepsien vor.

Nichtepileptische Krampfanfälle, die differentialdiagnostisch erwogen werden müssen:

Krampfanfälle bei Tetanie: Die Krampfanfälle beruhen auf einer Hypocalcämie, z.B. bei Hypoparathyreoidismus oder verschiedenen Malabsorptionskrankheiten.
DD.: Calcium- und Phosphatspiegel im Blut. Vorausgegangene Strumektomie?

Die normocalcämische Tetanie kann von einer metabolischen Alkalose (z.B. Infusion von Bikarbonat) oder von einer respiratorischen Alkalose ausgelöst sein. Die letztere ist die häufigere Ursache und zwar durch Hyperventilation (Hyperventilationstetanie). Veränderungen des Blutcalcium- oder-phosphatspiegels finden sich hier nicht. Veränderungen des ionisierten Anteils des Calciums werden diskutiert, sind aber noch nicht sicher meßbar.

Der tetanische Anfall ist gewöhnlich von epileptischen Anfällen leicht zu unterscheiden. Er beginnt mit Mißempfindungen in Händen und perioral sowie mit tonischen Muskelkontraktionen, die vor allem die Extremitäten betreffen (Geburtshelfer- und Pfötchenstellung der Hände, Karpopedalspasmen).
Dauer der Anfälle: Minuten bis Stunden.
Therapie: CO_2-Rückatmung durch Plastikbeutelatmung, Besprechung der Zusammenhänge mit dem Patienten.

Krampfanfälle bei Migräne (Migraine accompagnée):
Zum halbseitigen Kopfschmerz (Hemicranie) gesellen sich neben Parästhesien im Gesicht und in den Armen manchmal auch motorische Anfälle, die als Hemi- oder Monoparesen, als Aphasien oder als Jackson-Anfälle (s.o.) verlaufen können. Typischerweise bilden sich diese Störungen innerhalb von Stunden zurück. Bewußtseinsstörungen fehlen.

Seltene Anfallsursachen:
- Phäochromocytom (Hypertone Krise kann zu generalisierten oder fokalen Anfällen führen;
  DD.: Adrenalin direkt oder als Abbauprodukt
  Vanillinmandelsäure im 24-Stunden-Urin)
- Herzrhythmusstörungen führen meist zu synkopalen Anfällen, selten zu fokalen oder generalisierten Anfällen.

Abklärung epileptischer Anfälle:
Treten epileptische Anfälle auf, so muß immer symptomatische Epilepsie ausgeschlossen werden, bevor eine genuine Epilepsie diagnostiziert werden darf.
Anamnese:
Alter, in dem der erste Anfall auftrat? (Genuine Epilepsie beginnt meist in der Pubertätszeit; erster Anfall nach dem 30. LJ ist

immer hochgradig verdächtig auf symptomatische Epilepsie).
Ablauf des Anfall? (Siehe Anfallstypen oben. Psychogene Anfälle sind gekennzeichnet durch besondere Auslösesituationen, uncharakteristischen Verlauf, erhaltene Pupillenreaktionen während des Anfalls). Fremdanamnese!
Andere körperliche, insbesondere neurologische Beschwerden?
Kopfschmerzen, Nauses, andere Hirndruckzeichen?
Mißbrauch von Alkohol und Medikamenten, der in letzter Zeit verringert wurde? Delirantes Syndrom?
Vorausgegangenes Schädelhirntrauma? (Posttraumatische Epilepsie).
Geburtsverlauf? Andere perinatale Auffälligkeiten? (Frühkindliche Hirnschädigung).

Befund:

Meningitis? Fieber? (Evtl. Meningitis oder Hirnabszeß)
Klopfschmerz der Schädelkalotte? Stauungspapille?
Andere neurologische Syndrome: Paresen, Sensibilitätsstörungen, Aphasien? (Postapoplektische Epilepsie, epileptische Anfälle bei Hirntumoren).

Diagnostische Maßnahmen:

- LP: Liquorveränderungen (bei entzündlichen Erkrankungen, Tumoren, etc.)
- EEG: Herdbefund? Krampfpotentiale? Bei 50% der Fälle von genuiner Epilepsie findet sich auch im Intervall ein pathologisches EEG.
- Rö-Schädel: Verkalkungen, Knochendestruktionen (Raumforderung, meist Tumor)
- Echo-EEG: Mittelschallverlagerung Raumforderung
- Hirnszintigramm
- Computertomogramm

  In vielen neurologischen Kliniken wird heute bei jedem Erstanfall ein CT gemacht, um eine Raumforderung auszuschließen.

1.7.6 L Ä H M U N G E N

Lähmungen entstehen durch Unterbrechung der Leitung des Nervenimpulses von den motorischen Nervenzellen der Präzentralregion (I. motorisches Neuron) zu den bulbären und spinalen motorischen Kernen des Rückenmarks (II. mot. Neuron) und von dort zum Muskel (peripherer Nerv).
Auch Muskelschwäche bei Myopathien führt zu Lähmungserscheinungen

Supranukleäre (zentrale) Lähmung:
Wird das zentrale Neuron gelähmt, kommt es durch die Enthemmung des II. Neurons zu einer spastischen Lähmung.
Der segmentale Apparat des RM wird von deszendierenden Signalen entkoppelt. Die Eigenreflexe sind erhalten und meist gesteigert. Auch normal nur schwach auslösbare Eigenreflexe wie Trömner und Rossolimo werden überschwellig. Der Muskeltonus ist erhöht. Zusätzlich kommt es zu pathologischen Reflexen (Babinski).

Schnelle und tonische Fremdreflexe (Bauchhaut-, Cremaster-, Mayerscher Grundgelenkreflex) sind aufgehoben. Echte Muskelatrophien fehlen jedoch, das EMG zeigt keine Denervationszeichen.

Nukleäre Lähmungen (II. peripheres Neuron) und
Muskuläre Lähmungen (peripherer Nerv)
Diese Lähmungen sind schlaff. Die Reflexe sind abgeschwächt oder erloschen.

Ist die trophische Versorgung des distalen Nerven noch gewährleistet und durch eine axonale Blockierung nur die Signalleitung gestört (z.B. kurzzeitige Druckparese), so ist eine Rückbildung und keine Muskelatrophie zu erwarten.

Wird jedoch die trophische Versorgung des peripheren Nerven unterbrochen, so kommt es zu einer axonalen Degeneration mit Untergang der motorischen Endplatte und der dahinter liegenden Muskelfasern. Die Muskelatrophie wird sichtbar.

Muskuläre Lähmungen
Myasthenie wird durch Übertragungsstörungen an der Endplatte hervorgerufen (Transmitterbildung ↓ → zu wenig Acetylcholin wird freigesetzt. Therapie: Cholinesterasehemmer).

Periphere Lähmungstypen

Lokalisation, Nerv	Muskelausfall, Wirkung
Radikuläre Lähmung	Segmentale Ausfälle C 5: Biceps und Deltoideus C 6: Biceps C 7: Triceps C 8: Hypothenarmuskeln L 3: Quadriceps L 4: Quadriceps u. Tibialis anterior L 5: Extensor hallucis longus S 1: Peronaeus u. Triceps surae
Plexuslähmung Obere Plexus brachialis-L. (Duchenne-Erb) Untere Plexuslähmung (Déjérine-Klumpke)	 Biceps, Deltoideus, Brachialis internus, Supinator longus: Arm kann nicht mehr gehoben, Ellbogen nicht mehr gebeugt werden. Arm hängt schlaff nach innen rotiert herunter. Kleine Handmuskeln, Hand- und Fingerbeuger.
Axillaris-Lähmung	Deltoideus: Armhebung geschwächt
Musculocutaneus-L.	Biceps u. Brachialis: Beugung im Ellbogen geschwächt
Medianus-Lähmung	Schwurhand
Ulnaris-Lähmung	Krallenhand
Radialis-Lähmung	Fallhand
Ischiadicus-Lähmung	Beugung im Kniegelenk aufgehoben, Fuß hängt schlaff herunter, keine Zehenbewegung
Tibialis-Lähmung	Zehen- und Fußbeugung unmöglich
Peronaeus-Lähmung	Spitzfuß-Stellung, Steppergang
Femoralis-Lähmung	Quadriceps, Sartorius, Pectineus: Knie kann im Sitzen nicht mehr gestreckt werden.

Entmarkungserkrankungen:

Multiple Sklerose: Schubweiser Verlauf. Neurologische Symptome treten binnen Tagen auf und bilden sich über Wochen wieder zurück. Parästhesien, Doppelbilder, Blasenstörungen, Paresen deuten darauf hin.

Di.: Liquorveränderungen mit Pleozytose (mehr Zellen), selten > 100/3 Zellen, Globuline vermehrt bei normalem Gesamt-Eiweiß. Bei 30% keine Veränderungen.

Extrapyramidale Erkrankungen:

M. Parkinson (Nucleus niger erkrankt)

Di:: Trias Tremor-Hypokinese-Rigor (1 kann fehlen)

Chorea Huntington (Corpus striatum erkrankt)

Di.: Beginn mit Persönlichkeitsabbau, dann Hyperkinesen, Demenz, Sprachstörung.

M. Wilson

Hepato-lentikuläre Degeneration (Kupfer-Stoffwechselstörung).

Di.: Schwere Sprachstörungen, Hyperkinesen, Grobknotige Zirrhose, Kupferablagerung im Gewebe.

Rückenmarksläsionen:

Im Endstadium vollständige schlaffe Lähmung kaudal von der Läsion. Alle äußeren Reize werden nicht mehr wahrgenommen. Spontane Miktion und Defäkation sind nicht mehr möglich.

Läsion im	Symptom
Cervikalbereich	Atemlähmung
C5 - Th1	Tetraplegie C5-C6 Bizepsreflex C6-C8 Trizepsreflex C7-C8 Brachioradialisreflex
Th8 - Th12	Abdominalreflex
L1	Paraplegie, Kremasterreflex
L2 - L4	PSR ↓ (Patellarsehnenreflex)
L5	Tibialis posterior-Reflex ↓
S1 - S2	ASR ↓ (Achillessehnenreflex) Plantarreflex ↓

Hirnnervenläsionen und ihre Prüfung

I N. olfactorius	Geruchsstörungen
II N. opticus	Sehstörungen
III N. occulomotorius IV N. trochlearis VI N. abducens	Störung der Augenmotorik Di.: Augen seitengleich beweglich? Ptose? Doppelbilder? Konvergenz? Nystagmus? Pupillenreaktion auf Lichtreiz? Cornealreflex?
V N. trigeminus	Parese der Kaumuskulatur, Di.: Mund öffnen Sensorische Di.: Nervenaustrittspunkte
VII N. facialis	Di.: Stirnrunzeln, Zähne zeigen lassen, muß symmetrisch sein
VIII N. acusticus N. vestibularis	Di.: Uhr ans Ohr halten Di.: Nystagmus? Schwindelgefühl
IX N. glossopharyngicus	Di.: Würgereflex prüfen
X N. vagus	
XI N. accessorius	M. sternocleidomastoideus, M. trapezius Di.: Schulter heben lassen
XII N. hypoglossus	Di.: Zunge herausstrecken lassen, weicht zur kranken Seite ab.

1.7.7 LIQUORRHOE

Def.: Längerdauernde und in Intervallen erfolgende Entleerung von Liquor aus der Nase und/oder Ohr.

Eine Liquorrhoe kommt nach Schädelbasisfrakturen vor und ist als ernste Komplikation zu werten, vor allem wegen der Gefahr einer aufsteigenden Infektion (Meningitis, Meningo-Encephalitis). Die Liquorrhoe imponiert klinisch als Liquorfistel mit nicht selten lageabhängigem Auslaufen von Liquor aus dem Nasen- oder Ohrengang (am Ohr oft mit Hämatotympanon kombiniert, demnach mit Schwerhörigkeit nach dem Trauma kombiniert). Besonders häufig ist sie bei Brüchen der Stirnhöhlenhinterwand und der Siebbeinplatte, wobei gleichzeitig klinisch ein Brillen- oder Monokelhämatom festzustellen ist.

Die entscheidene diagnostische Untersuchung ist daher das Röntgen des Schädels in 2 Ebenen, um eine Schädelfraktur zu bestätigen und ggf. eine neurochirurgische Intervention einzuleiten (bei imprimierten Kalottenfrakturen; nicht imprimierte Kalottenfrakturen heilen meist problemlos). Bei der Befundung des Röntgenbildes ist besonders auf Siebbein und Stirnhöhlen sowie auf das Felsenbein zu achten.

Bestehen Zweifel am Vorliegen einer nasalen Liquorfistel, so kann diese durch subokzipitale Injektion eines radioaktiven Stoffes nachgewiesen werden (RIHA-Szintigraphie).

M E N I N G I S M U S

Der Begriff Meningismus ist verlassen worden zugunsten von:

MENINGEALES SYNDROM

Def.: Kopfschmerzen, Nackensteifigkeit, reflektorische Beugung in Hüft- und Kniegelenk bei passiver Anteflexion des Kopfes (Brudzinski-Zeichen), reflektorischer Widerstand gegen die passive Streckung des in Hüft- und Kniegelenk gebeugten Beines (Kernig-Zeichen), evtl. Opisthotonus (Hyperlordosierung des gesamten Körpers).

Das Syndrom entspricht einem meningealen Reizzustand, der durch folgende Erkrankungen ausgelöst werden kann:

- Meningitis (Zellen und Eiweiß im Liquor stark vermehrt)
  - Bakterien: Pneumokokken, Meningokokken, H. influenzae, Tbc, Sepsis
  - Viren: Poliomyelitis, Coxsackie, ECHO, Mumps,

Varizellen, Röteln, Masern, Herpes, Mononukleose,. Psittakose, Typhus, Grippe

- Pilze: Candida, Aspergillus, Cryptococcus.
- Parasiten: Toxoplasma, Trichinen, Cystizerken
- nicht infektiös: Commotio, Contusio, Encephalomalazie, Sinusthrombose, Verbrennungen, Reizzustand, nach LP, Bleiintoxikation.

- Hirntumoren
- Blutungen und Ödeme

Diagnostik:

Anamnese: Fieber, Übelkeit, Erbrechen, Bewußtseinstrübung, Überempfindlichkeit gg. Berührung, evtl. Augenmuskellähmungen, häufig Herpes labialis: spricht für Meningitis

Infekte, Bisse, Impfungen, Traumen?

Untersuchung: Nackensteifigkeit? Kernig? Brudzinski?

Pupillenweite, Bulbusbeweglichkeit, Nystagmus?

Reflexe (bei Meningitis oft vermindert oder erloschen)

Tremor, Koordinationsstörungen?

Stauungspapille?

Labor: BSG, Blutbild, Blutzucker, Urinstatus.

Lumbalpunktion (wenn keine Hirndruckzeichen bestehen):

Liquor auf Trübung (Eiweiß),

Blutbeimengung (Subarachnoidalblutung),

Zellzahl, Zellart,

Glucose (erniedrigter Liquorzucker spricht für tuberkulöse Meningitis).

Zur LP gehört obligat der Queckenstedtversuch (Druck auf die Halsvenen muß Druckerhöhung im Liquorraum auslösen, sonst Verdacht auf Rückenmarkstumor).

1.7.9 N E U R A L G I E

Def.: Anfallsweise auftretender, meist als reißend oder ziehend beschriebener Schmerz im Ausbreitungsgebiet eines peripheren Nerven, Nervenplexus oder einer Rückenmarkwurzel.

Ursächlich kommen je nach Lokalisation idiopathische Formen (v.a. Trigeminusneuralgie), Tumoren und Bandscheibenvorfälle in Betracht.
Die beiden häufigsten Neuralgien sind die Lumbo-Ischialgie und die Trigeminusneuralgie. Über die Trigeminusneuralgie siehe im Abschnitt Krankheiten und Verletzungen. Hier soll paradigmatisch die Ischialgie abgehandelt werden.

Lumbalgie/Ischialgie

Def.: Akuter Schmerz wie oben beschrieben, bei Lumbalgie im Bereich der LWS und des Gesäßes, bei Ischialgie strahlt der Schmerz vom Rücken (LWS) über das Gesäß in ein oder beide Beine aus.

Segmente:

- S1: Schmerz strahlt über die Außenseite des Unterschenkels zu den kleinen Zehen 2-5
- L5: Schmerz strahlt üder die Innenseite des Unterschenkels zur Großzehe
- L3-4: Schmerz strahlt nur bis zum Knie aus

Anamnese:

Belastungsabhängiger Schmerz? (bei Spondylose und Osteochondrose)

Schmerzen stärker beim Liegen (Wirbelmetastasen) oder beim Sitzen und Stehen mit evtl. beidseitigen Beschwerden (Bandscheibenvorfall).

Schmerzen nach dem Laufen (Claudicatio intermittens, Arteriosklerose).

Seitenwechsel der Beschwerden und Miktionsstörungen? (Kaudaläsion).

Untersuchung:

Wirbelsäulenveränderungen? Klopfschmerz?

Lasegue positiv und/oder Hypästhesie? (Lumbo-Ischialgie)

Motorische Ausfälle?

Reflexanomalien? (bei Ischialgie Fehlen oder Abschwächung des ASR auf der kranken Seite, jedoch Steigerung des PSR).
Druckschmerz im Verlauf des Ischiadicus? (Polyneuropathie, Wurzelreizung).

Apparative Untersuchungen:
Röntgen LWS und BWS, Beckenübersicht zum Ausschluß einer Coxitis bzw. Coxarthrose.
Bei Kopfschmerzen, Fieber: LP (Ausschluß Tumor, Meningitis, Subarachnoidalblutung).
Bei jeder doppelseitigen Ischialgie, bei Paresen und bei therapieresistenter Ischialgie: lumbale Myelographie (Ausschluß spinaler Tumor oder Bandscheibenvorfall).

Labor: BSG, Liquor, Blutbild (Plasmocytom !)

1.7.10 PUPILLENSTÖRUNGEN

Störungen der Ausgangslage der Pupillen:

1. Beiderseits Miosis:
als konstitutionelle Besonderheit, dann harmlos.
Eingehende neurologische Untersuchung ! Bestehen Bewußtseinsstörungen und weitere Herdbefunde:
Verdacht auf Läsion der Pons
Diagnose: Evtl. CT, Angiographie.
Anamnese: Einträufeln von Miotika?
Einnahme von Morphinderivaten?

2. Beiderseits Mydriasis:
ebenfalls als konstitutionelle Besonderheit, dann harmlos.
Zusammen mit Bewußtseinsstörungen und gestörter Lichtreaktion bei Läsionen des Mittelhirns.
Anamnese: Einträufeln von Mydriatica?
Einnahme von Mitteln, die den Sympathicustonus erhöhen?

3 und 4: Anisokorie: ungleiche Weite der beiden Pupillen

3. Eine Pupille abnorm eng (Miosis):
   Augenärztliche Untersuchung (Iritis? Glaukomtherapie?).
   Eingehende neurologische Untersuchung (Gleichzeitig Ptosis, Enophthalmus: Horner-Syndrom. Weitere Abklärung: Motorik/ Sensibilität am Arm gestört? Verdacht auf Armplexusparese. LP: Eiweißerhöhung? Queckenstedtversuch negativ? Verdacht auf spinalen Tumor. Dann Leeraufnahme der WS und Myelographie. Hemiparese, BW-störungen? Verdacht auf Insult).

4. Eine Pupille abnorm weit (Mydriaisis):
   Augenärztliche Untersuchung (akutes Glaukom? Therapie einer Entzündung mit Mydriatica?).
   Eingehende neurologische Untersuchung: Bulbusbeweglichkeit? Doppelbilder? (Verdacht auf komplette oder innere Okulomotoriuslähmung. STP? Wenn nicht, dann LP. Ausschluß einer Raumforderung und eines Entzündungsgeschehens).

Störungen der Pupillenreaktionen:

Es können gestört sein die direkte und konsensuelle Lichtreaktion sowie die Reaktion auf Konvergenz.
Eine Übersicht über die Syndrome befindet sich auf Seite 300.

Weitere Abklärung:

Argyll-Robertson-Pupille: Luesdiagnostik!
Okulomotoriusläsion: Anamnese: Diabetes?
weitere Mononeuritiden? MS-Symptome? Augenspiegelbefund?
Raumforderung in der Orbita?
Adie-Pupille: evtl. vorangegangene Infekte?

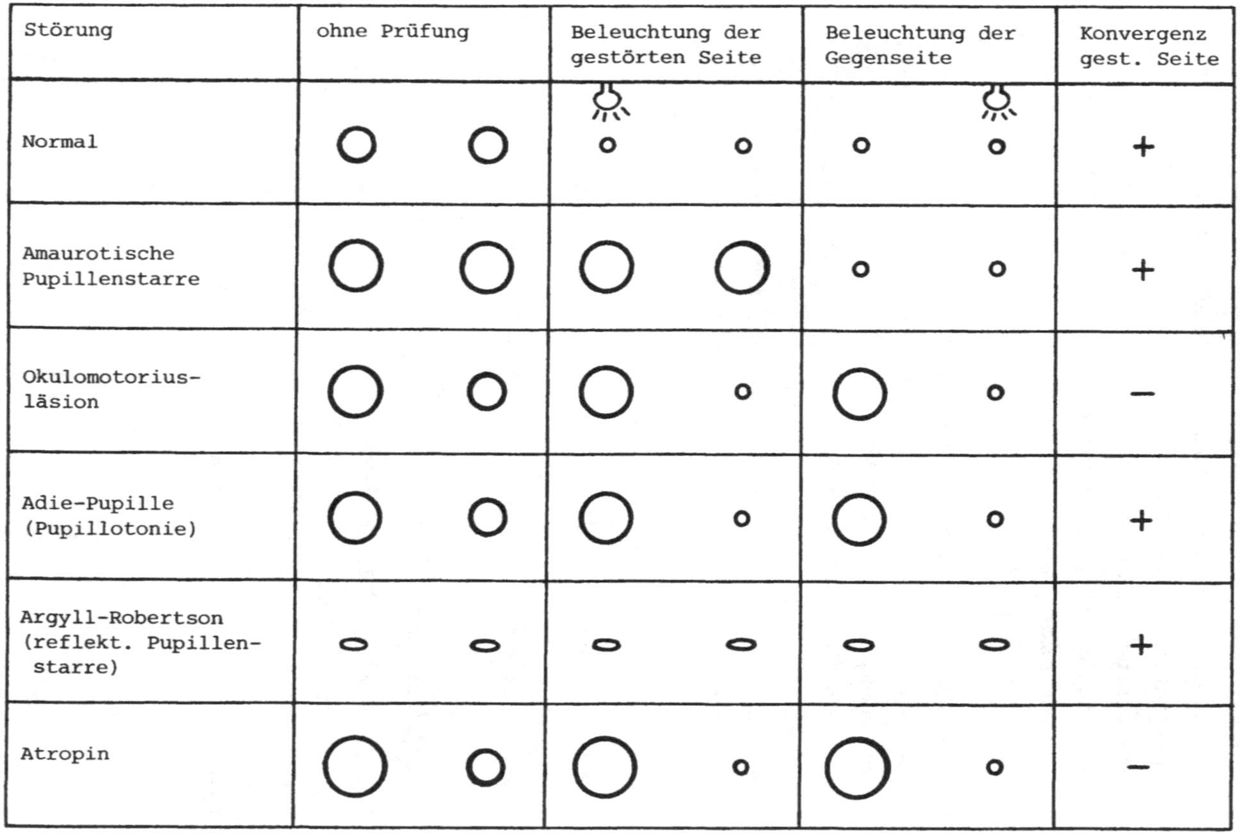

Störung
ohne Prüfung
Beleuchtung der gestörten Seite
Beleuchtung der Gegenseite
Konvergenz gest. Seite
Normal
+
Amaurotische Pupillenstarre
+
Okulomotorius-läsion
–
Adie-Pupille (Pupillotonie)
+
Argyll-Robertson (reflekt. Pupillen-starre)
+
Atropin
–

R E F L E X A N O M A L I E N

Cornealreflex:

Lidschluß bei Berührung der Cornea (zu prüfen mit kleinem Wattebäuschchen oder abgestuft mit Reizhaar).
Der Reflex fehlt beidseits im tiefen Koma sowie im epileptischen Anfall; einseitig ist er abgeschwächt oder fehlt er durch Druckschädigung des N. trigeminus (V) bei Kleinhirnbrückenwinkeltumoren, Tumoren des Schläfenlappens, der Schädelbasis und des Kleinhirns.

Weitere Diagnostik: Epilepsieanamnese? Hirndruckzeichen? Rö-Schädel. LP, wenn keine Hirndruckzeichen. Hirnszintigramm. CT. ggf. Angiographie.

Bauchdeckenreflexe:

Bei Bestreichen der Bauchhaut in den 3 Etagen mit dem Nadelrad oder einem anderen spitzen Gegenstand kommt es zu einer Kontraktion der Bauchmuskeln.

Abschwächung oder Fehlen der BDR: Bei Schädigungen der Pyramidenbahn, z.B. apoplektischer Insult (einseitig auf der gelähmten Seite) oder bei Multipler Sklerose (beidseitig). Kommt auch vor bei Erkrankung des peripheren Neurons, z.B. Poliomyelitis.

Sehnenreflexe:

Beim Beklopfen des Sehnenansatzes kommt es zu einer Kontraktion des betreffenden Muskels.
Die Reflexe an den Armen (Bizeps- und Trizepssehnenreflex, Radiusperiostreflex) sind schwerer zu beurteilen als die Beinreflexe, daher auch diagnostisch weniger wertvoll.

Steigerung der Sehnenreflexe: weist hin auf Schädigung der Pyramidenbahn. Kommt vor bei apoplektischem Insult, Multipler Sklerose, spinaler Paralyse, Hirntumoren.

Abschwächung oder Fehlen der Sehnenreflexe: bei Polyneuritis, Hinterwurzel- und Hinterstrangerkrankungen (z.B. tabes dorsalis, funikuläre Myelose), Myelitis, Poliomyelitis, Tumoren und Verletzungen des RM im Hals- oder Lumbalbereich, außerdem bei Mononeuritiden (z.B. Neuritis femoralis).

Pathologische Reflexe:

Können bei gesunden Personen nicht ausgelöst werden. Es handelt sich praktisch ausschließlich um Pyramidenbahnzeichen.

Babinski-Reflex:

Dorsalflexion der Großzehe mit meist gleichzeitigem Spreizphänomen der übrigen Zehen beim Bestreichen des lateralen Fußsohlenrandes.

Den gleichen Reflexerfolg erhält man evtl. auch durch Kneifen oder Kneten des Wadenmuskels (Gordonsches Zeichen) oder durch Massieren der Innenseite des Schienbeins mit dem Daumen (Oppenheim).

Diesen pathologischen Reflexen an der unteren Extremität entsprechen an der oberen Extremität: der Trömnerreflex und der Knipsreflex.

Trömnerreflex:

Plötzliche ruckartige Beugung der Finger bei Beklopfen der Fingerkuppen 2.-4. Finger in lockerer Beugestellung.

Knipsreflex:

Gleicher Reflexerfolg bei Knipsen am Ende von Zeige- oder Mittelfinger.

Alle diese Zeichen sprechen für Schädigungen der Pyramidenbahn. Zur weiteren Abklärung ist eine ausführliche internistische und neurologische Anamnese und Untersuchung notwendig:

Diabetes? Hypertonus? Atrophische Gastritis?

Lähmungserscheinungen? Mononeuritiden? epileptische Anfälle?

Hirndruckzeichen?

Apparativ: Rö-Schädel, LP, Hirnszintigramm, CT, Angiographie.

SEHSTÖRUNGEN

1. Störungen der Sehschärfe (Visus)

Sie sind die Domäne des Ophthalmologen, daher immer augenärztliches Konzil.

Langsam abfallender Visus: (ein- oder beidseitig)
Verdacht auf Hirntumor mit Kompression des N. opticus, wenn keine rein okuläre Ursache (z.B. Makuladegeneration) vorliegt.

Plötzlich abfallender Visus:
beidseitig:
Tabak-Alkohol-Amblyopie, Minderversorgung der Retina bei beidseitiger Periphlebitis retinae etc., psychogene Blindheit.
einseitig:
Ischämische Optikusatrophie, Arteriitis temporalis, Amaurosis fugax bei Karotisstenose, retrobulbäre Neuritis, Fraktur im Bereich des Canalis opticus.

Anamnese: Nikotin, Alkohol, Diabetes mellitus? Trauma?

Untersuchung: Augenspiegelbefund.
Gesichtsfeld am Perimeter prüfen. Gefäßstatus.
Hirnnervenausfälle? Hirndruckzeichen?

Apparative Untersuchung: Rö-Schädel, EEG, Echo-EG.
BSG! (Arteriitis temporalis).
Doppler-Sonde.
Hirnszintigramm, CT.

2. Störungen des Gesichtsfeldes

Hier ist ursächlich neben cerebralen Insulten immer an eine Raumforderung zu denken.

Anamnese: Wann bemerkt? Kopfschmerzen, Übelkeit?
Epileptische Anfälle

Untersuchung: Perimetrie. Augenspiegelbefund.
Andere neurologische Ausfälle?

Apparative Untersuchungen: Rö-Schädel, EEG, Echo-EG,
Hirnszintigramm, CT.

Über die Zuordnung von Gesichtsfeldausfällen zu bestimmten Läsionsorten informiert die folgende Zeichnung:

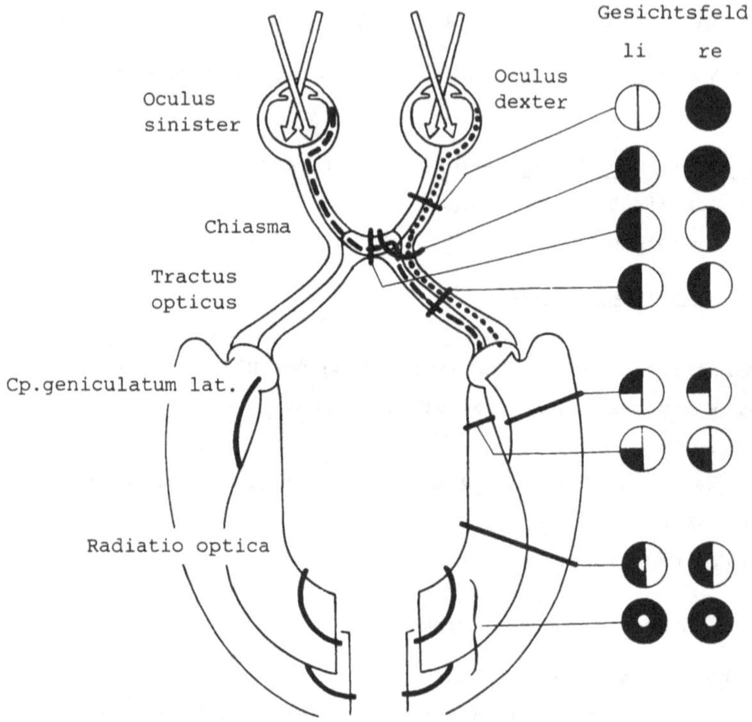

1.7.13 S E N S I B I L I T Ä T S S T Ö R U N G E N

Der wesentliche diagnostische Wert der Sensibilitätsstörungen in der neurologischen Untersuchung liegt in der Lokalisation von Krankheitsprozessen, sehr viel weniger in der Feststellung der Art des Leidens. Es soll daher vorwiegend eine Phänomenologie der Sensibilitätsstörungen gegeben werden.

MISSEMPFINDUNGEN (PARÄSTHESIEN) UND SCHMERZEN

- Parästhesien:
  Sie treten auf als Taubheitsgefühl, Kribbeln oder Brennen, meist in den Extremitäten. Am häufigsten verantwortlich ist eine Polyneuropathie und Nervendruckschädigungen (Verband, Narkose).

Parästhesien kommen aber auch vor bei funikulärer Myelose, Multipler Sklerose und Tabes dorsalis.

- Neuralgien:
  Schmerzen in Versorgungsgebieten peripherer Nerven, Plexus und Spinalnerven werden als Neuralgien bezeichnet. Kennzeichnend ist das attackenartige Auftreten des neuralgischen Schmerzes, der als hell oder reißend geschildert wird.

- Spontane Dauerschmerzen:
  Sie treten auf nach Nervenverletzungen, bei Tabes, bei verschiedenen Tumoren und als sogenannte Wurzelschmerzen bei Erkrankungen der Hinterwurzeln und ihrer Spinalganglien, z.B. medullären Tumoren, Herpes zoster.

- Phantomschmerzen:
  Sie sind nach Amputationen im nicht mehr vorhandenen Körperteil lokalisiert.

- Allgemeine Überempfindlichkeit der Haut:
  Diese Bezeichnung verwendet man, wenn schon Berührungsreize als unangenehm empfunden werden. Sie findet sich bei Poliomyelitis und Meningitis.

SENSIBILITÄTSAUSFÄLLE

Hautsensibilität

Berührungs- und Druckempfindung:

- Hypästhesie: Herabsetzung der Berührungsempfindung; evtl.
  evtl. Anästhesie
- Hyperästhesie: Heraufsetzung der Berührungsempfindung.

Schmerz:

- Hypalgesie: Herabsetzung der Schmerzempfindung; evtl. Analgesie
- Hyperalgesie: Heraufsetzung der Schmerzempfindung.

Temperatur:

- Thermanästhesie

Tiefensensibilität

- Bewegungs- und Lageempfindung
- Kraft- und Gewichtssinn

- Vibrationssinn
- Stereognosie (Fähigkeit, Gegenstände taktil zu erkennen)

können alle vermindert sein.

Einige sensible Syndrome:

Psychogene Sensibilitätsstörung:
Sie zeichnet sich durch Fehlen weiterer organischer Symptome aus, die bei Sensibilitätsstörungen meistens zusätzlich bestehen. Außerdem verläuft die Grenze des gestörten Bereichs häufig den laienhaften Vorstellungen entsprechend, nicht, wie es den tatsächlichen neurologischen Gesetzmäßigkeiten entspricht.

Zentrale (cerebrale) Sensibilitätsstörungen:

- Störung im Bereich der hinteren Zentralwindung oder des oberen Parietallappens: Sensibilitätsstörung nicht selten auf ein Glied beschränkt mit vorwiegender Betroffenheit des Orts- und Raumsinnes.
- Störung im Bereich der Capsula interna (sensibler Teil): Hemianästhesie
- Störung einseitig im Thalamus: Hemihypästhesie, evtl. auch Hemianästhesie, wobei hauptsächlich die Tiefensensibilität geschädigt ist (halbseitig gestörte Stereognosie, Ataxie).

Zentrale (medulläre) Sensibilitätsstörungen:

- Unterbrechung des tractus spino-thalamicus: dissoziierte Sensibilitätsstörung auf der kontralateralen Seite. Es ist also die Berührungsempfindlichkeit erhalten, während Schmerz- und Temperaturempfindung gestört sind, indem sie selbst nur als Berührungsreize empfunden werden.
- Querschnittslähmung: alle Sensibilitäten gestört
- halbseitige Rückenmarksschädigung: Brown-Séquard-Syndrom: Neben zentraler Parese auf der betroffenen Seite Störung der Tiefensensibilität. Auf der kontralateralen Seite Schmerz- und Temperaturempfindung gestört.

Radikulär-segmentale Empfindungsstörungen:
Bei Schädigungen des Rückenmarks (hintere Wurzeln) kommt es am Stamm zu gürtelförmigen, an den Extremitäten zu längsstreifenförmigen Ausfällen der Sensibilität.

Schädigung des peripheren Nerven:
Das entsprechende Versorgungsgebiet ist empfindungsgestört, jedoch nur im mittleren Teil vollständig. Die Randgebiete werden durch benachbarte Nerven mitversorgt.

Abklärung:

Anamnese: Trauma? Noxen (Alkohol, Diabetes)
Hautausschlag? (Herpes)
Druckeinwirkung?

Untersuchung:
Eingehende neurologische Untersuchung.
Motorische Ausfälle? Klopfschmerz der Wirbelsäule?
Genaue topische Abgrenzung der Sensibilitätsstörung einschließlich der betroffenen Qualitäten.
Apparativ: Rö-Wirbelsäule im entsprechenden Abschnitt, Lumbalpunktion mit Queckenstedt-Versuch (Ausschluß raumfordernder Prozesse im Spinalkanal). Evtl. EMG zum Ausschluß eines Tunnelsyndroms (Karpaltunnel, Ulnarisrinne). Gegebenenfalls Myelographie und Angiographie.

S P A S T I K

Def.: Erhöhung des Muskeltonus, der zu Beginn einer passiven Bewegung besonders ausgeprägt ist. Es besteht ein federnder Widerstand, der im typischen Falle gegen Ende der Bewegung plötzlich nachläßt (Taschenmesserphänomen).

Die Spastizität wird klinisch als Resultat einer Läsion der Pyramidenbahn angesehen. Am häufigsten tritt sie auf als spastische Hemiparese nach apoplektischem Insult, evtl. mit vorausgehender kurzdauernder schlaffer Parese. Es findet sich eine Steigerung der Eigenreflexe bis zum Klonus, außerdem pathologische Reflexe (Pyramidenbahnzeichen, Babinski u.a.). Die Fremdreflexe sind abgeschwächt, evtl. ist die grobe Kraft vermindert. Sehr auffällig ist die Bewegungsstörung mit Verlust der Feinmotorik und ungelenken Massenbewegungen.

Weitere spastische Erscheinungen:

- Paraspastik:

  Def.: Isolierte Tonuserhöhung beider Beine.

  Ursache: Schädigung der Pyramidenbahn im thorakolumbalen Rückenmark

  Aetiologie: Raumforderung im Spinalkanal, MS, Trauma, spastische Spinalparalyse.

- Tetraspastik:

  Alle vier Extremitäten sind betroffen. Dementsprechend liegt die Schädigung im Bereich des Halsmarks. (CP, MS, myatrophische Lateralsklerose, Erkrankungen der HWS).

- Streckerspastizität:

  Def.: Extreme Tonussteigerung aller Streckmuskeln. Arme und Beine sind einwärtsrotiert, nicht selten besteht gleichzeitig Opisthotonus.

  Vorkommen: beim apallischen Syndrom (Mittelhirnschädigung, z.B. bei Temporallappentumoren, Hirnblutungen mit Ventrikeleinbruch, auch Intoxikationen).

Nach Feststellen der spastischen Symptomatologie müssen Anamnese und Befund im Hinblick auf die Ursache erhoben werden.

Anamnese: Trauma? Hypertonus bekannt? Vorausgegangene TIA (Transischämische Attacken)? Rückenschmerzen?/ Zustand seit Geburt? (CP), früher Mononeuritiden u.a. MS-Symptome?

Untersuchung:

Gleichzeitig Sensibilitätsstörungen?

Reflexstatus! Augenhintergrund!

Rö: HWS, BWS, LWS. Atlantooccipitaler Übergang.

Lumbalpunktion mit Queckenstedtversuch (Ausschluß einer Raumforderung im Spinalkanal).

S P R A C H - U N D S T I M M S T Ö R U N G E N

APHONIE

Def.: Stimmlosigkeit, Fehlen des Stimmklanges, Sprechen mit Flüsterstimme.

Anamnese:

Plötzliches oder langsam schleichendes Auftreten?
Fieber, Halsschmerzen, Schluckbeschwerden? Nikotinmißbrauch?
Schädeltrauma? Lokale Operationen (operative Rekurrensschädigung)?

Untersuchung:

HNO-ärztliche Untersuchung (Tonsillitis, Laryngitis, grippaler Infekt).

Neurologische Untersuchung:

Zusätzlich Hirnnervenausfälle? (Verdacht auf Bulbärparalyse).
Sensibilitätsstörungen im Bereich des Kehlkopfs? (Verdacht auf Tumor).
Besteht auch beim Husten Aphonie? (Verdacht auf psychische Aphonie).

Technische Untersuchungen:

- Rö-Schädel, Thorax.
- LP (Lumbalpunktion)
- Hirnszintigramm

DYSARTHRIE

Def.: Funktionsstörungen im Bereich der Artikulationsmotorik. Sie ist an der Störung des Aussprechens der Worte leicht erkennbar.

Anamnese:

Intoxikation mit Alkohol und/oder Tabletten vorangegangen?
Schleichende Entwicklung oder plötzliches Einsetzen? (Verdacht auf Pseudobulbärparalyse).

Neurologische Untersuchung:

Schwindel, Ataxie? (Kleinhirnerkrankung)

Zusätzlich Hirnnervenausfälle? (Multiple Sklerose oder Tumor).
Tremor, Rigor? (Parkinson-Syndrom)
Hirnnervenausfälle mit Zungenlähmung? (Verdacht auf Bulbärparalyse).

<u>Zusätzliche Untersuchungen</u>:

- LP
- Apparativ: EEG, Rö-Schädel, Szintigramm, CT, Myelographie, Angiographie

Einige <u>typische dysarthrische Phänomene</u> bei verschiedenen Krankheitsprozessen:

- Skandierende, abgehackte Sprache: → Multiple Sklerose
- Verwaschene und tonlose, näselnde Sprache: → Bulbärparalyse
- Unharmonische, laute Sprache, bellend und kloßig: → Kleinhirnwurmerkrankungen
- Monotone, leise und nuschelnde Sprache: → Parkinson-Syndrom und Depressionen

APHASIEN

Def.: Im Gegensatz zu Aphonie und Dysarthrie handelt es sich um eine zentrale Störung des Sprachentwurfs mit Wortverstümmelung und falschem grammatikalischem Aufbau von Sätzen.

Unterscheidung der Aphasien:

<u>Motorische Aphasie</u>:
Das Sprachverständnis ist erhalten, Spontansprechen und Nachsprechen sind gestört (Wortverstümmelungen, unzusammenhängende Silben werden geäußert). Ebenso sind die spontane Schrift und die Schrift nach Diktat gestört. Der Patient kann jedoch Aufforderungen richtig befolgen und die korrekte Bezeichnung von Gegenständen durch den Untersucher begraben.

<u>Sensorische Aphasie</u>:
Das Sprachverständnis ist erschwert oder aufgehoben. Da der Patient auch seine eigene Sprachproduktion nicht mehr versteht und nicht mehr kontrollieren kann, kommt es ebenfalls zu Sprachstörungen. Der Patient kann nichts nachsprechen und Aufforderungen nicht befolgen, da er sie nicht versteht. Auch kann er nicht die Korrektheit

von Bezeichnungen für Gegenstände bejahen oder verneinen.

Gemischte Aphasie:
Störungen der motorischen und sensorischen Aphasie nebeneinander.

Amnestische Aphasie:
Die Erinnerung von Namen und Substantiven ist bevorzugt gestört.

Aphasiche Störungen kommen am häufigsten vor im Gefolge von cerebralen Insulten, bei Hirntumoren und subduralen Hämatomen.

Neurologische Untersuchung:

Hemiparese? Hirnnervenstörungen? STP? Reflexdifferenzen? Pyramidenbahnzeichen?

Apparative Untersuchungen:

EEG, Rö-Schädel, Echo-EG, Szintigramm, CT, ggf. Angiographie.

1.7.16 RIGOR

Def.: Tonusvermehrung der Muskulatur, die bei passiver Bewegung von Anfang bis Ende spürbar ist (im Gegensatz zur Spastik, bei der der Widerstand zu Beginn der Bewegung am deutlichsten ist). Der Bewegungsablauf erscheint gleichmäßig zähflüssig, der Widerstand erinnert an den, den eine Wachskerze dem Abbiegen entgegensetzt. Bei langsamer passiver Bewegung tritt Zahnradphänomen (rhythmische Sperrungen des Bewegungsablaufs) auf.

Neurologisch am wichtigsten:

Gemeinsames Auftreten des Rigor zusammen mit Akinesie (Verarmung in Mimik, Gestik, Ausdruck, langsame und mühsame Körperbewegungen) und Tremor (nicht obligat; tritt häufig erst später zur Symptomatik hinzu): Parkinsonsyndrom.

Kongenitaler Rigor

In der Anamnese finden sich:
ein perinataler Schaden, insbesondere ein Icterus gravis neonatorum, das Bestehen eines ausgeprägten geistigen Defekts, epileptische Anfälle und Rigor, sowie das Fehlen von unwillkürlichen Bewegungen.

Olivopontocerebelläre Athrophie

Rigor mit Ataxie, Intentionstremor, Sprach- und Gangstörungen, Miktionsstörungen in mittlerem Lebensalter.

Creutzfeld-Jakob-Krankheit

Rigor bei fortschreitender Demenz, Pyramidenzeichen, anderen extrapyramidalen Störungen und rascher Progredienz des Leidens (1 - 3 Jahre Dauer).

1.7.17 T R E M O R

Def.: Zittern, rasch aufeinanderfolgende rhythmische Zuckungen antagonistischer Muskeln, die je nach dem zugrundeliegenden Krankheitsprozeß nur in Ruhe (Ruhetremor), nur bei willkürlichen Bewegungen (Intentionstremor), oder besonders unter dem Einfluß seelischer Erregungen auftreten können.
In Bezug auf die Amplitude des Ausschlages spricht man von grob-, mittel- und feinschlägigem Tremor.

RUHETREMOR

- zusammen mit Hunger, Schweißausbrüchen, Erregungszuständen, Angst, hoher Pulsfrequenz: Blutzucker kontrollieren!
Verdacht auf hypoglykämisches Koma, verschwindet nach Glukosezufuhr.
- feinschlägiger Ruhetremor mit evtl. erhöhter Körpertemperatur, Steigerung des Grundumsatzes (Hunger mit reichlicher Nahrungszufuhr, dennoch Abmagerung), evtl. Tachykardie mit Arhythmie, evtl. Exophthalmus: Verdacht auf Hyperthyreose (T3, T4, PBI bestimmen).

- Ruhetremor mit einer Frequenz von 4-8/sec., der bei muskulärer Anspannung nachläßt, zusätzlcih Akinesie und evtl. Rigor, kleinschrittiger Gang, Mikrographie, verstärkter Speichelfluß und/ oder starke Absonderung der Talgdrüsen ("Salbengesicht"): → Parkinson-Syndrom.
- grobschlägiger Ruhetremor, Bewußtseinsstörungen, evtl. verwaschene Sprache, Verkennung der Umwelt oder Halluzinationen, nicht selten Fieber: Verdacht auf delirantes Syndrom, meist durch Alkoholentzug (Leberwerte, Polyneuropathie, Anamnese) oder Medikamentenentzug, evtl. Hirntumor (Abklärung siehe dort).
- feinschlägiger Ruhetremor ohne weitere Symptome: Verdacht auf familiären Tremor. (Vorkommen auch bei anderen Familienangehörigen). Frequenz: 7-10/sec.
- wenig regelmäßiger Tremor, der bei Beobachtung und bei Beginn einer Bewegung deutlicher wird, zusammen mit Angstzuständen: Verdacht auf psychogenen Tremor, häufiger bei hysterischen Persönlichkeiten und Rentenbegehren.

INTENTIONSTREMOR

Charakteristisch ist der Beginn am Anfang einer Bewegung und die Verstärkung zum Ende der Bewegung hin (Crescendo-Charakter, besonders deutlich beim Finger-Nase-Versuch).

- Charcot-Trias: Intentionstremor. Nystagmus, skandierende Sprache ist häufig bei Multipler Sklerose. Evtl. retrobulbäre Neuritis oder andere MS-Syndrome.
- Intentionstremor mit ataktischen Störungen, Hirndruckzeichen und/oder Rückenmarkssyndromen: Verdacht auf Kleinhirntumor. CT!
- zusammen mit Bewegungsarmut, Rigor, Leberzirrhose, Splenomegalie, Fleischer-Kayser-Cornealring: Verdacht auf M. Wilson (Hepatolentikuläre Degeneration). Caeruloplasminspiegel bestimmen! Wird wegen begleitender Verhaltensstörungen nicht selten als schizophrene Psychose verkannt!

1.8 Endokrinium und Stoffwechsel

1.8.1 AKROMEGALIE

Def.: Vergrößerung der äußeren Teile, vornehmlich der Akren (Finger, Zehen, Nase, Ohren, Kinn)

Ae.: Gesteigerte Sekretion von STH durch ein Hypophysenadenom nach Abschluß des Körperwachstums (vorher gibt es den Riesenwuchs = Gigantismus)

Sy.: Folge ist ein gesteigertes Wachstum der knöchernen und bindegewebigen Anteile der Akren: Vergrößerung von Unterkiefer, Ohren, Nase, Mund. Insgesamt vergrößerter Schädel. Distendiale Zähne mit weiten Lücken. Makroglossie. Plumpe Hände und Füße (Tatzen). Vergrößertes Herz, Hochdruck, Splanchnomegalie (vergrößerte innere Organe).
Subjektiv: Kopfschmerzen, Sehstörungen, Mattigkeit, Gliederschmerzen, Schweißneigung.

Di.: Hohe Phosphatwerte im Serum.
Rö.: Vergrößerte Sella, ventrale Appositionen an den Wirbelkörpern.

DD.: Keine Verwechslungsgefahr, jedoch ist eine frühzeitige Erkennung schwierig, aber wichtig für den Therapiebeginn.

Th.: 1. Bestrahlung der Hypophyse
2. Operation bei neurologischen Symptomen und ungenügendem Erfolg der Bestrahlungstherapie.

Medikamentöse Therapie hat bisher nicht befriedigt.

Ve.: Langsam und schleichend. Schubweiser Verlauf.

Pr.: Bei Komplikationen nicht so gut.

Ko.: Diabetes, Myokardinsuffizienz, hypophysäres Koma.

1.8.2 AMENORRHOE

Def.: Amenorrhoe bedeutet das Nichteintreten der Menstruation. Sie ist primär, wenn nach Vollendung des 18. Lebensjahres noch keine spontane Menarcheblutung aufgetreten ist und sekundär, wenn nach bereits erfolgten Menstruationen (mindestens 3) diese mehrere Monate (mindestens 3) oder auch Jahre lang ausbleiben.

Physiologisch ist eine Amenorrhoe während Schwangerschaft, Wochenbett und Laktation. Hier intervenieren jedoch die dysfunktionellen Amenorrhoen.

Ae.: Meist liegt die Ursache:
Zentral, d.h. hypothalamisch bedingt (psychisch oder idiopathisch).
Ferner können kongenitale Mißbildungen vorliegen oder Allgemeinerkrankungen (Diabetes mellitus, Tbc, Infektionen, Unterernährung).

WHO - Einteilung der Amenorrhoen:

I Hypogonadotrope

II Normogonadotrope (Es fehlt jedoch das ovulatorische LH-Maximum)

} Es fehlt die adäquate Stimulierung der Ovarien durch den HVL = sekundäre Ovarialinsuffizienz

III Hypergonadotrope: Die Ovarien reagieren selbst auf erhöhte Gonadotropinsekretion des HVL nicht = primäre Ovarialinsuffizienz

IV Primär uterine Amenorrhoe

Reaktiv-psychogene Form: (der Ovarialinsuffizienz)

Di.: Anamnese
z.B. Notstandsamenorrhoe (psychische Insulte durch familiäre Ereignisse wie Tod, Scheidung)
Seelische Spannungen (bei Examen, Heirat, Berufswechsel)
Scheinschwangerschaft (bei Kinderwunsch oder Kinderangst)
Weiter können auffalien: Gewichtsverlust, Akrozyanose, Zirkulationsstörungen, chronische Obstipation, vegetative Labilität, psychische Auffälligkeit, evtl. Übergang zur Anorexia

Idiopathisch-hypothalamische Form:

Sie ist diagnostisch schwerer zu erfassen, weil die Aetiologie nicht so offenkundig ist wie bei der psychischen Form.

Eine sekundäre Amenorrhoe kann folgende Ursachen haben:

1. Schwangerschaft
2. Generative Amenorrhoe = (Amenorrhoe I. Grades) Ausbleiben der Ovulation. Eine gewisse basale Östrogenbildung ist jedoch noch vorhanden.
3. Vegetative Amenorrhoe = (Amenorrhoe II. Grades) Keine Hormonbildung in den Ovarien mehr.
4. Uterine Amenorrhoe = Die Zona basalis des Endometriums ist zerstört (Infektion, zu scharfe Kürettage).

Diagnostische Vorgehen:

1. *Anamnese:* Erbschäden, Schwangerschaftserkrankung der Mutter (Virusinfekt, Spätgestose), Erkrankungen in der Kindheit, rezidivierende juvenile Blutungen, unregelmäßiger Primärzyklus. Das alles kann Hinweise geben.

2. *Ermittlung des Grades des Ausfalls der Ovarialfunktion*

   Gestagentest:

   6 Tage ein Gestagen (5 mg Progesteron) geben. Tritt danach eine Abbruchblutung ein, so heißt das:

   1. Es besteht keine Schwangerschaft.
   2. Es besteht eine generative Amenorrhoe (denn das Endometrium stand noch unter Östrogeneinfluß).

   Tritt keine Abbruchblutung ein, so heißt das:

   1. Es besteht eine Schwangerschaft (→ Schwangerschaftstest machen).
   2. Es besteht eine vegetative Amenorrhoe (denn das Endometrium kann nicht mehr auf den Gestagenentzug reagieren).
   3. Es besteht eine uterine Amenorrhoe.

   Östrogentest:

   Bei negativem Ausfall des Gestagentests macht man den Östrogentest. Man gibt 14 Tage lang Östrogen (0,04 mg Progynon C).

Tritt danach eine Entzugsblutung ein, so heißt das:

Es besteht eine vegetative Amenorrhoe (das Endometrium kann noch auf Östrogene reagieren, kriegt sie aber nicht mehr von den Ovarien.

Tritt keine Entzugsblutung auf, so heißt das:

Es besteht eine uterine Amenorrhoe (d.h. die reaktionsfähige Zona basalis fehlt).

3. *Körperliche Untersuchung*

Bei einer vegetativen Amenorrhoe mit völligem Östrogenmangel findet man:
einen hypoplastischen Uterus, eine atrophische Vagina, geschrumpfte große und kleine Labien und eine Involution der Mammae.

1.8.3 ENTWICKLUNGSVERZÖGERUNG

Eine Entwicklungsverzögerung kann sich ausdrücken in:
Verzögerung oder Ausbleiben von:

- Körperwachstum
- Gewichtszunahme
- Geistigen Leistungen (z.B. Sprechen)
- Sinnesleistungen (z.B. Sehen, Hören)
- Motorischen Leistungen (Greifen, Sitzen, Stehen, Laufen)
- Hormonaler Geschlechtsentwicklung

Ursachen:

- Erbleiden
- Erkrankung der Mutter in der Schwangerschaft (Toxoplasmose, Zytomegalie)
- Intoxikation der Mutter in der Schwangerschaft (Medikamente, Alkohol)
- Perinatale Erkrankungen des Kindes

Def.: Minderwuchs nennt man eine Körpergröße, die unter der 3. Perzentile liegt. Nach Wachstumsabschluß liegt diese Grenze etwa bei 150 cm. Unter 140 cm, sicher unter 130 cm spricht man von Zwergwuchs.

Aetiologie des Minderwuchses:

- Chromosomen - Aberration (z.B. Turner-, Down-Syndrom)
- Hypothalamische-, hypophysäre-, hormonale Störungen
  - Besonders der STH-Mangel führt zu Minderwuchs. Bei völligem Fehlen von STH beträgt die Endgröße 110-130 cm.
    Di.: Nachweis des STH-Mangels
  - Thyreotropin-Mangel → Hypothyreose
    Di.: Schilddrüsenteste
  - Gonadotropinmangel → Pubertas tarda
  - ACTH-Überschuß → Cushing-Syndrom
    Di.: ACTH mit RIA, Dexamethason-Suppressionstest
    Sonographie, Computertomographie, Angiographie
    Röntgen der Sella turcica
- Stoffwechselstörungen (Organanomalien und funktional)
  - Zöliakie, Mucoviscidose
  - Lebercirrhose
  - Niereninsuffizienz
  - Speicherkrankheiten (Glykogenose, Mukopolysaccharidose → M. Pfaundler-Hurler)
  - Hypoxämie (Herzfehler, Anämie, Lungenfunktionsstörung)
- Mangel an essentiellen Aufbaustoffen
  - Hunger → Hypokalorischer Minderwuchs
  - Eiweißmangel (Kwashiorkor)
  - Vit D - Mangel → rachitischer Minderwuchs
- Skelettanomalien
  - Osteogenesis imperfecta
    - congenita (Spontanfrakturen treten schon intrauterin auf)
    - tarda (Spontanfrakturen treten beim Laufenlernen auf)
  - Enchondrale Dysostosen der Epi- und/oder Metaphysen (s. 1.6.10)

DD.:
- Konstitutionelle Entwicklungsverzögerung
  (Besonders große Unterschiede gibt es in der Präpubertät, die später noch ausgeglichen werden kann)
- Primordialer Minderwuchs
  (verzögertes Wachstum von uterin an)

- familiärer Minderwuchs
- Progerie, Hutchinson-Gilford-Syndrom
  (Wachstumsverzögerung und schnelle Vergreisung.
  Starke Arteriosklerose. Frühzeitiger Tod meist vor 20. LJ)

Di.: Röntgenologische Bestimmung des Skelettalters

1.8.4 EXOPHTHALMUS

Def.: Vordrängung des Bulbus oculi mit Bewegungseinschränkung.

Ursachen:

- M. Basedow: Typisch für den M. Basedow sind der doppelseitige Exophthalmus und eine weite Lidspalte, ferner gehören Struma und Tachykardie mit dem Exophthalmus zur Trias des M. Basedow.
  Weiter können periokuläre Ödeme und Augenmuskelparesen hinzutreten. Man bezeichnet dann das Krankheitsbild als Endokrine Ophthalmopathie. Es ist weder ein klar umrissenes noch ein in den Zusammenhängen geklärtes Krankheitsbild. Man hat lediglich diese Bezeichnung für die in Verbindung mit einer Schilddrüsenstörung auftretenden Krankheitserscheinungen am Auge gewählt.
  Di.: Schilddrüsendiagnostik

Meist einseitig ist der Exophthalmus bei allen anderen Ursachen. Abgeklärt werden müssen gegenüber einer konstitutionellen Protrusio bulborum:

- Tumoren: Primäre Orbitatumoren, periorbitale (Nasennebenhöhlen, Gaumen, Epipharynx), intrakranielle (Kleinhirn, Kleinhirnbrückenwinkel, Meningeom, Osteom, Chondrom)
  Di.: Rö., EEG, Angiographie, Hirnszintigraphie, Pneumenzephalographie, Echo-EG, Lumbalpunktion.
- Aneurysma: Di.: Karotis- oder Vertebralisangiographie

- Varikosis: Di.: Angiographie
- Entzündungen: Thrombophlebitis, Thrombose d. Sinus cavernosus, Osteomyelitis, Tbc, Phlegmone
  Di.: Rö., BKS, BB
- Parasiten: Echinokokken, Zystizerken
  Di.: Rö.
- M. Boeck: Di.: Rö.
- Kollagenosen: Serodiagnostik
- Leukämien: Di.: Differentialblutbild
- Retikulosen: Di.: Differentialblutbild
- Phakomatosen: Neurofibromatosis v. Recklinghausen, Tuberöse Sklerose, Angiomatose (v. Hippel-Lindau und Sturge-Weber).
  Di.: Rö.
- Knochenerkrankungen: Di.: Rö.

Ein maligner Exophthalmus kann sich bei Hyperthyreose entwickeln. Er geht mit Augenmuskellähmungen und Sehstörungen einher. Als Ursache wird die Überproduktion eines besonderen Hormons, des EPF (Exophthalmus Producing Factor) angenommen, das man mit dem TSH gekoppelt vermutet.

1.8.5 LIBIDO- UND POTENZVERLUST

Def.: Libido = Verlangen zu sexuellem Erleben

Potenz = Fähigkeit zur Ausübung des Geschlechtsverkehrs einschließlich der Zeugung

Potentia generandi = Fähigkeit zur Zeugung

Potentia coeundi = Fähigkeit zum Beischlaf

Potentia concipiendi = Fähigkeit zur Empfängnis

Libido- und Potenzstörungen:

Impotenz durch Libidoverlust

Impotentia coeundi: Erektionsstörung, Hypoplasie des Genitals

Ejaculatio praecox (zu früher Verlust des Ejakulats)
retarda (verspätete Ejakulation)
deficiens (kein Ejakulat)
retrograd (Ejakulation in die Harnblase)

Impotenz den Orgasmus herbeizuführen

Ursachen:

- Organische (20% aller Impotenzen)
  - Mißbildungen: Epispadie, Hypospadie, Phimose, Striktur der Urethra, Induratio penis plastica
  - Endokrin: Hypophysen-Vorderlappen-Insuffizienz, Diabetes mellitis, Gonadotropinmangel, Hypogonadismus, Klinefelter-Syndrom
  - Vaskulär: Priapismus, Arteriosklerose, Thrombose, Leriche-Syndrom (abdominaler Aortenverschluß infolge einer Thrombose im Bereich der Bifurkation)
  - Neurogen: Traumen und Tumoren des Rückenmarks, Multiple Sklerose, Poliomyelitis, Tabes dorsalis, Polyneuropathie, nach chirurgischen Eingriffen im kleinen Becken.

- Medikamentös Antihypertensiva (z.B. Reserpin), Antidepressiva, Barbiturate, Opiate, Östrogene, Gestagene, Alkohol

- Psychogen (80% aller Impotenzen)
  - totale Impotenz
  - fakultative Impotenz
    - Partnerbezogen (z.B. nur bei Prostituierten, Freundin, Ehefrau oder umgekehrt)
    - Situationsbezogen (z.B. nur nachts, nur im Urlaub)
    - Milieubezogen (z.B. nur im Wald, in der Hotelhalle, im Auto)
    - Aktbezogen (z.B. Koitus nicht möglich, wohl aber Masturbation)

Diagnostische Maßnahmen:

Anamnese: Primäre Störung von Anfang an?
Sekundäre Störung nach früher normaler sexueller Funktion?
Bezogene fakultative Impotenz?
Streß? Alkohol- und Nikotinabusus

Inspektion: Phimose? Hypospadie? Induratio penis plastica?
Prostataadenom?
Fehlende Schambehaarung und Adipositas bei Hypogonadismus → Klinefelter Syndrom

Penisplethysmographie, Kavernosographie, Blutdruck am Penis

Testosteronspiegel im Serum

Psychiatrie

Therapie:

- Behandlung etwaiger organischer Störungen
- Aphrodisiaka, die fast alle u.a. Testosteron enthalten führen höchstens bei Nachlassen der Potenz im Alter zu einer Besserung.
- Hyperämisierende Maßnahmen (Sitzbäder, Massagen)
- Sport
- Psychotherapie

Erst bei Versagen aller konservativen Mittel kann man denken an die

- operative Implantation einer biegbaren Silikon-Silberprothese

STERILITÄT

Die Ursache für eine kinderlose Ehe liegt zu etwa 50% in der Konzeptionsunfähigkeit der Frau und zu 35% in der Zeugungsunfähigkeit des Mannes, zu 15% liegt die Ursache bei beiden gemeinsam (z.B. Spermainkompatibilität, Zervixfaktor, Scheidenmilieu)

Ursachen bei der Frau sind:

- ovarielle Störungen (Entzündung, Tumor, Funktion, Mißbildung) 40%
- Tubenfaktor (am häufigsten Verklebung nach Entzündung) 40%
- Genitalmißbildungen (z.B. uterus bipartus, Myom)
- Zervixfaktor (Funktion des Zervixsekrets)

- Vaginitis
- Tumoren

Di.: • Regelanamnese, • gynäkologische Untersuchung

- Temperaturkuven über mehrere Perioden biphasich?
- Spermiogramm des Ehemannes
- Laparoskopie mit Blau zur Prüfung der Tubendurchgängigkeit und Inspektion des Genitalapparates. (Diese Methode wird heute wegen der größeren Aussagekraft gegenüber der röntgenologischen Salpingographie bevorzugt).
- Hormonanalysen

Ursachen beim Mann sind:

- Aspermie: kein Ejakulat
- Azoospermie (keine Spermien im Ejakulat)
- Oligozoospermie (< 40 Mio Spermien/ml)
  (Normozoospermie: > 40 Mio Spermien/ml, über 60% normale Morphologie und Motilität)
- Pathomorphospermie: morphologische Mißbildung der Spermien
- Hypokinospermie: zu geringe Motilität der Spermien
- Zu saures Ejakulat (normal pH 7,3-9)
- Oligospermie: zu wenig Ejakulat (normal 2-6 ml)

Di.: • Anamnese, Inspektion

- Spermiogramm
  (Dichte, Morphologie, Motilität, pH, Fructose)
- Weiterführende Untersuchungen
  - Hormonanalysen
  - Hodenbiopsie
  - Geschlechtschromatinbestimmung
  - endokrinologische Untersuchungen
  - biochemische Analyse des Samens

1.8.6 SCHILDDRÜSENVERGRÖẞERUNG

Ursachen:

1. *Arbeits- oder Bedarfshypertrophie* (euthyreote oder blande Struma)
   Hier besteht keine Funktionsstörung. Durch einen Jodmangel oder Jodfehlverwertung entsteht ein Mangel an Schilddrüsenhormonen, der über den Regelmechanismus eine TSH-Ausschüttung und damit die Hyperplasie bewirkt. Dies ist die häufigste Strumaform, mit 15% aller endokrinen Erkrankungen auch die häufigste endokrine Erkrankung.

   Einteilung: 0 nur szintigraphisch nachweisbar
   I tastbar
   II sichtbar
   III Verdrängung von Nachbarorganen oder retrosternale Lage

   Sy.: diffuse, ein- oder mehrknotige Vergrößerung (Struma)
   Evtl. Einengung von Ösophagus (Kloßgefühl, Schluckbeschwerden),
   Trachea (Stridor), Gefäßen (Einflußstauung)

   Di.: Palpation, bei atypischer Lage (retrosternal, intrathorakal, Zungengrund) nur durch Szintigraphie nachweisbar.
   Bei Malignitätsverdacht Punktionszytologie, Histologie nach Enukleation.

   Ko.: Bei chronischer Ateminsuffizienz kann sich pulmonale Hypertonie entwickeln (Euler-Liljestrand-Mechanismus).

   Th.: Hormonsubstitution
   Operation bei Einengungen oder sehr großen Knoten.

2. *Toxische Hyperplasie* (nicht mehr der hypophysären Steuerung gehorchend)
   Struma Basedow (diffus und oft pulsierend),
   Struma basedowificata (knotig), oder am häufigsten:
   Autonomes Adenom.

   Sy.: Hyperthyreose:
   - Tachykardie
   - Gewichtsabnahme
   - Schweißausbrüche, subfebrile Temperaturen
   - Unruhe, motorisch-psychisch, Schlafstörung

- Zittern der Finger
- Große Blutdruckamplitude
- Glanzaugen, brüchige Fingernägel, Haarausfall
- Adynamie, Muskelschwäche
- Reflexsteigerung
- Diarrhoe

Di.: Palpation: weich, diffus, Schwirren? oder Knoten?

T3, T4 i.S. erhöht

Radiojodtest: Jodumsatz ist beschleunigt

TSH i.S.: stark verringert (außer bei der hypophysären Form → TSH↑)

Zur Differentialdiagnose zwischen diffuser und lokalisierter Hyperplasie dient die Szintigraphie, die beim Adenom einen heißen Knoten zeigt. Dieses differenziert man weiter in kompensiert und dekompensiert.

- Szintigrammwiederholung nach TSH-Gabe
  Wird jetzt erst das vorher noch speichernde normale Gewebe unterdrückt und erscheint nur noch der heiße Knoten, dann ist das autonome Adenom noch kompensiert.

- Stellt sich neben dem Knoten auch noch normales Schilddrüsengewebe dar, gibt man Schilddrüsenhormon, das die TSH-Ausschüttung unterdrückt. Ist bei erneuter Szintigraphie das normale Gewebe dann nicht mehr dargestellt, sondern nur noch der heiße Knoten, dann ist das Adenom noch kompensiert.

- Zeigt sich beim ersten Szintigramm nur der heiße Knoten, dann ist das normale Gewebe schon unterdrückt, weil die hohe Hormonproduktion des Adenoms bereits die TSH-Ausschüttung unterdrückt. Auch TRH-Gabe kann TSH nicht steigern. Gibt man jetzt TSH und wiederholt die Szintigraphie, dann erscheint das normale Gewebe wieder im Szintigramm. Dieses Adenom wird als dekompensiert bezeichnet.

Th.: Adenom, Enukleation, jenseits des 40. LJ auch alternativ Radiojodtherapie

diffuse Hyperthyreose: Methimazol (Favistan®)
Cave: Leukopenie!
+ Schilddrüsenhormon (sonst Ausbildung eines Kropfes möglich)

Vo.: In Jodmangelgebieten (Süddeutschland) kommen autonome Adenome häufiger vor.

Merke bei Hyperthyreose:

- Kein Ephedrin (Ephetonin "Merk"®) einsetzen
- Es besteht eine erhöhte Empfindlichkeit gegenüber Orciprenalin (Alupent®)
- Kontrastmittel können kompensierte autonome Adenome in dekompensierte überführen
- Vor Cholecystographie immer eine Hyperthyreose ausschließen und ggf. behandeln.

3. *Thyreoiditis*

Eitrige bakterielle (durch Pyokokken, Brucellen, Salmonellen, Tuberkel), de Quervain (nicht eitrige Riesenzellthyreoiditis), Riedel (eisenhart), Hashimoto (autoimmunologisch).

4. *Tumoren:* Adenome, Karzinome, Sarkome, malignes Lymphom, Hämangioendotheliom, Teratom, Metastasen.

Sy.: Die maligne Struma besteht fast immer aus einem einzigen Knoten, der kein Jod speichert (kalter Knoten). Schnelle Größenzunahme, harte Konsistenz, Verwachsung mit der Umgebung, Heiserkeit, Schmerzen zum Ohr ziehend, Horner.

Di.: Punktionszytologie, Histologie

Th.: Thyreoidektomie. Bei Lymphknotenmetastasen auch mit neck dissection. Postoperative Radiojodbehandlung.

Pr.: Die schlechteste Prognose hat das anaplastische Karzinom.

Diagnostische Maßnahmen:

1. Funktionstests:

Radiojodtest (Speicherung des radioaktiven Jods in der Schilddrüse macht Über- oder Unterfunktion deutlich)

PBI (Bestimmung des Protein Bound Iodine).

↑ bei der Hyperthyreose, akuter Thyreoiditis, malignen Prozessen.

↓ bei Myxödem bzw. Hypothyreose, chronischer Thyreoiditis (Hashimoto, de Quervain).

T3 (Trijodthyronintest. Markiertes T3 bindet sich im Serum

an spezifische Proteine. Bei Hyperthyreose sind diese schon weitgehend besetzt. Dann geht das markierte T3 an ein Adsorbens. Bei Hyperthyreose geht viel markiertes T3 an die Proteine. Die Aktivität am Adsorbens oder am Protein (flüssige Phase) kann man bestimmen).

T4 (Bestimmung von Gesamt-Thyroxin im Serum. ↑ bei Hyperthyreose)

Trijodthyronin-Hemmtest (Nach Trijodthyroningabe wiederholt man den Radiojodtest. Die Jodaufnahme sollte im Normalfall deutlich gesenkt sein. Bei Hyperthyreose und heißen Adenomen läßt sich die Erhöhung der Speicherung nicht unterdrücken. Man kann mit diesem Test also eine autonome Überfunktion der Schilddrüse von einer sekundären durch hypophysäre Stimulation unterscheiden).

TSH-Stimulierung (Nach TSH-Gabe wird der Radiojodtest wiederholt. Anstieg der Meßwerte spricht für HVL-Insuffizienz. Dieser Test dient also zur Unterscheidung der Hypothyreoseformen (+ bei sekundärer Hypothyreose, - bei primärer).

2. Szintigraphie (Zur Feststellung von Gesamtgröße, sowie kalten und heißen Knoten. Heiß = Jodumsatz beschleunigt und autonom, d.h. nicht von der Hypophyse gesteuert. Kalt = benigne Prozesse, z.B. Cysten oder Malignome)

Serumcholesterin (↓ bei Hyperthyreose, ↑ bei Hypothyreose)

2 DIAGNOSTISCHE METHODEN

LERNZIEL:

- Kenntnis der geeigneten Untersuchungsmethoden zum Nachweis von Erkrankungen
- Prinzipien der Durchführung dieser Untersuchungen
- Risiken
- Differentialdiagnostische Bewertung häufiger, typischer und ausgeprägter pathologischer Abweichungen

2.1 ALLGEMEINE UNTERSUCHUNG DES PATIENTEN

Anamnese:

- Eigenanamnese:

  - Frühere Erkrankungen: Kinderkrankheiten, Krankenhausaufenthalte, Operationen, Infektionskrankheiten, Gelbsucht, längere Krankenlager, Kuren, untersuchungen bei Fachärzten

  - Jetzige Beschwerden: Lokalisation, Intensität, seit wann, Verlauf, evtl. Rhythmus, Ausstrahlungen, begleitende Auffälligkeiten

  - 10 obligatorische Fragen:

    1. Gewichtsab-/zunahme kg/Zeit
    2. Stuhlgang (Häufigkeit, Konsistenz, Farbe, Geruch, Schleim, Blut?)
    3. Wasserlassen (Häufigkeit, nachts, Schmerzen?)
    4. Appetenz (Widerwillen gegen bestimmte Speisen?)
    5. Durst (Wieviel, was, auch nachts?)
    6. Husten, Auswurf (Menge, Farbe, Blut, Wann?)
    7. Schlaf (Angstträume, Lage im Bett)
    8. Nachtschweiß (Wann, Nachthemd wechseln?)
    9. Zigaretten, Alkohol, Kaffee (Wieviel, seit wann?)
    10. Medikamente, Allergien

- Gynäkologische Anamnese:

  - Menarche mit   Jahren
  - Regel: regelmäßig   Tage, Dysmenorrhoe, Hypermenorrhoe?
  - Geburten (Spontan, Zange, Sectio?), Aborte?
  - Menopause mit   Jahren
  - Gynäkologische Erkrankungen, Geschlechtskrankheiten
  - Pille, Spirale, etc?

• Familienanamnese:

  • Auftreten folgender Krankheiten bei Eltern, Geschwistern, Kindern und evtl. weiteren Blutsverwandten:
    • Diabetes mellitus, • Gicht, • Adipositas, • Allergien,
    • Asthma bronchiale,
    • Epilepsie, Gemütsleiden, Suizidversuche
    • Hochdruck, Herzinfarkt, periphere Gefäßleiden, Schlaganfall
    • Karcinome
    • Schwere Infektionskrankheiten (Tbc, Gelbsucht)

• Soziale Anamnese:

  Verheiratet, Kinder
  Beruf, Hobbies

Körperliche Untersuchung:

• Gesamteindruck
  • Haltung (WS, Gelenke, Gliedmaßen, evtl. Zittern?)
  • Gang (ataktisch, spastisch, Steppergang, Parkinson?)
  • Sprache (Sprachfehler, ZNS-Störung, Rekurrenzparese?)
  • Haut (Farbe: Cyanose, Ikterus, Turgor, Temperatur, Spider naevi, Petechien, Hämatome, Exantheme, Vericulae, Papulae, Pustulae, u.s.w.)
  • Ernährungszustand

• Obligatorische Meßwerte
  • Gewicht
  • Größe
  • Puls
  • Atemfrequenz
  • Blutdruck
  • Temperatur

• Kopf
  • Klopfschmerz?: bei Kopfschmerz (bes. Nebenhöhlen)
  • Palpation (Tumoren, Nervenaustrittspunkte)
  • Haar (glanzlos, struppig → Hypothyreose, Haarausfall → Hyperthyreose)
  • Gesicht (Ausdruck, Ödeme, Exophthalmus)

- Hals

  Beweglichkeit (Meningismus, HWS-Syndrom)

  Lymphknoten (bei Vergrößerung: ganzen Körper absuchen)

  Parotisschwellung

  Halsvenenstauung (wichtiges Zeichen der Herzinsuffizienz)

  Stokesscher Kragen (Stauung in der gesamten oberen Körperhälfte mit Gesichtsödem, Handödem. Hinweis auf verdrängenden Prozeß, der die obere V. cava komprimiert).

  - Schilddrüse: Konsistenz: weich, hart, derb
    Verschieblich: Patienten schlucken lassen
    Knoten, Vergrößerung, Ungleichmäßigkeit

- Mund: Lippencyanose? Durchblutung der sichtbaren Schleimhäute, Zunge (trocken, belegt?), Aphthen? Tonsillen (Rachenring reizlos?), Gebiß (saniert?), Foetor?

- Augen: Stauungspapille? (→ erhöhter Hirndruck)
  Fundus hypertonicus?
  Fundus diabeticus?
  Ikterus, Exophthalmus?
  Pupillenreaktion (Licht-, Konvergenzreaktion, Seitengleichheit)
  Nystagmus?

- Ohren: Gichttophi?
  äußerer Gehörgang, Cerumen?
  Trommelfell (weißlich, nicht vorgewölbt?)

- Nase: Rötung? Knollenbildung?
  Ausfluß? Geschwüre?

- Thorax:
  - Deformitäten? (Skoliose? Emphysemthorax?)
  - Palpation (Herzspitzenstoß)
    Stimmfremitus (Hand auf den Rücken legen und 99 sagen lassen, prüft die Schall-Leitfähigkeit des Gewebes im Thorax), Lymphknoten, Mammae
  - Atmung

- Perkussion

  Abgrenzende Perkussion zur Feststellung von Organgrenzen.

  - Lungen - Lebergrenze
  - Lungen - Herzgrenze (relative und absolute Herzgrenze)
  - Atemverschieblichkeit der unteren Lungengrenze

  Vergleichende Perkussion zur Feststellung der Seitengleichheit

- Auskultation der Lunge

  Man hört bei der Atmung Geräusche, die

  - durch die Luftströmung im Tracheobronchialsystem
  - durch Reibung der Pleurablätter aneinander

  entstehen.

  Man kann unterscheiden:

  Pysiologisch:

  - *Vesikuläratmen*

    in der Peripherie, über den Alveolarbezirken, nur im nur im Inspirium, ein ganz weiches Knistern, Frequenz 100-600 Hz

  - *Bronchialatmen*

    über den großen Bronchien und der Trochea, im In- und Exspirium, ein schärferes Windgeräusch, Frequenz 600-4000 Hz

  Pathologisch:

  - *Bronchialatemgeräusche über der Peripherie*

    bei Verdichtung des Lungengewebes (Alveolen + Bronchiolen) durch Exsudation. Flüssigkeit leitet den Schall besser als Luft. Das Atemgeräusch der großen Bronchien wird so auch in der Peripherie hörbar und deutet dort auf infiltrierte Lungenbezirke hin.

  - *Bronchophonie*

    Der Patient wird aufgefordert ein hochfrequentes Geräusch zu erzeugen, z.B. "66" zu sagen. Dieses Geräusch wird ebenfalls durch die infiltrierten Lungenbezirke besser fortgeleitet als durch physiologisch lufthaltiges Gewebe.

  - *Rasselgeräusche* RG

    Sie entstehen, wenn Luft durch Flüssigkeit tritt und geben somit Hinweise auf sekretgefüllte Bronchialbezirke (im Röntgenbild sieht man nur größere Infiltrationen im Lungengewebe, nicht aber sekretgefüllte Bronchien).

Man unterscheidet:

Tockene RG

Der trockene Klang weist auf zähes Sekret hin, das das Lumen nicht ganz ausfüllt, sondern in Form von Membranen oder Schleimfäden vorhanden ist. Je nach schwingender Masse, die die Tonhöhe bestimmt, sind als Giemen oder Brummen zu hören.

Feuchte RG

Der feuchte Klang weist auf dünnflüssiges Sekret hin. Man unterscheidet hier noch grobblasig, mittelblasig, feinblasig.

Grobblasige RG

Sie entstehen durch große Luftblasen, weisen somit auf größere Bronchien hin.

Feinblasige RG

Sie entstehen durch kleine Luftblasen, weisen somit auf kleinere Bronchien hin.

Knisterrasseln = Crepitatio

Es entsteht durch feinste Luftblasen in den kleinsten Bronchioli und bei der Entfaltung verklebter Alveolen.
Es kann sich lediglich um ein Entfaltungsknistern handeln, wenn z.B. bettlägerige Patienten aufgesetzt werden und nach längerer Zeit wieder vertieft durchatmen.
Es kann auf das Anfangsstadium einer Pneumonie hinweisen, wenn es nur sehr flüchtig hörbar ist (Crepitatio indux) oder auf eine sich lösende Pneumonie (Crepitatio redux).

Klingende RG

Ein hellerer, ohrnäherer, klingend empfundener Ton entsteht, wenn das Lungengewebe in der Umgebung der Bronchien, in denen Die RG entstehen, infiltriert ist.

Nichtklingende RG

Zur Unterscheidung von klingenden RG. Also kein Hinweis auf Infiltrationen zwischen Bronchus und Brustwand.

• *Pfeifen* und *Piepen*

Es entsteht, wenn Luft durch stark verengte Bronchien gedrückt wird. Es ist somit ein Hinweis für Verengung der Bronchien durch Spasmus oder ödematöse Verquellung der Wandschleimhaut.

- *Pleurareiben*

  Normalerweise hört man das Aufeinandergleiten der viszeralen und parietalen oder interlobären Pleurablätter aufeinander nicht.

  Hört man ein knarrendes Reibegeräusch, deutet das darauf hin, daß die normale seröse Pleuraflüssigkeit durch fibrinöse Ausschwitzungen ersetzt ist.

  Anfangs klingt das Pleurareiben ähnlich den trockenen Rasselgeräuschen, später geht es in ein grobes Reibegeräusch über.

- *Lederknarren*

  Es ist der lautbeschreibende Ausdruck für ein starkes Pleurareiben, das auf eine völlig trockene fibrinöse Pleuritis hinweist.

  Geht die Pleuritis in die exsudative Form über, verschwindet das Reibegeräusch.

- *Geräusche vor und nach Husten*

  1. Verschwinden RG nach einem Hustenstoß, handelte es sich nur um eine leichte Sekretfüllung im Bronchialsystem, ohne daß eine Destruktion von Lungengewebe besteht.
  2. Nicht abhustbare RG deuten auf zerstörtes Lungengewebe hin.
  3. RG, die erst nach dem Husten entstehen, deutet auf zerstörtes Lungengewebe hin, das die Bronchien verstopft hatte.
  4. Nach Anhusten entsteht ein *Knacken*, wenn Luftblasen durch sehr zähen Schleim treten. Dieses deutet auf Tbc hin, wobei ein zäher Käse entsteht

- Auskultation des Herzens

  Herztöne:

  I Beginn der Ventrikelsystole. Durch den plötzlichen Druckanstieg bei beginnender Kontraktion ergeben sich Schwingungen der Kammerwände und der Klappen.

  Die Lautstärke gibt folgende Hinweise:

  Normal laut: unveränderte, elastische Klappen

  Verstärkt: • unnormale Stellung der AV-Klappen (Mitralstenose) (z.B. Kammereigenrhythmus bei AV-Block und kurze PQ-Zeit → Kanonenschlag)

- hohe Kontraktionsgeschwindigkeit (evtl. + inotrope Medikamente, Hyperthyreose)
- schwach gefülltes Herz

Abgeschwächt:
- Emphysem
- Klappenveränderung (Entzündung, Narben, Kalk), die die Schwingungsfähigkeit herabsetzen (→ Mitralinsuffizienz, Aortenstenose, u.a.)
- AV-Block mit langer P-Q-Zeit oder ganz fehlendem P.

  stark gefülltes Herz (Herzinsuffizienz, Hypertonie)

Gespaltener I. Ton bei: Schenkelblock (meist Rechts-), Schrittmacher, Links-Rechts-Shunt, Klappeninsuffizienz

II Ende der Ausbreitungszeit. Schluß von Aorten- (IIa) und Pulmonalklappen (IIb). Beginn der Ventrikeldiastole. Das nach Beendigung der Muskelspannung rückströmende Blut prallt auf die Taschenklappen. Die Lautstärke ist umso größer, je mehr binetische Energie in potentielle umgesetzt wird, d.h. je größer Masse und Geschwindigkeit des an der Klappe abgebremsten Blutes ist und je größer die Druckdifferenz zwischen Gefäß und Herzkammer ist.

IIa verstärt bei arterieller Hypertonie, Sklerose von Aorta ascendens und Klappen.
Abgeschwächt bei Hypotonie, valvulärer Aortenstenose, höhergradiger Aorteninsuffizienz, Linksherzinsuffizienz

IIb verstärkt bei pulmonaler Hypertonie, erhöhtem pulmonalen Durchflußvolumen (Vorhofseptumdefekt).
Abgeschwächt bei Pulmonalstenose
Gespaltener II. Ton, respirationsabhängig, physiologisch
Abnorm weit bei Rechtsschenkelblock, linksventrikulären Extrasystolen, Vorhofseptumdefekt (atemfixierte Spaltung).
Paradoxe Spaltung (IIb vor IIa) bei Linksschenkelblock, hochgradiger volvulärer Aortenstenose und Aortenisthmusstenose, großer Volumen belastung des linken Ventrikels (z.B. großes Pendelvolumen bei Aorteninsuffizienz).

Es gibt noch 2 weitere Herztöne, die jedoch leise und nicht so aussagekräftig sind.

III Der 3. Herzton entsteht während der schnellen Phase der Kammerfüllung, wenn das schnell einströmende Blut die Kammerwand in Schwingung versetzt. Er ist leise und tief.

IV Der 4. Herzton ist ein Vorhofton, der während der Kontraktion der Vorhöfe entsteht. Er ist sehr leise.

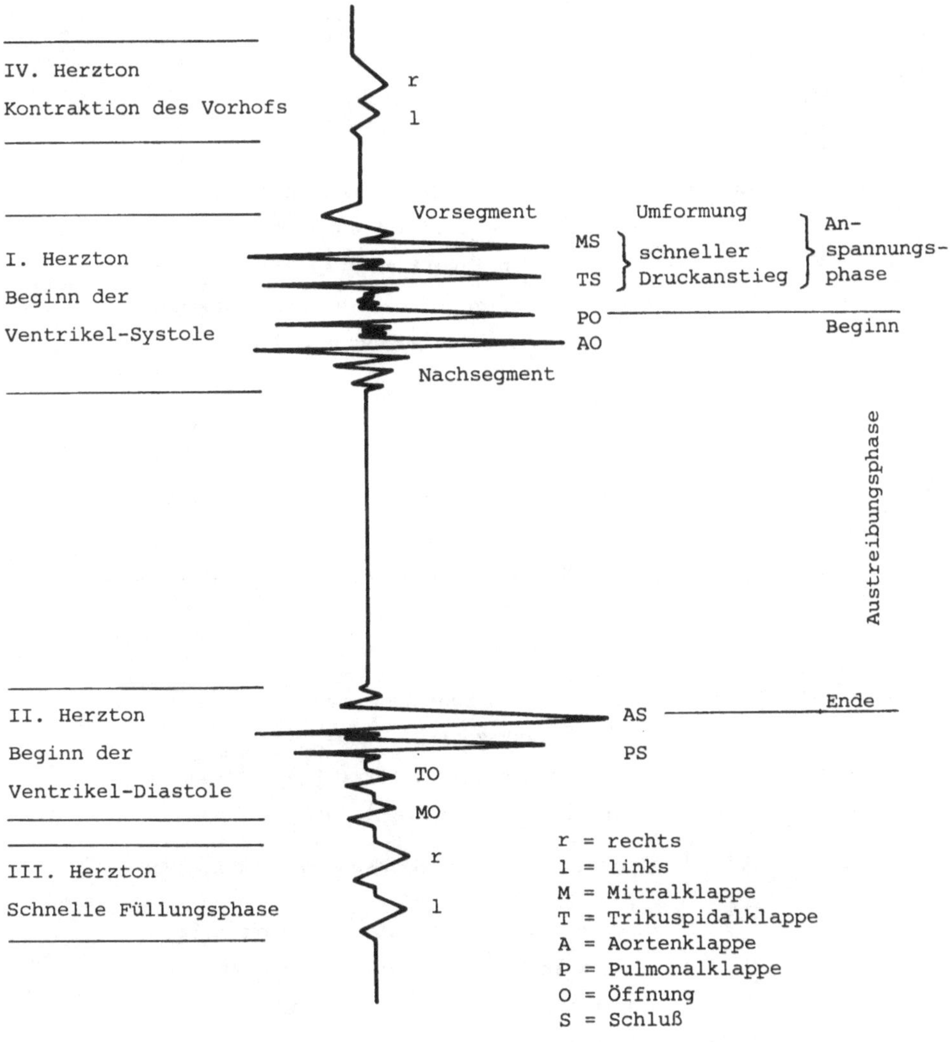

Auskultationspunkte:

1. Aortenklappe
2. Pulmonalklappe
3. Trikuspidalklappe
4. Mitralklappe
5. Erbscher Punkt

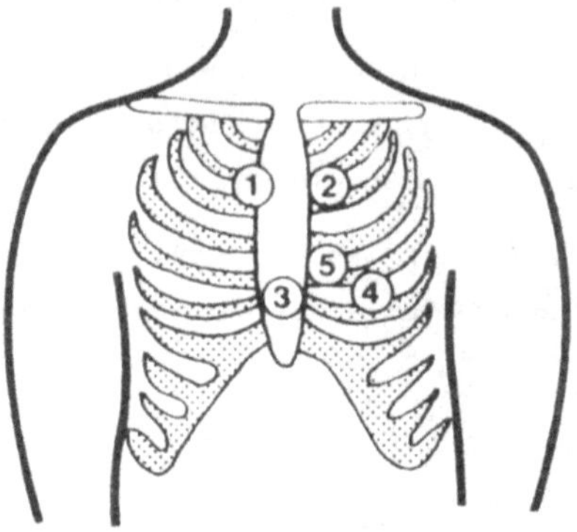

Extratöne:

- *Galopprhythmus*

  präsystolischer Extraton: Hörbare Vorhofkontraktion. Stärkere Kontraktion des Vorhofs um den insuffizienten linken Ventrikel zu füllen (Hinweis auf versagendes Hypertonieherz. "Es schreit nach Digitalis")

  protodiastolischer Extraton: Im Beginn der Diastole, unmittelbar nach dem 2. Herzton liegend. Hinweis auf Perikardverkalkung, Perikarderguß.

  DD.: Mitralöffnungston, Tricuspidalöffnungston, III. Herzton, Gespaltener II. Herzton

- *Mitralöffnungston* (diagnostisch bedeutsamster Extraton!)

  Hinweis auf Mitralstenose

  Punctum maximum: unterer linker Sternalrand in Richtung Spitzenstoß.

- *Frühsystolischer Klick* (verstärktes Nachsegment des I. Herztones)

  Hinweis auf: Aortenstenose, Aortenklappensklerose, Aortenaneurysma, Hypertonie, Aorteninsuffizienz, Pulmonalstenose, Links-Rechts-Vitien, Eisenmenger-Reaktion, Hyperthyreose.

• *Meso- und spätsystolischer Klick*

Als Folge von Rauhigkeiten am Epi- oder Perikard → Hinweis auf abgelaufene Perikarditis.

Als Folge der systolischen Vorwölbung eines aneurysmatisch erweiterten Mitralsegels → Hinweis auf Mitralinsuffizienz

Herzgeräusche:

Di.: • Geräuschmaximum
• Zeitliche Zuordnung zum Herzzyklus
• Fortleitung

Systolische Geräusche (zwischen I. und II. Herzton)

• proto-, • meso-, • spät-, • holosystolisch

• decrescendo-, • crescendo-, • spindelförmig

Beispiele:

• Mitralinsuffizienz Trikuspidalinsuffizienz Ventrikelseptumdefekt	systolisches Decrescendogeräusch je länger und je weniger decrescendo (Übergang in holosystolisch), desto hochgradiger die Insuffizienz
• Aortenstenose Pulmonalstenose	spindelförmiges Systolikum freies Intervall nach I. Herzton (auch holosystolisch)

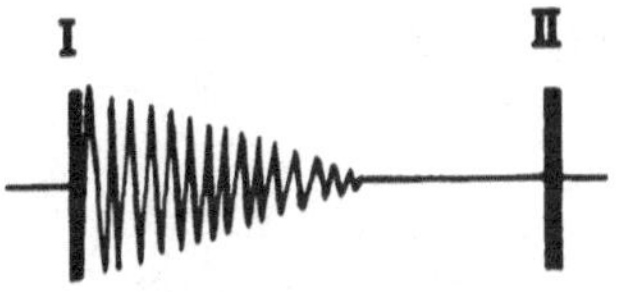

Systolisches Decrescendogeräusch

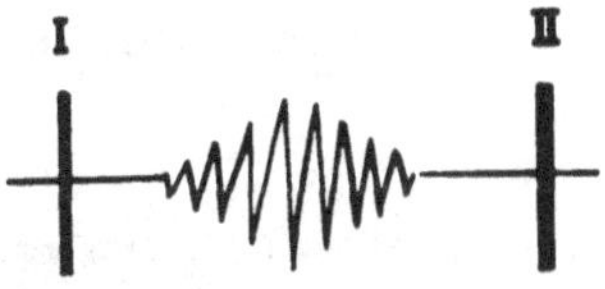

Spindelförmiges Systolikum

Fortleitung der Geräusche:
Bei der Aortenstenose in die Carotiden.

Diastolische Geräusche (zwischen II. und I. Herzton)

• Aorteninsuffizienz • Pulmonalinsuffizienz	protodiastolisches Decrescendogeräusch

• Mitralstenose: Erst nach dem Mitralöffnungston auftretendes Diastolikum mit präsystolischem Crescendo und paukendem I. Herzton

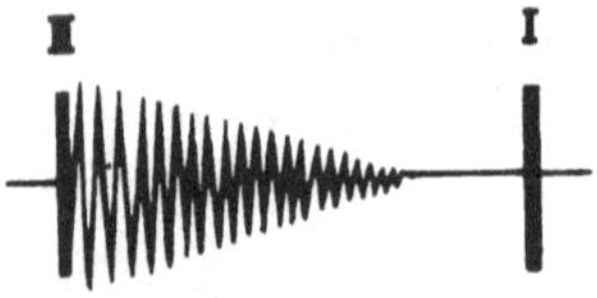

Protodiastolisches Decrescendogeräusch

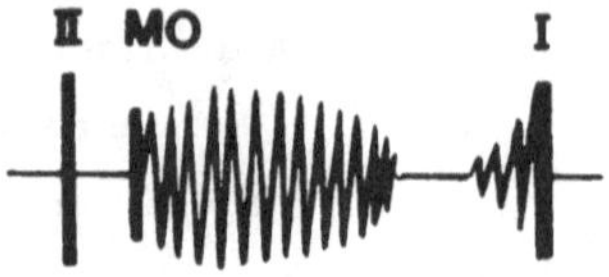

Diastolikum nach Mitralöffnungston und präsystolisches Crescendo

Kontinuierliche Geräusche

• Ductus arteriosus Botalli

• a.v.-Fisteln

• Sinus-valsalvae-Aneurysma-Perforation

Herzsynchrone Reibegeräusche

• Pericarditis

• Puls

Radialispuls testen: Gleichmäßig? Frequenz? Pulsdefizit?

Periphere Pulse testen: Aa. femoralis, poplitea, dorsalis pedis, tibialis posterior

Auskultation der Pulse bei Verdacht auf Stenosen

Carotispuls sichtbar?

Qualität: celer = schnell, albus = kräftig, hoch

• Blutdruck

Normal: systolisch = 160 mmHg
diastolisch = 100 mmHg

Liegen und Stehen gleich? (orthostase?)

Rechts gleich links?

• Abdomen

Lagerung: flach und entspannt

Inspektion: Narben? Vorwölbungen (Tumor, Meteorismus, Aszites?) Gefäßzeichnung der Bauchwand? Spider naevi? Behaarung, Pigmentierung.

Palpation: Resistenzen (Größe, Form, Konsistenz, Lokalisation, Verschieblichkeit, Schmerzhaftigkeit)

Abwehrspannung (diffus, umschrieben, bretthart?)

• Peritonitis

Schmerzzonen (nur bei Druck? oder anhaltend?)

• Gastritis, • Cholecystitis, • Pankreatitis,

• Appendicitis

Bei der Appendicitis ist der Mc Burneysche Druckpunkt (1/3 von lateral der Linie spina iliaca - Nabel) wichtig und der Loslaßschmerz nach Druck auf die Gegenseite. Die anderen Namen haben nur historische Bedeutung.

Leber:

• Perkussion der oberen und unteren Grenze

• Palpation der Größe (in QF unter dem Rippenbogen in der Medioclavikularlinie üblich aber ungenau. Besser: in cm vom oberen Perkussionsrand, der Leberlungengrenze, bis zum unteren Palpationsrand)

• Rand: stumpf- oder scharfrandig

• Konsistenz: derb bei Schwellung

• Oberfläche

glatt: normal

glatt und derb: Stauung, Fettleber, Amyloid, Leukämie, Perniziosa, Abszeß

höckerig: Metastasen, Zysten, Ecchinokokkus (1großer Höcker)

Gallenblase: Normal nicht tastbar. Nur bei Hydrops, Empyem.

Milz: Vergrößerung bei: Infektionskrankheiten, Blutkrankheiten, Amyloidose, Infarkt, Venenthrombose, Abszeß, Cysten, Neoplasien im Knochenmark.

Niere: Cysten, Tumoren, Steine sind bei schlanken Patienten direkt tastbar

Darm: Carcinom: hart bis knöchern und narbig tastbar

Skyballa: weich, verschiebbar

Hermien: Nabel-, Leisten-, Schenkel-, Narbenhernien

Harnblase: Füllungsstand

Rektal: Prostata (Größe, Konsistenz, Schleimhautverschieblichkeit)

Rektum (Carcinom? Polyp? Hämorrhoiden?)

Auskultation: Darmgeräusche, Peristaltik

- Totenstille → Darmverschluß
- metallisches Klingen → vor einem Hindernis geblähte Darmschlingen

- Extremitäten

  Man beginnt peripher bei den Finger-, oder Zehenspitzen und geht nach zentral weiter.

  - *Inspektion:* Haut, Nägel, Haare, Muskeln, Gelenke, Knochen, Gefäße (Gleichmäßigkeit, Symmetrie, Form). Trommelschlegelfinger? Uhrglasnägel? Palmarerythem? Kontraktur? Xanthelasmen? (→ Fettstoffwechselstörung) Varizen? Ulcus? Cyanose? Verfärbungen?
  - *Palpation:* Pulse (Durchblutungsstörungen?) Haut (feucht?, kalt?, warm und trocken → Hyperthyreose?)
  - *Gelenkbeweglichkeit*

- Nervensystem
  - Orientierung
  - Sinnesfunktion

    Hirnnerven (s. 1.7.6)

    Sprache (s. 1.7.15)

    Pupillen: eng? weit? seitengleich? Reaktion auf Licht? Konvergenz? Nystagmus? Horner (Miosis, Ptosis, Enophthalmus)?

    Facialis

    Trigeminus (3 Austrittspunkte druckschmerzhaft?)
  - Sensibilität: Parästhesie? Im einzelnen:
    - Schmerz: Anästhesie? Algurie?
    - Berührung: Hypästhesie? Hyperästhesie?
    - Wärme: Thermästhesie

    (s. 1.7.13)
  - Koordination
    - Finger-Nasenversuch, Knie-Hackenversuch
  - Grobe Kraft
  - Muskeltonus (Rigor? Clonus? Zahnradphänomen?)

    Di:: Schnelle passive Bewegung des Unterarmes (s.1.7.14, 1.7.16)

- Muskeleigenreflexe (Seitengleichheit und Stärke), (s. 1.7.11)
  - PSR = Patellarsehnenreflex (Quadrizepsreflex), (L3 und L4)
  - ASR = Achillessehnenreflex
  - BSR = Bizepssehnenreflex (C5 und C6)
  - TSR = Trizepssehnenreflex (C7 und C8)
  - Trömmer-Reflex, Knips-Reflex
- Fremdreflexe
  - Bauchhautreflex
  - Cremasterreflex
  - Cornealreflex
- Stand und Gang (Koordination, Motorik, Gehirnfunktion)
  - Rombergscher Stehversuch (Patienten mit geschlossenen Augen im geschlossenem Stand längere Zeit stehen lassen). Positiv ist der Test, wenn der Patient nach einer Seite fällt.
    DD.: Kleinhirn-, Rückenmarksprozeß, Vestibularisstörung.
  - Gang mit offenen und geschlossenen Augen
  - Seiltänzergang (Fallneigung?)
- Lähmungen (s. 1.7.6)

Konfliktzentriertes Gespräch

Bei der Erhebung der Anamnese und der Erfassung der gegenwärtigen Beschwerden sollte der Patient weitgehend den Gang des Gespräches bestimmen. Der Arzt soll nicht systematisch, chronologisch abfragen, sondern mehr zuhören und den Patienten beobachten.
Der Arzt soll den therapeutischen Kontakt mit Unvoreingenommenheit, Aufmerksamkeit und Zuwendung herstellen. Dazu gehört die sorgfältige Formulierung der Fragen. Der Patient muß daraus spüren, daß der Arzt auf ihn eingeht, sich in seine Situation versetzen kann, ihn ernst nimmt. Das ist besonders wichtig bei peinlichen Problemen (Ehe, Impotenz, Alkohol, Drogen, Straftaten). Durch direkte Fragen ("Wie klappt denn Ihre Ehe") darf nichts verschüttet werden. Der Arzt muß eher das Problem aus dem Bericht des Patienten erahnen und ihn vorsichtig zu weiteren Mitteilungen durch indirekte und allgemeine Hinweise ermuntern ("Diese Probleme sind heute leider so häufig").
Der Konflikt soll durch die verbale Identifikation des Arztes mit den Problemen des Patienten aus dem persönlichen heraus auf eine übergeordnete allgemein menschliche Ebene verlegt werden. Der Patient muß merken, daß seine Probleme allgemeine Probleme sind,

die viele Menschen haben. Das Verständnis des Arztes und die Verallgemeinerung seiner Probleme sollen ihm helfen, offen darüber zu reden.
(Siehe dazu auch unter 4.12, Band Chirurgie)

Gynäkologische Untersuchung

- Anamnese
  - Geburt (Spontan? zu früh? Komplikationen?). Wichtig ist eine Spätgestose der Mutter.
  - Kindliche Entwicklung (Normales Familienleben, Liebe, ausreichende Ernährung)
  - Schwere Erkrankungen (Tbc, Meningoenzephalitis, konsumierende Erkrankungen)
  - Menarche
  - Störungen (z.B. Amenorrhoe nach psychischen Belastungen, Anorexia nervosa)
  - Operationen
  - Schwangerschaften (Verlauf, Aborte)
  - Zyklusanamnese, letzte Regelblutung
- Familienanamnese (Erbleiden, Adipositas, Diabetes, Nervenleiden)
- Soziale Anamnese
- Inspektion der äußeren Geschlechtsteile (Vulvitis? Pilz?)
- Spekulumuntersuchung
  - Inspektion von Vagina und Portio
  - Zellabstrich (1. Von der Portio vaginalis,
    2. aus dem Zervikalkanal
- Kolposkopische Untersuchung
- Manuelle Touchieruntersuchung
  Auf abnorme Vorwölbungen, Fluktuationen, Dehnbarkeit des Gewebes werden getastet: Scheidenwände, Beckenboden, Seitenwände des Beckens, Portio.
- Bimanuelle Tastuntersuchung
  Auf Lage, Form, Größe, Konsistenz und Beweglichkeit werden getastet: Uterus, Adnexe, Parametrien
- Rektale Untersuchung
  Sie ermöglicht die Abtastung des hinteren Uterus, der Ligamenta sacrouterina, des Septum rectovaginale und der Kreuzbeinhöhle. Außerdem wird gleichzeitig die normale Vorsorgeuntersuchung des Rektums mit vorgenommen.

Diese Reihenfolge ist unbedingt einzuhalten um mögliche Befunde nicht zu verdecken oder hervorzurufen (z.B. Blutung an der Portio durch Touchieruntersuchung). Vor der Untersuchung sollten Darm und Blase entleert werden.
Als zusätzliche Untersuchung wird in Zweifelsfällen oder aus anatomischen Gründen die gleichzeitige rectovaginale Tastuntersuchung durchgeführt.
Außerdem gehört zur Vorsorgeuntersuchung die

- Tastuntersuchung der Mammae

Die Indikation zur Mammographie ist schon bei leichtem Verdacht gegeben.

ALLERGENTESTUNG

Def.: Versuch zur Ermittlung der eine allergische Reaktion auslösenden Stoffe.

Trotz aller Fortschritte in der theoretischen Immunologie ist die Erfassung des Immunstatus (immunologische Kompetenz) eines Patienten ein immer noch ungelöstes Problem. Man geht daher empirisch vor.

Indikationen zur Allergentestung:

- allergische Rhinitis, Konjunktivitis
- allergisches Asthma bronchiale
- allergische Dermatosen (z.B. photoallergisches Ekzem)
- Nahrungsmittel - Allergien
- anaphylaktische Allergie nach Wespenstich
- Urtikaria (z.B. Lichturtikaria)

Da es zahlreiche Spontanheilungen gibt, ist die Indikation zu einer aufwändigen Allergentestung streng zu stellen.

Voraussetzung zur Allergentestung:

- Kooperationsbereitschaft und -fähigkeit des Patienten
- Ubiquitäres Vorkommen und Unvermeidbarkeit des Allergens (z.B. Hausstaub, Pollen. Vermeidbar sind z.B. Pferdehaare)
- Alter und Zustand des Patienten erfolgversprechend

Kontraindikationen:

- chronische Infekte (vor allem am betroffenen Organ)
- irreversible Veränderungen am betroffenen Organ (z.B. Emphysem)
- Immundefekte, Immunopathien, Verdacht auf Autoimmunerkrankung
- Schwangerschaft ist eine relative Kontraindikation (d.h. eine bereits begonnene Hyposensibilisierung braucht nicht abgebrochen zu werden, beginnen sollte man jedoch eine Allergentestung und eine Hyposensibilisierung nicht).

Arten der Allergentestung:

- Karenzprobe (Vermeidung der Exposition mit dem verdächtigen Allergen)
- Hauttests
- Provokationstests
- serologisch - immunologische Tests (RIST und RAST)

Hauttests:

Hauttests stehen in der allergischen Diagnostik an erster Stelle. Je nach Applikation wird unterschieden in:

- *Epikutantest*

  Beim Patchtest wird eine Testsubstanz auf einem kleinen Patch (Flecken, Lappen, Pflaster) auf die Haut gebracht und die Reaktion in Quaddel- und Erythemgröße nach 2 - 3 Tagen abgelesen. Diese Testart wird vorwiegend gewählt bei Allergien vom Ekzemtyp und Kontaktallergien mit zellulärer Immunreaktion.

- *Intrakutantest*

  Beim Pricktest oder Scratchtest wird die Substanz mit einem kleinen Stempel in die Haut gestochen oder gekratzt. Beim Quaddeltest wird das Allergen in die Haut gespritzt. Die lokale Hautreaktion tritt hier schon nach kürzerer Zeit ein (Minuten bis Stunden, je nach Dosis und Immunitätslage).

  Die angewendeten Extrakte sind in Gruppen aufgeteilt:

  - Bäume, Gräser, Blüten, Unkräuter
  - Tierhaare und Schimmelpilze
  - Hausstaub und Milben

  Bei den inhalativen Allergien benötigt man in der Regel 15 - 25 Pricktests zur Allergenermittlung.

  Diese Testart wird bei humoralen Immunreaktionen (Urticaria-Typ) bevorzugt.

Provokationstests:

Beim Provokationstest wird der Patient dem Allergen auf möglichst natürlichen Wege ausgesetzt. Daher nennt man diese Art auch Expositionstest. Das Allergen wird inhaliert, der Nahrung zugesetzt oder i.v. injiziert.

- *Nasaler Provokationstest*

  Mittels eines großtropfigen Sprays wird ein Allergenextrakt auf die Nasenschleimhäute gesprüht. Nach Minuten kommt es zu Juckreiz, Niesen, Sekretion und Schleimhautschwellung.

- *Bronchialer Provokationstest*

  Hier werden die Allergen-Extrakte mit einem Aerosol verstärkt. Danach werden Lungenfunktionsparameter wie der Atemwiderstand und die Sekundenkapazität (Tiffeneau) gemessen.

Serologisch - Immunologische Tests:

Sie beruhen auf dem Nachweis der Immunglobuline E im Serum. Es wird einmal Das Gesamt IgE bestimmt (RIST = Radio-Immuno-Sorbent-Test) und zum anderen mit dem RAST (Radio-Allergo-Sorbent-Test) spezielle IgE - Fraktionen, die gegen bestimmte Allergene gerichtet sind (z.B. Pollen, Hausstaubmilben, Tierhaare).

Spezielle Tests:

- *Tuberkulintest*

  Intrakutan werden ca. 0,1 ml Tuberkulin injiziert und nach 2 - 3 Tagen abgelesen. Positiv ist eine tastbare Infiltration und eine Rötung mit einem Durchmesser über 6 mm. Bei über 13 mm besteht Tuberkuloseverdacht.

- *Schick - Test*

  Intrakutane Injektion von Diphtherietoxoid. Positiver Ausfall heißt: keine Immunisierung bisher.

- *Kveim - Test*

  Intrakutane Injektion von sarkoidem Gewebe. Ein positiver Ausfall weist auf eine aktive Sarkoidose hin.

2.1.3 B L U T D R U C K M E S S U N G , SCHELLONG - TEST

- Unblutige (indirekte) Methode nach Riva - Rocci und Korotkow.
- Intraarteriell direkte Messung mittels Katheter und Druckaufnehmer.

Prinzip der indirekten Methode

Dem Druck im Gefäß (am Oberarm der A. brachialis) wird von außen mit einer Manschette ein meßbarer Gegendruck entgegengesetzt.
Die Manschette soll für Erwachsene 13 cm breit sein. Dieses ist ein Normwert. Genauer wäre: Manschettenbreite = 1/2 Armumfang. Sonst messe ich bei einem dicken Arm zu hohe, bei einem dünnen Arm zu niedrige Werte. Sie soll ferner aus unelastischem Material sein, das eine aufblasbare Gummihohlmanschette umschließt. Der Manschettenhohlraum ist über Schläuche mit einem Manometer (Druckmesser, Dosen- oder Quecksilberprinzip) verbunden.
Der Druck in der Manschette wird über eine Gummiballonpumpe schnell auf einen Druck oberhalb des systolischen Druckes aufgepumpt. Dadurch wird die Arterie völlig komprimiert.
Über ein Ventil läßt man den Manschettendruck absinken mit einer Rate von etwa 5 mmHg pro sec. Wird der Manschettendruck gleich dem systolischen Blutdruck, wird in der Spitze wieder etwas Blut durch die komprimierte Stelle gedrückt und ein Geräusch entsteht. Dieses kann man mit dem Stethoskop über der A. brachialis unterhalb der Manschette hören. Bei weiterem Absinken des Manschettendruckes wird der Punkt erreicht, bei dem sich die Arterie auch kurzfristig gar nicht mehr schließt. Dann ist der diastolische Blutdruck erreicht. Ein Geräusch ist nicht länger hörbar.
Wichtig ist, daß die Muskulatur des Oberarms bei der Messung entspannt ist und daß die Position des Patienten eindeutig ist. Am besten mißt man im Liegen nach 10 Minuten Ruhe. Stehen mit entspannt herabhängendem Arm ist auch noch besser als Sitzen, das am wenigsten eindeutig ist.

Prinzip der direkten Methode

Bei der direkten oder blutigen Methode wird ein dünner Schlauch (Katheter) in die A. brachialis, oder auch an andere Stellen, geschoben. Außen mündet der Schlauch in einen kleinen Druckaufnehmer, der über eine Membran und Dehnungsdrähte oder auch piezoelektrisch das mechanische Drucksignal in ein elektrisches Signal umwandelt. Dieses kann dann verstärkt und einem Registriergerät (Schreiber, Magnetband) zugeführt werden. Vorteile dieser Methode sind:

- kontinuierliche Messung
- Messung an jeder Stelle möglich (Arterie, Vene, auch im Herzen)
- Messung auch bei Belastung und Arbeit möglich

Es ist somit eine kontinuierliche Überwachung des Patienten möglich, ferner eine Messung bei jeder körperlichen Tätigkeit. Selbst beim Rudern, Skilaufen, Fliegen werden diese Messungen durchgeführt.

Schellong - Test

Der Stehversuch nach Schellong ist eine hämodynamische Funktionsprüfung zur Untersuchung der peripheren Kreislaufregulation.

Durchführung:
Man legt die Patienten zunächst hin und mißt Blutdruck und Pulsfrequenz mehrmals bis Ruhewerte erreicht sind. Danach soll der Patient noch 1 Minute mit Hochlagerung der Beine in rechtwinkliger Beugung im Hüft- und Kniegelenk liegen. Dann steht er ruhig auf und bleibt 10 Minuten entspannt stehen. Man mißt jetzt wiederum Blutdruck und Puls: Sofort nach dem Aufstehen und dann weiter im Minutenabstand. Nach den 10 Minuten legt sich der Patient wieder hin und man mißt noch etwa 3 Minuten weiter.

Bewertung:
Beim Gesunden gleicht der Regelmechanismus das Bestreben des Blutes, der Schwerkraft zufolge abzusinken, sofort aus. Der Blutdruck bleibt gleich. Als noch physiologisch gilt:
Blutdruckabfall bis zu 15 mmHg systolisch aber nur vorübergehend für kurze Zeit. Diastolisch darf der Blutdruck nur bis zu 5 mmHg ansteigen. Pulsanstieg bis 20 Schläge/min (bei Jugendlichen auch etwas mehr). Ändern sich diese Werte stärker, handelt es sich um eine orthostatische Regulationsstörung (Dysregulation).

Typ	Reaktion	HF	RR syst	RR diast
I	hyperton	↑	↑	=
II	sympathikolon	↑	↓	=
IIa	asympathikolon	=	↓	↓
III	vasovagal	↓	↓	↓

Differenzierung orthostatischer Kreislaufstörungen nach Thulesius.

2.1.4 LAGERUNGSPROBE NACH RATSCHOW

Prinzip:

Prüfung der Arbeitsfähigkeit und damit der Durchblutung der unteren Extremität.
Bei Stenosen oder Verschlüssen der Arterien ist die Blut- und damit Sauerstoffversorgung unzureichend. Bei Arbeitsbelastung kommt es daher zur Ischämie, die sich in Blässe, Kälte, Venenleere und in schweren Fällen auch in Schmerzen äußert.

Durchführung:

Nach einer längeren Liegezeit (ca. 30 Min) mit entblößten Beinen zur Temperaturausgleichung mit der Umgebung, hebt der Patient beide Beine bis nahe zur Senkrechten und rollt mit den Füßen für 5 - 10 Minuten. Danach setzt er sich hin und läßt die Füße herabhängen.

Bewertung:

Bei einer arteriellen Durchblutungsstörung (DBS) treten im schwereren Falle schon während des Rollens die oben genannten Symptome auf. In leichteren Fällen, bei denen nur eine Abblassung eintritt, kann man die Störung noch besser beim Herabhängenlassen der Füße beurteilen. Normalerweise röten sich die Füße sofort wieder (bis zu 5 sec). Je nach Schwere der DBS kann die Leichenblässe der Füße mehrere Minuten anhalten.
Ist gleichzeitig eine Kapillarschädigung vorhanden, zeigt sich an den betroffenen Stellen eine Zyanose oder fleckige Marmorierung.

Weitere Prüfungen für periphere Durchblutungsstörungen sind der Gehtest für Claudicatio intermittens (Ermittlung der Gehstrecke in Metern bis Schmerzen auftreten) und der Arbeitsversuch für die oberen Extremitäten (pumpen mit den über den Kopf erhobenen Händen).

S P I R O M E T R I E

Mit dem Spirometer mißt man Atemgrößen: Lungenvolumina und Ventilationsgrößen. Die wichtigsten Größen sind:

- Vitalkapazität VK
- Einsekundenwert (Tiffeneau-Test)

Gebräuchlich ist die Angabe des prozentualen Anteils der Vitalkapazität, der in 1 Sekunde ausgeatmet werden kann (relative Sekundenkapazität).
Mit Hilfe der Spirometrie läßt sich unterscheiden zwischen normaler Ventilationsfähigkeit der Lungen und obstruktiven und restriktiven Störungen.

Zur Differentialdiagnose obstruktiver und restriktiver Ventilationsstörungen dient das nebenstehende Diagramm.

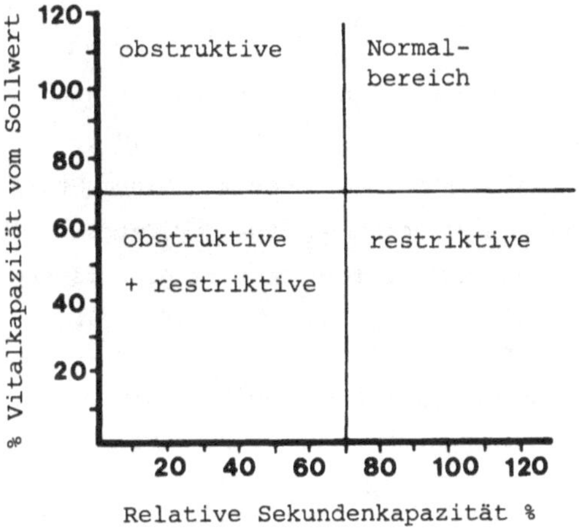

Obstruktive Lungenerkrankungen sind:

- Asthma bronchiale
- Chronisch obstruktive Bronchitis
- Obstruktives Emphysem

} Obstruktives Syndrom

Da diese 3 Krankheitsbilder mit dem gemeinsamen Leitsymptom der obstruktiven Ventilationsstörung im Endstadium alle morphologisch im Emphysem und klinisch in der chronisch obstruktiven Bronchitis enden, wurde für sie der Begriff des obstruktiven Syndroms eingeführt. In der Anfangsphase ist eine Differenzierung aus therapeutischen Gründen wichtig.
Weiterhin können praktisch alle Lungenerkrankungen sowie Erkrankungen, die zur Stenosierung von Trachea und Bronchien führen können (z.B. Struma, Lymphknoten-Schwellungen) zur Obstruktion führen.

2.1.6 TUBERKULINTESTUNG

Die Tuberkulintests beruhen auf der Überempfindlichkeit der Haut auf ein spezifisches bakterielles Protein, das aus Kulturmedien von Mycobacterium tuberculosis gewonnen wird. Ein positiver Ausfall des Tests beweist eine durchgemachte Erstinfektion. Ein wiederholt negativer Ausfall schließt eine Erstinfektion weitgehend aus. Falsch negativ kann der Test sein bei hohem Fieber, Infektionskrankheiten, malignen Erkrankungen des lymphatischen Systems, sowie unter Kortikoidtherapie. Auch kann der Test noch bis zu 2 Monaten nach Primärinfekt negativ ausfallen. Bei Miliartuberkulose und schwerer toxischer Organtuberkulose kann der positive Ausfall auch vermißt werden.

Es gibt mehrere Methoden der Aufbringung des Tuberkulins:
Perkutan als Salbe oder Pflaster (Moro), durch intrakutane Injektion (Mendel-Mantoux) oder mit einem Stempel (Disc-Tine-Test).
Am verbreitetsten heute ist der Intrakutantest, für Reihenuntersuchungen ist der Tine-Test am praktischten.

Beim Intrakutantest sollte nach 2 - 3 Tagen bei positiver Reaktion eine tastbare Infiltration oder ein roter Hof von mindestens 6 mm Durchmesser sichtbar sein. Bei über 13 mm besteht Tuberkuloseverdacht.

Beim Tine-Test, bei dem 4 Stiche angebracht werden, gehört zum positiven Befund, daß mindestens 2 Papeln von mindestens 2 mm Durchmesser entstehen.

2.1.7 UNTERSUCHUNG DES AUGENHINTERGRUNDES

Durch die Untersuchung des Augenhintergrundes kann man erkennen:

- Erkrankungen der Aderhaut (Entzündungen, Tumoren, Degenerationen, Mißbildungen)
- Erkrankungen der Netzhaut (Ablösung, Tumoren, Degenerationen)
- Innere Erkrankungen (Hypertonie, Diabetes mellitus)

Der Untersuchung des Augenhintergrundes voran geht die

Untersuchung des inneren Auges

Dabei steht der Arzt etwa 30 cm vom Auge des Patienten entfernt und spiegelt das rechte Auge indem er das Ophthalmoskop in der rechten Hand hält und mit seinem rechten Auge hindurchsieht.
Ein normales Auge zeigt den Rotreflex des Lichtstrahls von der roten Aderhaut her. Das bedeutet, daß die vor der Aderhaut gelegenen Medien durchsichtig sind und die Netzhaut der Aderhaut anliegt. Umgekehrt bedeutet ein aufgehobener Rotreflex entweder eine Trübung der Medien des vorderen Augenabschnittes (Katarakt, Glaskörperblutung) oder eine Ablatio retinae.

Untersuchung des Augenhintergrundes

Hier berührt die Stirn des Arztes fast die Stirn des sitzenden Patienten. Die Pupille ist etwa 20 Minuten vor der Untersuchung mit einem Mydriaticum maximal erweitert worden. Wiederum sieht der Arzt mit seinem rechten Auge in das rechte Auge des Patienten, mit seinem linken in das linke, damit er nahe genug herankommt.

Der normale Augenhintergrund zeigt:

- die *Papille*, zartrosa mit einer weißen Einziehung in der Mitte und scharf begrenzten Rändern
- die *Gefäße*, regelmäßige Kaliber mit unauffälligen Kreuzungspunkten

Die Farbe des Hintergrundes variiert mit der Rasse und Pigmentierung des Patienten.

Pathologische Befunde:

- Stauungspapille: stark gestaute Venen, Papille unscharf, grau-rötliches Ödem der Papille mit pilzförmiger Aufquellung, Blutungen in Papillennähe. Keine Sehstörungen.
  Hinweis auf: Erhöhten Hirndruck durch Hirntumor, Hirnabszeß, Meningitis, Enzephalitis, Tbc, Subdurale Blutung, Hydrocephalus internus, Zentralvenenthrombose, ferner: Polycythämie, Leukämie, renalisierter Hypertonus
  Behandlung ist dringend, da bei längerem Andauern sich Atrophie entwickelt.
- Weiße Papille, verbreitert, unscharfe Grenzen: → Sehnervatrophie (das Nervengewebe wird durch Stützgewebe ersetzt).
- Unscharfe Papillengrenzen: → Stauungspapille, renalisierter Hochdruck, Pseudoneuritis hypermetropica, Zentralvenenverschluß
- Hervorragende Papille: → Stauungspapille, Hypertonie, Leukämie, Polycythämie, Apoplexie der Papille
- Fundus hypertonicus (Retinopathia hypertensiva):
  - Arterien etwas vermehrt geschlängelt und verbreitert (A:V = 1:1, normal 2:3)
  - Gelb-rötlicher Reflex der verbreiterten Arterien: Kupferdrahtarterien. Bei älteren Menschen nimmt die Verbreiterung wieder ab.
  - Sanduhrartige Einschnürungen an den Kreuzungspunkten von Arterien und Venen (Gunnsches Zeichen).
  - Bogenförmige Ausweichungen der Arterien an den Kreuzungsstellen (Salussches Zeichen, selten).

  Beim älteren Menschen zusätzlich:
  - Korkenzieherartige Schlängelung der Venen um die Makula herum (Guistsches Zeichen)
  - Kaliberschwankungen der Arterien bei zu ausgeprägten Verengungen → schmale weiße Reflexstufen → Silberdrahtarterien. Dieser Zustand entspricht dem schon renalisierten Hochdruck.
  - Weiß-gelbe fettige Degenerationsherde im Makulabereich nennt man Cotton-wool-Exsudate.

- Papillenödem

Die Entwicklung verläuft etwa in der angegebenen Reihenfolge.

- Fundus diabeticus (Retinopathia diabetica):
  - Mikroaneurysma
  - Kapillarblutungen (Flohstiche)
  - Kalkspritzerförmige Degenerationen in der Nähe des hinteren Pols, manchmal kreisförmig um Papille und Makula liegend (→ Sehstörungen).
  - Einscheidung der Gefäße
  - Gefäßneubildungen (wundernetzförmig)
  - Netzhautblutungen (auch im Glaskörper)
  - Ablatio retinae durch Traktion neugebildeter präretinaler Bindegewebsstränge

  Die Entwicklung verläuft etwa in der angegebenen Reihenfolge.

- Zentralvenenverschluß: (auch Zentralvenenthrombose genannt)
  Prall erweiterte und geschlängelte Venen, Papille ödematös und von vielen radiären Blutungen umgeben. Gefährliche Spätfolge ist ein Sekundärglaukom.

- Zentralarterienverschluß:
  Sy.: plötzliche einseitige Erblindung, ohne Schmerz.
  Befund: amaurotische Pupillenstarre, grauweiße Retina durch ein Ödem infolge der Ischämie, sehr enge Arterien mit starken Kaliberschwankungen, zum Teil auch körnig zerfallende Blutsäulen. Die Makula erscheint als kirschroter Fleck durch die an dieser Stelle durchscheinende Aderhaut (die Makula ist so dünn, daß sie nicht ödematös aufquellen kann). Im Spätstadium: enge Arterien und Opticusatrophie.
  Th.: Sofort gefäßerweiternde Mittel

- Pigmentdegeneration:
  bräunlich-schwarze Pigmentierung der Netzhautperipherie, dünne Arterien, wachsgelbe Papille (Atrophie).

- Makuladegeneration:
  Marmorierte Aufhellungen in der Makula

- Retinitis exsudativa:
  Große Exsudationen vom hinteren Pol ausgehend, große gelbscheinende Flächen bildend. Gefäße knotenförmig verdickt und

geschlängelt, Blutungen.
Kommt fast nur bei jungen Patienten und einseitig vor.
Gefahr bei allen Retinitiden ist eine Netzhautablösung.

- Myopie:
  Sockel um die Papille und allgemeine Verdünnung von Netz- und Aderhaut, wodurch die Gefäße wie flache Bänder erscheinen.

ARTERIENPUNKTION

Die arterielle Punktion ist wegen ihres hohen diagnostischen Wertes von großer Bedeutung. Die wichtigsten Anwendungen sind:

- Blutgasanalyse, Säure-Basen-Status
  Zur Diagnostik von Hals- und Lungenkrankheiten und respiratorischen oder metabolischen Störungen
- Intraarterielle Druckmessung
  über einen Arterienkatheter
- Intraarterielle Zugänge
  - zur postoperativen Überwachung auf der Intensivstation, z.B. nach Herzoperationen
  - zur schnellen Zufuhr von Blut während großer Operationen oder bei Schock
  - zur direkten Zufuhr von Medikamenten
- Röntgendiagnostik (Injektion von Kontrastmitteln)

Applikationsorte

A. femoralis. Sie ist der bevorzugte Punktionsort.
Man punktiert meistens Perkutan (geschlossen) in der Leistenbeuge unter dem Lig. inguinale, unmittelbar bis einige cm weiter distal. Die Arterie liegt in der Mitte des Gefäß-Nervenstranges, medial liegt die Vene (V. femoralis) und lateral der Nerv (N. femoralis). Man palpiert zunächst die Arterie mit dem Zeigefinger und drückt dann medial die Vene etwas zur Seite wobei der Daumen die Arterie weiter tastet. Dann sticht man die Kanüle kranialwärts unter 45° ein, wobei einen die Kanülenöffnung anschaut, und schiebt sie bis zur Arterienwand vor, bis man ein deutliches Pulsieren der Kanüle sieht. Danach kann man einstechen.
Bei einer geplanten Injektion sticht man kaudalwärts ein wobei die Kanüle mit der Öffnung nach unten liegen soll. Nach dem Herausziehen ist Kompression (mit Sandsack) für ca. 10 Minuten erforderlich.

Schwierigkeiten bestehen bei Adipösen, bei denen man die Lage der A. femoralis aus dem Oberschenkelumfang errechnen kann.
Bei Kindern liegt die Arterie sehr flach unter der Haut. Daher ist ein flacherer Winkel zum Einstich zu wählen.

A. brachialis

Hier ist die perkutane Punktion wegen der begleitenden Venen und Nerven schwieriger. Es wird daher häufiger eine chirurgische Freilegung erforderlich.

A. radialis

Sie wird meistens zur intraarteriellen Bluttransfusion punktiert. Wegen ihres relativ kleinen Durchmessers ist die Punktion schwierig und es besteht Thrombosegefahr. Vorher ist immer das Vorhandensein der A. ulnaris zu prüfen.

A. carotis

Sie wird zur intraarteriellen Zytostatikatherapie bei Malignomen im Hals-Kopfbereich, besonders beim inoperablem Zungencarcinom punktiert. Dabei wird hier die offene, chirurgische Darstellung bevorzugt, um eine einwandfreie Katheterlage zu gewährleisten (hohe Gewebetoxität der Zytostatika). Für diagnostische Zwecke (z.B. Angiographie) genügt die perkutane Punktion.

Komplikationen:

- Arterielle Thrombosen und Embolien sind als Folge von arteriellen Punktionen selten, es sei denn man bricht ein Kalkplaque aus einer stark sklerotischen Arterienwand. Vorbeugend sollte man in solchen Fällen flacher einstechen.
- Arteriitis kann bei arteriellen Injektionen aggressiver Substanzen (z.B. Antimitotika) eintreten.
- Arrosionsblutung
  Sie kann bei Infusionen auftreten, ist lebensgefährlich und erfordert sofortige Unterbindung.
- Durchstechen der Arterie und Hämatombildung sind meist harmlose Komplikationen
- Auch periarterielle Injektionen bleiben in den meisten Fällen folgenlos, da es sich um verträgliche Medikamente handelt. Bei schlecht verträglichen Medikamenten muß unter strenger Lagekontrolle des Katheters infundiert werden.

A S Z I T E S P U N K T I O N

Indikationen:

- Zur Entlastung bei akuter Atemnot und starkem Oppressionsgefühl. Nicht mehr als 3 Liter abpunktieren, wegen des Eiweißverlustes!
- Zur Diagnose
  Siehe dazu unter 1.3.3, Seite 137

Durchführung:

Man zieht am liegenden Patienten eine Linie vom Nabel zur Spina iliaca anterior superior und teilt diese in 3 gleiche Teile.

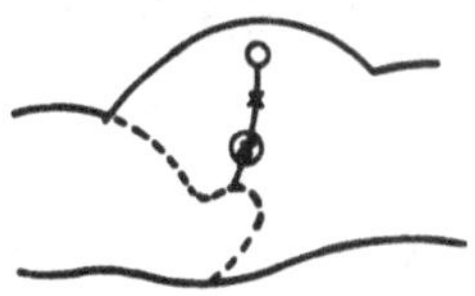

An der Grenze zwischen mittlerem und äußeren Drittel liegt die bevorzugte Einstichstelle.
Vor der Punktion ist die Blase zu entleeren, der Aszites zu perkutieren und die Haut zu desinfizieren (strenge Asepsis!).
Für die Diagnostik genügt die Punktion mit einer Kanüle.
Für die entlastende Punktion verwendet man meist ein Trokart (3-5 mm Durchmesser und etwa 8 cm lang). Nach Lokalanästhesie und Stichinzision mit dem Skalpell schiebt man das Trokart ein. Nach dem Herausziehen ist die Einstichstelle sofort mit einer Hautnaht und einem sterilen Verband zu verschließen.
Zur Kompression wird ein festes Bandtuch angelegt.

G E L E N K P U N K T I O N

Indikationen:

- Ergußnachweis
- Ergußdiagnose
- Gelenkentlastung
- Therapie

Durchführung:

Jede Gelenkpunktion ist als chirurgischer Eingriff zu werten und hat daher unter folgenden Vorbedingungen zu erfolgen:

- Hautwaschung mit einem desinfizierenden Mittel, evtl. Rasur.
- Desinfektion mit Jodersatzmittel
- Sterile Abdeckung
- Nur an intakten Hautstellen, nicht in Wunden oder gar eitrige Infektionsstellen punktieren
- Der Arzt muß eine chirurgische Desinfektion der Hände vornehmen und sterile Gummihandschuhe anziehen.

Bevorzugte Punktionsstellen

Schultergelenk:	Von hinten unten. Der Arm wird dabei etwas abduziert und innenrotiert.
Kniegelenk:	Von innen und außen oben bei leicht gebeugtem Knie.
Ellenbogengelenk:	Bei rechtwinklig gebeugtem Arm von hinten über dem Olecranon einführen und leicht nach unten einstechen.
Sprunggelenk:	Von vorn oder hinten, innen und außen
Hüftgelenk:	Von lateral über dem Trochanter major, oder von vorn 2 cm unter dem Lig. inguinale und 2 cm lateral der A. femoralis schräg nach oben außen.

Komplikationen:

Bakterielle Gelenkinfektion

Diagnose des Punktats:

- Hämorrhagischer (→ Trauma), seröser (nicht entzündlich → klar, entzündlich → getrübt) oder eitriger (septischer) Erguß.
- Mikroskopische Untersuchung nach Zellart und -Zahl.
  Leukozyten (Normal < 200/mm^3), bei Entzündung: > 5000,
  bei Sepsis: > 20.000
- Bakteriologie

2.2.4 HARNBLASENPUNKTION

Indikationen:

- Entleerung der Harnblase bei Harnverhaltung
- Diagnostisch bei besonderer Fragestellung (Bakteriurie)

Durchführung:

- Blase muß gut gefüllt sein. Sichern durch Perkussion!
- Rasur, Desinfektion, Merfen, steriles Abdecken
- Händedesinfektion und sterile Handschuhe
- 2-3 cm oberhalb der Symphyse senkrecht zur Hautoberfläche einstechen
- Nach Herausziehen für etwa 5 Minuten komprimieren

Komplikationen:

Urinphlegmone (besonders bei zu dicker Kanüle)

2.2.5 HARNBLASENKATHETERISMUS

Beim Mann ist die Einführung eines Katheters in die Harnröhre häufig nicht ohne Schwierigkeiten und Gefahren. Etwa 3/4 der Harnröhre sind von dem leicht verletzlichen Schwellgewebe, 1/4 von einem Muskelzylinder umgeben. Ausgekleidet ist das Lumen mit einer hauchdünnen Lamina propria, darunter liegen schon die venösen Blutbahnen. In Ruhe legt sich die Mukosa in Falten und schließt das Lumen sternförmig fast völlig. Eine mechanische Aufweitund durch einen Katheter wird mit einer verstärkten Kontraktion des äußeren Sphinkters beantwortet, wodurch der Übergang von der vorderen in die hintere Harnröhre zum Hindernis werden kann.

Methode:

Die urologischen Kliniken verwenden meist sterilisierbare Nelatonkatheter oder Spezialkatheter mit gekrümmter Spitze (Tiemann, Mercier), in den Praxen werden meist Einmalkatheter aus Plastik verwendet. Für Männer 14-16 Charrière, Frauen 10-14, Kinder 8-12. Dauerkatheter (Casper) haben einen aufblasbaren Ballon (Foley) und meist 16-18 Charrière. Der Penis wird an der Glans gefaßt und nach oben gestreckt. Dann werden 10-15 ccm eines viskösen, geleeartigen Gleitmittels, dem ein Anästhetikum beigefügt ist (Xylocaingel), eingespritzt. Danach wird der Katheter eingeführt. Ein Hindernis sollte nie mit Gewalt überwunden werden. Sehr wichtig ist die Kooperation des Patienten. Der Eingriff sollte steril am besten unter Operationssaalbedingungen durchgeführt werden.

Indikationen:

1. Bei Harnverhaltung vor Operatioen und allgemein nach Operationen im entsprechenden Bereich
2. Refluxbestimmung bei häufiger Pyelonephritis (besonders bei Frauen)
3. Zur Restharnbestimmung
4. Zur sterilen Entnahme von Urin bei Frauen
5. Zur Bougierung bei Stenosen

Indikationen zur Cystoskopie bei:

6. Blut im Urin (länger andauernd)
7. Verdacht auf Blasentumoren
8. Verdacht auf Blasensteine
9. Bei malignen Tumoren des weiblichen Genitale
10. Nachkontrolle nach transurethralen Eingriffen

Kontraindikationen:

Bei obstruierenden Erkrankungen der Prostata, der Urethra und des Blasenhalses sollte die Blasenentleerungsstörung zuerst durch ein Röntgenbild diagnostiziert werden. Auch bei Läsionen der Harnröhre sollte man von einer Katheterisierung absehen.

Risiken:

Traumatisierungen und Infektionen werden durch Katheterisierung schnell erzielt.

L U M B A L P U N K T I O N

Methoden:

LP = Lumbalpunktion zwischen L4 und L5 im Sitzen oder Liegen. Da das RM bereits beim LWK 2 endet, kann es nicht verletzt werden. Man kann auch noch einen Zwischenraum höher oder tiefer einstechen.

SOP = Suboccipitalpunktion

Cave: bei intracranieller Drucksteigerung. Gefahr der Einklemmung von Hirnteilen bei der Druckentlastung.

Der Liquorraum enthält 90-150 ml. Für die Standarduntersuchung braucht man etwa 10 ml.
Aus dem punktierten Liquor ermittelt man:
Normalwerte:

Zellzahl:	< 12/3 (d.h. < 12 Zellen in 3 mm^3 Liquor) 60% Lymphozyten, 40% Monozyten
Eiweiß:	12 - 40 mg%
Elektrolyte:	Na 135 - 157 mval/l Ca 2,0 - 2,6 mval/l K 2,6 - 3,4 mval/l
Lipide:	7,6 - 17,4 mg/l
Glucose:	45 - 70 mg% (> 60% des Blutzuckers)
Chloride:	410 - 470 mg%
Spez. Gew.:	1,0062 - 1,0082 g/cm^3 (erhöht bei jeder Eiweißvermehrung)

Bei der Liquorpunktion soll man den Liquordruck messen. Normal sind rund 10 cm WS (Wassersäule) oder 4,5 - 13,5 Torr (= mmHg). Man macht dabei den Queckenstedt-Versuch.Drückt man auf die V. jugularis so muß der Liquordruck ansteigen, bei Loslassen sofort wieder abfallen. Erfolgt kein Druckanstieg besteht eine Liquorpassagebehinderung im Spinalkanal (z.B. Tumor). Ein Liquordruck < 5 cm WS wird nach Schädeltrauma und bei chronischem Subduralhämatom beobachtet, kann aber idiopathischer Liquormangel sein.

Ein Liquordruck über 20 cm WS kann Ausdruck eines raumfordernden intracranialen Prozesses sein.
Bei Subarachnoidal- oder intracranieller Massenblutung ist der Liquor stark blutig, bei ischämischem Insult oder Hirnembolie ist er unauffällig. Bei bakterieller Meningitis ist der Liquor trüb oder eitrig mit sehr hoher Zellzahl (> 2000/3).
Bei Virus- oder Tbc-Meningitis ist der Liquor klar, die Zellzahl weniger stark erhöht (< 1000/3). Bei Einbruch eines Tumors in den Liquorraum sind Tumorzellen zu finden.

Pathologische Befunde:

• Druck: Normal 4,5 - 13,5 Torr (Wegen dieser großen Streuung ist der diagnostische Wert beschränkt).

Erhöhung deutet hin auf: Eitrige Meningitis, Tbc-Meningitis, seröse Meningitis, subarachnoidale Blutung, Hirnödem, Hirntumor, Hyperliquorrhoe, Hydrozephalus.

Verminderung des Druckes findet man nach Schädeltraumen, nach Meningitiden und bei Hypoliquorrhoe.

• Farbe: Gelb = Eiweißerhöhung, Bilirubin (bei Ikterus oder Blutung)
Grüngelb = Bakterienabbaustoffe → Meningitis
Grau = Melanin → Meningiosis melanoblastosa
Rot = Blutfarbstoff → Blutung

• Durchsichtigkeit:
Trübung bedeutet mehrere tausend Zellen/mm³ → eitrige Meningitis oder Blutung. Blutiger Liquor → Subarachnoidalblutung.
Spinngewebegerinsel → Tbc Meningitis.

• Spezifisches Gewicht: ist bei jeder Eiweißerhöhung erhöht
→ akute eitrige Meningitis, Blutungen

• Eiweiß: Das Gesamteiweiß ist im Liquor niedriger als im Plasma (1 : 200)

Erhöhung kann von verschiedenen Mechanismen und Ursachen herrühren. Störung der Blut-Liquorschranke, Hirn-Liquorschranke, Blut-Hirnschranke. Ursachen sind Blastome, Erweichungen, Blutungen, Traumen, Entzündungen.

Resorptionsstörung: Bei Verlegung des Liquorabflusses.

Neuproduktion: Bei Entzündungen (IgG), vor allem bei akuter eitriger Meningitis (in der 1. entzündlichen Phase, im weiteren Verlauf abnehmend), Tbc-Meningitis, Meningiosis blastomatosa, akuten subarachnoidalen Blutungen.

- Glukose: Normal 0,5 - 0,65 des Blutzuckers

  Erhöhung bei Hyperglykämie, selten bei schweren viralen Enzephalitiden.

  Verminderung: Tbc-Meningitis (unter 30 mg%), Hypoglykämie, Meningitis blastomatosa, akuter eitriger Meningitis.

- Bilirubin: erhöht bei Ikterus und in den späteren Phasen bei Blutungen tungen in den Liquor.

- Elektrolyte (Na, K, Cl), Pyruvat, pH verändern sich kaum, Laktatanstieg kommt bei jeder Störung des oxydativen Stoffwechsels im Gehirnparenchym vor und ist daher nicht prozeßspezifisch.

- Zellen: Normal: 60% Lympho-, 40% Monozyten, 0 - 10/3 mm^3 (Fuchs-Rosenthal-Kammer).

  Bei pathologischen Prozessen zeigen die Zellen eine große Vielfalt. Es gibt jedoch keine zelluläre Veränderung, die für irgendeine Erkrankung spezifisch wäre. Pathologische Zellen sind:

  Reizformen von Lymphozyten, Lymphoidzellen,
  Zellen der lymphoretikulären Entwicklungsreihe,
  Plasmazellen, historetikuläre Zellen, Phagozyten,
  Speicherzellen, Mastzellen, Riesenzellen, Leukozyten,
  Erythrozyten, Arachnoideazellen, Plexuszellen,
  Ependymzellen, Mitosen, Leukämiezellen, Tumorzellen,
  Bakterien, Parasiten.

  Bis 6.000/3 Zellen mit nur 10 - 50% Leukozyten hat die akute seröse Meningitis, bis 3.000/3 mit 10 - 30% Leukozyten die Tbc-Meningitis, ebenfalls die Meningiosis blastomatosa, die man dann aber an den Blastomzellen (10-80%) erkennt.

  Bis 50.000 Zellen/3 mm^3 zählt man bei akuter eitriger Meningitis mit 50% Leukozyten.

- Erreger: Bakterien im Liquor sollten immer einen kulturellen Nachweis zur Folge haben (gleichzeitig Blutkultur anlegen).

Einige Liquorsyndrome:

Akute eitrige Meningitis: Man findet:

Erreger: Staphylo-, Strepto-, Meningo-, Pneumokokken, E. coli, Influenzabakterien, Enterokokken und Friedländerbakterien (meist nur in Phase I nachweisbar)

Farbe: Trübe, gelblich grün in der akuten Entzündungsphase (I), in der subakuten Proliferationsphase (II) wird er wieder klarer, die Färbung schwindet, in der Reparationsphase (III) ist er wieder klar und farblos.

Druck: erhöht (I und II, geht erst in III zurück)

Zellzahl: 2.000 - 50.000/3 mm^3 mit 85 - 98% neutrophilen Leukozyten (I)
In Phase II Leukozytensturz auf 20 - 40% bei bis zu 5.000/3 Zellen.
In Phase III unter 100/3.

Eiweiß: meist über 100 mg %/Pandy +++ (I und II)

Laktat: erhöht, metabolische Azidose

Akute seröse Meningitis (lymphozytär, abakteriell, viral)

Erreger: meist Virus

Farbe: klar

Zellen: Phase I mit bis 6.000/3 und 10 - 50% Leukozyten ist so kurz, daß man sie meist verpaßt. Man untersucht meist die Phase II mit bis 400/3 Zellen und 60% Lymphozyten, sowie nur 5 - 10% Leukozyten.

DD zur Tbc-Meningitis: Brutschrank Spinngewebsgerinsel (→ Tbc) bilden lassen.

Indikationen:

Die Indikation zur LP kann großzügig gestellt werden, falls keine Hirndruckzeichen (Stauungspapille) vorliegen. SOP soll nur bei klarer Indikation durchgeführt werden.
Alle primären und sekundären Erkrankungen des Nervensystems, wie Meningitis (schon beim geringsten Verdacht), Enzephalitis, Enzephalomalazie, Hämorrhagie, Trauma, Stoffwechselstörungen.

Kontraindikationen:

Stauungspapillen (vor jeder Punktion muß der Fundus oculi kontrolliert werden!), Gerinnungsstörungen, unter Antikoagulantientherapie.

Differentialdiagnose pathologischer Liquorbefunde

	Farbe	Zellzahl /3 mm^3	Glucose	EW	Druck
Meningitis eitrige, bakterielle	trübe	> 2000	↓↓↓ < 20 mg%	↑↑↑ 80-500 mg%	↑ > 20 cmWS
Poliomyelitis	klar	≦ 500	↑	↑ (leicht)	↑ (leicht
Meningitis (viral)	klar	normal bis 300	normal	normal	
Tbc	klar Spinnwebgerinsel	30-1500	↓↓↓ < 20 mg%	↑ (leicht)	

2.2.7 PLEURAPUNKTION

Def.: Entnahme von Flüssigkeit aus dem Pleuraraum

Indikation:

- therapeutisch zur Entlastung
- zur Diagnose

Durchführung:

Der Patient sitzt leicht vornübergebeugt, z.B. verkehrt herum auf einem Stuhl. Die Einstichstelle wählt man möglichst tief, etwa einen Interkostalraum über dem basalen Ende des Ergusses (meist 6.-8. ICR). Man kann sich die optimale Stelle auch während der Durchleuchtung markieren, sonst genügt auch eine sorgfältige

Perkussion. Man wählt die Stelle am Rücken etwa in der Mitte zwischen Axillar- und Skapularlinie, weil dort Gefäße und Nerven noch am Unterrand der Rippe verlaufen. Aus diesem Grunde sticht man oberhalb einer Rippe ein.
Vor dem Einstich erfolgt Hautdesinfektion und Lokalanästhesie. Nach Setzen einer Quaddel geht man senkrecht zur Hautoberfläche ein unter ständigem Spritzen des Lokalanästhetikums, was etwaige Gefäße verdrängen soll. Die Anästhesie erfolgt bis zur Pleura parietalis.
Zur eigentlichen Punktion wird eine Spritze mit Zweiwegehahn (Rotondaspritze) verwendet. Sonst geht es auch mit einem Gummischlauchzwischenstück mit Klemme zwischen Kanüle und Spritze, um das Abziehen und Entleeren der Spritze zu ermöglichen. Den Schlauch füllt man zum Einstich mit steriler Kochsalzlösung zur Vermeidung von Komplikationen.
Akute Gefahren der Pleurapunktion sind der Pneumothorax und die Luftembolie. Weiterhin besteht die Komplikation einer bakteriellen Infektion.

Zur Diagnose genügt meist die Entnahme von 10 ml. Meist wird jedoch gleichzeitig entlastet. Man soll jedoch langsam entlasten (50 ml/Minute) und nicht mehr als 1 Liter auf einmal entnehmen.

Kontraindikationen:

Lungenabszeß, Lungengangrän, infizierte Bronchiektasen.

Diagnostik:

	Eiweiß	spez. Gewicht g/cm³	Farbe
Transsudat	< 3 g%	< 1015	hell, goldgelb
Exsudat	> 3 g%	> 1015	bernsteinfarben

Eiweiß prüft man einfach mit der Rivalta-Probe. Man läßt dazu 1 Tropfen Punktat in ein Gläschen mit 3 %iger Essigsäure fallen. Bei über 3 g% Eiweiß sinkt der Tropfen unter Nachziehen einer weißen Schlierenbahn.
Beim Empyem ist das Exsudat trüb und enthält reichlich Bakterien und Zellbestandteile. In seltenen Fällen tritt auch Chylus aus dem

Ductus thoracicus aus. Dieser ist vom Empyem durch seinen Fettgehalt von über 400 mg% zu unterscheiden.
Bei Verdacht auf ein Neoplasma nimmt man die Glucosebestimmung zu Hilfe. Werte über 80 mg% sind verdächtig auf Neoplasma, Werte unter 25 mg% sprechen für Tbc oder rheumatische Ursache des Ergusses.

2.2.8 V E N E N P U N K T I O N

Indikationen:

- Blutentnahme, meist diagnostisch aber auch therapeutisch
- Zuführen von Medikamenten

Durchführung:

- Anlegen einer Staubinde oberhalb der geplanten Punktionsstelle (stauen, nicht abbinden!)
- Desinfizieren der Einstichstelle
- direkte oder indirekte Punktion der Vene
- Blutentnahme

oder

- Lösen des Stauers und Injektion

Lokalisationen:

Bevorzugt werden sollte der Unterarm, meistens benutzt werden die Cubitalvenen. Empfohlen werden die radialwärts (außen, lateral) gelegenen V. cephalica und V. mediana cephalica um irrtümliche arterielle Punktionen oder das Treffen von Nerven zu vermeiden.

LEGEN EINES VENENKATHETERS

Gebräuchlich sind

- kurze bis 5 cm lange Kunststoffverweilkanülen (z.B. Braunülen), die einige Tage liegen können und für Infusionen geeignet sind
- halblange Venenkatheter (etwa 30 cm)
- lange zentrale Venenkatheter (75 cm lang)

Indikationen:

- Infusionen
- Messung des zentralen Venendrucks

Lokalisationen:

Cubitalvene
V. subclavia
V. jugularis

Durchführung:

- Desinfizieren der Haut, sterile Handschuhe, Mundschutz, abdecken der Punktionsstelle.
- Nach Einstechen der Nadel (Zeichen: Einfließen von Blut in den Katheter) schiebt man den Katheter stückweise vor. Die Länge hat man vorher durch Anhalten abgenommen. Bleibt der Katheter vorher hängen, kann man die Schutzhülle hinten öffnen und schon die Infusion anhängen. Dann spült sich der Katheter seinen Weg frei.
- Zurückziehen der Nadel, Einstichstelle mit Antibiotikaspray oder -puder abdecken, sterile Kompresse einschneiden und unterschieben, Fixation des Katheters und sterile Abdeckung.
- Röntgenkontrolle der Lage. Optimale Lage ist wenige cm vor dem rechten Vorhof.

Weitere Maßnahmen:
Spülung des Katheters, besonders in Ruhepausen
Kontrolle, Verbandwechsel und erneute Antibiotikapuderung.

Komplikationen:

Durchstechen der Vene, Hämatome
Thrombose, Phlebitis (sofort Katheter entfernen)

Venae sectio

Gelingt eine perkutane Punktion der Vene nicht, muß eine chirurgische Freilegung der Vene durch Hautschnitt erfolgen.

ENZYMAKTIVITÄTEN

Die Messung von Enzymaktivitäten spielt in der Diagnostik eine große Rolle. Verwendet werden heute optimierte Standardtests für Photometeruntersuchungen. Grundlage ist der optische Test nach Warburg und Christian, der sich die Tatsache zu nutze macht, daß die Pyridinnukleotide NAD und NADP nur bei einer bestimmten Wellenlänge ein Absorptionsmaximum zeigen. Dadurch lassen sich Aktivitäten durch Messung der Extinktion im sogenannten kinetischen Test verfolgen. Andere Enzymaktivitäten sind nur durch eine Zwei-Punkt-Messung erfaßbar, nachdem ein Reaktionsprodukt z.B. nach Zusatz eines die Enzymaktivität hemmenden Färbereagenz photometrisch erfaßbar gemacht wurde.

GOT = Glutamat-Oxalacetat-Transaminase

Normalbereich:	Männer	5 - 18 U/l
	Frauen	5 - 15 U/l

Die GOT ist ein praktisch ubiqzitäres Zell-Enzym, das einen extramitochondrialen (cGOT 40-60% je nach Zelltyp) und einen mitochondrialen (mGOT) Anteil hat. Es sind Isoenzyme, die sich auch immunologisch, elektrophoretisch und chromatographisch differenzieren lassen.
Der Anstieg der GOT im Serum tritt bei Permeabilitätsstörungen der Zellen der Leber, der quergestreiften Muskulatur und in geringem Maße auch anderer Organe auf.
Überwiegend steigt cGOT an. mGOT-Erhöhung deutet auf nekrotisierende Zellschäden hin.

GPT = Glutamat-Pyruvat-Transaminase

Normalbereich:	Männer	5 - 22 U/l
	Frauen	3 - 17 U/l

GPT ist ein Zellenzym mit sehr verschiedenem Anteil in den verschiedenen Organen. Am höchsten ist sein Gehalt in der Leber (Niere 1/3,

Herz 1/7, alle anderen Organe 1/10 des Lebergehaltes). Es ist in der Leber nur im Cystosol lokalisiert und besitzt dort keine definierbaren Isoenzyme.

Diagnostik für GOT und GPT i.S.:

Sehr stark erhöht (aber GOT meist > GPT):

- Leber-Nekrosen
- Pfortaderthrombose (akute Durchblutungsstörung der Leber)

Stark erhöht (aber GOT meist < GPT):

- Virus-Hepatitis, toxische Hepatitis
- akuter Schub chronischer Hepatitis

Mäßig erhöht:

- frischer Verschluß-Ikterus (GOT meist < GPT)
- chronische Hepatitis
- chronische Cholangitis
- Leberzirrhose
- Lebermetastasen
- Herzinfarkt
- Muskelerkrankungen

GOT/GPT - Quotient abhängig von Art und Stadium der Erkrankung)

Gering erhöht:

- Fettleber
- Mononucleosis infectiosa
- intrahepatische Cholestase
- Alter Verschlußikterus

<u>GLDH = Glutamat-Dehydrogenase</u>

Normalbereich:	Männer	0,3 - 4,0 U/l
	Frauen	0,4 - 3,0 U/l

Die GLDH ist in den Leberzellen nur in der Mitochondrien-Matrix lokalisiert, Isoenzyme sind unbekannt. In anderen Organen ist der GLDH - Gehalt kleiner als 1/10 des Lebergehaltes. Der GLDH - Austritt ins Serum tritt erst bei schweren Leberzell-Nekrosen auf.

Die allgemeine Bestimmung der GLDH ist ohne diagnostischen Wert. Erst das Verhältnis der Anstiege von GLDH zu denen der Transaminasen ist von Bedeutung.

$\frac{GOT + GPT}{GLDH}$	:	> 50	• akute Virus-Hepatitis • ikterische Verlaufsform der Hepatitis • akute alkoholtoxische Hepatitis
		20 - 50	• akute Schübe bei chronischen Hepatitiden • cholestatische Hepatosen
		< 20	• Verschluß-Ikterus • Lebermetastasen • Leberzirrhose (biliäre)

Je niedriger der Quotient desto schwerer der Schaden!
Sehr hohe Anstiege der GLDH und ebenfalls sehr hohe Anstiege der Transaminasen findet man bei akuten Intoxikationen mit massiven Lebernekrosen, bei der nekrotisierenden Form der Virus-Hepatitis und bei akuten Durchblutungsstörungen der Leber.

LDH = Lactat-Dehydrogenase

Normalbereich: 80 - 240 U/l

LDH ist ein ubiquitäres Zellenzym, das in den meisten Geweben im Cytosol in hoher Aktivität vorhanden ist. Es hat 5 Isoenzyme. In Herzmuskel und Erythrozyten herrschen 1 und 2 vor, in Skelettmuskel und Leber 5. Die anderen Gewebe liegen dazwischen.

Diagnostik im Serum:

Sehr hoch:
- Megaloblastöse Anämie (vor allem die perniziöse) (rascher Rückgang bei Vit B12 - Therapie)

Hoch:
- Akute Schübe von hämolytischen Anämien
- Akute Myelosen

Mässig:
- Herzinfarkt
- Myositis
- Muskeltrauma

Inkonstant ist der Anstieg im Serum bei malignen Tumoren.

CK = Creatinin-Kinase

Normalbereich: 0 - 50 U/l

Die CK ist spezifisch für quergestreifte Muskulatur. Ihre Aktivität ist hoch im Skelettmuskel und etwas geringer im Herzmuskel.

Isoenzyme sind vorhanden. Zur Diagnose des Herzinfarktes nimmt man stets andere Enzyme, vor allem GOT zu Hilfe. Bei Muskelerkrankungen bestimmt man zusätzlich Aldolase, GOT und LDH.

<u>γ-GT = γ -Glutamyl-Transpeptidase</u>

Normalbereich: Männer 6 - 28 U/l
Frauen 3 - 18 U/l

Die γ-GT ist ein überwiegend membran- und partikelgebundenes Zell-Enzym. Ihre Aktivität ist am höchsten in den Tubuluszellen der Nieren, 12 x höher als im Pankreas und 25 x höher als in der Leber. Im Serum steigt sie praktisch nur bei Erkrankungen der Leber und der Gallenwege an.
Es gibt mindestens 3 Isoenzyme, die aber noch wenig definiert sind.

Diagnostik im Serum:

Sehr hoch:
- Extrahepatischer Verschluß-Ikterus
- Raumfordernde intrahepatische Prozesse (Metastasen, Abszesse, Carcinom)

Hoch:
- Toxische Leberschäden, (insbesondere Alkohol)
- Biliäre Cirrhosen
- Cholestatische Virus-Hepatitis

Mäßig:
- Akute Virus-Hepatitis
- Akute Stauungsleber
- Akute Pankreatitis (über Mitreaktion der Leber)

Gering:
- Bei fast allen übrigen Lebererkrankungen

<u>AP = Alkoholische Phosphatase</u>

Normalbereich: 70 - 190 U/l (Kinder bis 450 U/l). Werte schwanken je nach Meßmethode.

Die AP kommt ubiquitär, vor allem in den Zellmembranen vor. Isoenzyme lassen sich differenzieren. Der Anstieg der AP im Serum beruht weniger auf einer gestörten Zellpermeabilität, als vielmehr einer vermehrten Neubildung, wahrscheinlich auf Reize durch Infektionen, Toxine oder Druck hin.

Diagnostik im Serum:

Hoch:
- Verschluß-Ikterus

- Intrahepatische Cholestase
- Intrahepatische raumfordernde Prozesse

Mäßig:
- Entzündliche und toxische Lebererkrankungen
- Knochenerkrankungen (Tumoren, Rachitis, Osteosklerose, M. Paget)
- Darmerkrankungen (M. Crohn, Colitis ulcerosa, Malabsorption)

SP = Saure Phosphatase

Normalbereich: Gesamt-SP: < 12 U/l
Prostata-SP: < 4 U/l

SP kommt relativ unspezifisch, ubiquitär vor allem in den Lysosomen vor. Erythrozyten und Thrombozyten enthalten viel SP. Mehr oder weniger organspezifische Isoenzyme (Prostata) lassen sich differenzieren.

Diagnostik im Serum:

Starke Anstiege können bei Knochenprozessen mit vermehrter Osteoblasten-Tätigkeit vorkommen. Bei Prostataadenom und Prostatitis ist der Anstieg mäßig. Hier bestimmt man das spezifische Isoenzym (Nicht vor Blutabnahme die Prostata palpieren!) Beim Prostatacarcinom erfolgt der Anstieg vor allem nach dessen Durchbruch durch die Kapsel.

α-Amylase

Normalbereich: 60 - 330 SCE/l i.S. (schwanken mit der Meßmethode)
180 -2000 SCE/l i.U.

Dieses Enzym wird von Pankreas und Speicheldrüsen produziert und in den Verdauungstrakt sezerniert. Geringere Aktivitäten kommen in der Leber, der quergestreiften Muskulatur und im Eileiter vor.
Mit einem Molekulargewicht von nur 45000 ist es im Gegensatz zu den anderen Enzymen nierengängig.
Es ist das Leitenzym der Pankreatitis. Schon von der 2. Stunde nach Krankheitsbeginn an erfolgt der Anstieg im Serum, im Urin von der 4. Stunde an. Hier bestimmt man im 24 Stunden-Sammelurin. Bei massiver Pankreasnekrose fällt die Aktivität abrupt ab.

Geringe Erhöhung erfolgt auch bei sekundären Schädigungen des

Pankreas (Gallensteinkolik, Ulcusperforation, Ileus, Peritonitis, schwere Abdominaltraumen, rupturierte Bauchhöhlenschwangerschaft, Aneurysma der Bauchaorta, u.a.). Auch an Paratitis und an Niereninsuffizienz ist bei unklarer Erhöhung zu denken.

CHE = Cholinesterase

Normalbereich: 1900 - 3800 U/l

Sie ist ein unspezifisches Plasmaenzym, das in der Leber synthetisiert wird. Isoenzyme sind bekannt, aber diagnostisch nicht bedeutsam.

Diagnostik im Serum:

CHE ↓ :
- Schwere Leberparenchymzellschäden
- Inaktivierung durch Insektizide, Cyclophosphamid etc.
- Genetische Varianten

CHE ↑ :
- Fettleber
- Proteinverlustsyndrom (Proteinurie, exsudative Enteropathie)

Enzymanalysen

Neben der Messung von Enzymaktivitäten spielt die quantitive Erfassung von anderen Substraten des Serums mit Hilfe von Enzymen eine Rolle (z.B. die Bestimmung der Glukose mit Hilfe von Glukoseoxidase).

2.3.2 HORMONANALYSEN

Hormone können meßtechnisch erfaßt werden durch:

- RIA Radio-Immun-Assay
  Beispiele: Gonadotrope Hormone
- Radioaktive Isotope (Sättigungsanalyse)
  Beispiele:
  - Hormone, die antigene Eigenschaften besitzen: Proteohormone wie Insulin, HGH, Glukagon, Gastrin, Angiotensin

- Hormone, die durch Kopplung (z.B. von Eiweiß) zu Antigenen werden oder an bestimmte Bindungsproteine im Plasma gekoppelt sind: Schilddrüsenhormone, Cortisol, u.a.

SÄURE-BASEN-HAUSHALT

In engem Zusammenhang stehen die Regulationsmechanismen von:

Säure - Basen - Status:	Regulation	der	Isohydrie
Extrazellulärem Volumen:	"	"	Isovolämie
Elektrolytzusammensetzung:	"	"	Isoionie
Osmotischer Konzentration:	"	"	Isotonie

Für die Regulation von Bedeutung sind folgende Organe:

• Nieren:	Hauptausscheidungsorgan
• Magen-Darm-Trakt:	Aufnahme von Wasser und Elektrolyten
• Haut- und Speicheldrüsen:	Ausscheidung von Wasser und Elektrolyten
• Lungen:	CO_2- und Wasserausscheidung
• Gehirn:	Regulatorische Zentren
• Endokrine Drüsen:	Hormone von Hypophyse, Nebennierenrinde, Nebenschilddrüse, Schilddrüse

Störungen der Bilanz treten auf durch:

- Respiratorische Störungen

  Hyperventilation → CO_2-Verlust → respiratorische Alkalose

  Hypoventilation → CO_2-Anreicherung → respiratorische Azidose

- Metabolische Störungen

  Verminderte Zufuhr

  Durchfall, Erbrechen, Zustand nach Dünndarmresektion, Fisteln, Sprue, M. Whipple, Ileitis terminalis, Zollinger-Ellison-Syndrom, Verner-Morrison-Syndrom

  Diabetes mellitus, Diabetes insipidus

  Polyurie bei Niereninsuffizienz, Hypercalcämie

Meßwerte und Bestimmungsmethode

Meßgröße	Ion	Normalwert [mMol/l] i.S.	i.U.	Bestimmungsmethode
Kalium	K^+	5	50-100	Flammenphotometer
Natrium	Na^+	142	90-180	"
Calcium	Ca^{++}	2,5	2,5-5	Atomabsorbtion
Magnesium	Mg^{++}	1	4-8	"
Chlorid	Cl^-	102	140-200	Titration
Bikarbonat	HCO_3^-	27	0	über pH und CO_2
Phosphate	--	1	12-25	Photometrie
Sulfat	--	0,5	20-40	Titration
Organische Säuren	-	6	25-50	
Proteine	----	2	0	

Säure-Basen-Haushalt

		im Blut arteriell	i.U.	Bestimmungsmethode
pH		7,4±0,04	5,0-5,5	Glaselektrode und Referenzelektrode
Kohlensäure	mVal/l	1,2		
pCO_2	mmHg	40	0	Elektrode
Bikarbonat (Standard-)	mMol/l	24-28	0	Rechenwert (aus pH und pCO_2)
$\frac{\text{Bikarbonat}}{\text{Kohlensäure}}$		$= \frac{20}{1}$		Rechenwert
Base Excess	mMol/l	± 2,0		Rechenwert
pO_2	mmHg	85		Elektrode

Weitere Informationen s. 2.3.5 Blutgasanalyse

2.3.4 B L U T B I L D

Großes Blutbild

Die Blutabnahme soll möglichst nüchtern mit steriler Lanzette aus der Fingerbeere oder aus dem Ohrläppchen erfolgen. Tief genug stechen, damit die Blutstropfen spontan austreten. Der erste Tropfen wird verworfen. Venenblut kann verwendet werden, doch sollte die Vene möglichst nicht gestaut sein (Polyglobulie könnte vorgetäuscht werden).

Auf den Blutstropfen wird ein Objektträger getupft, damit mit einem zweiten geschliffenen Objektträger oder einem Deckglas ausgestrichen (45^{0}).
Trocknen lassen und Färbung nach May-Grünwald-Giemsa.

Beurteilung:

Erythrozyten:

Größe: Anisozytose (→ Anämie)

Form: Poikilozytose (Birnen, Keulen, Halbmonde → schwere Anämie oder Schädigung der Erythropoese)

Farbe: Polychromasie (vermehrte Anfärbbarkeit bei verstärkter Regeneration der Erythropoese)

Anisochromie (Bei unterschiedlichem Hb-Gehalt färben sich die Erythrozyten verschieden stark an → Anämie)

Basophile Tüpfelung: Zeichen einer gesteigerten Regeneration bei gestörter Erythropoese. Sehr grobe Tüpfelung bei Bleivergiftung.

Jolly-Körperchen: Kernreste, die nach Milzexstirpation regelmäßig auftreten. Sie sind Zeichen einer überstürzten Blutneubildung.

Cabot-Ringkörper: Rotgefärbte Ringgebilde. Treten bei schweren Anämien auf. Hängen mit dem Kern zusammen.

Leukozyten: (Differentialblutbild)

Mindestens 100 weiße Zellen auszählen und differenzieren.

Normal ist:

	%	Leukozyten/mm^3	Lebensdauer
Neutrophile Granulozyten	40 - 75*	2500 - 7500	9 - 13 Tage
Eosinophile	1 - 6	40 - 400	
Basophile	0 - 1	0 - 100	
Monozyten	2 - 8	200 - 800	
Lymphozyten	20 - 45	1500 - 3500	100 - 200 Tage

* davon 2-4% stabkernige, Rest segmentkernige.

Linksverschiebung nennt man die Vermehrung jugendlicher Neutrophiler im peripheren Blut. Das reicht von einer Vermehrung der Stabkernigen über das Auftreten von Metamyelozyten bis zu noch unreiferen myeloischen Zellen, unter Umständen bis zum Myeloblasten.

Das Ausmaß der Linksverschiebung ist von differentialdiagnostischer Bedeutung. Leichte reaktive Veränderungen deuten Infekte, Eiterungen, Azidose an. Schwere Fälle mit hohen Leukozytenzahlen und starker Linksverschiebung weisen hin auf: Knochenmetastasen, Sepsis, Tuberkulose, Co-Vergiftung, Coma diabeticum, Coma uraemicum, haemolytische Krise, Polyzythämie, Myelosklerose mit Myelometaplasie, Panmyelopathie, Prozesse des Zwischenhirns, Heilphase bei Perniciosa.

Im Gegensatz zur Leukämie fehlt hier der Hiatus leucaemicus (Lücke zwischen Myeloblasten und reifen Granulozyten) und die Veränderungen sind immer reversibel.

Eine Rechtsverschiebung, d.h. eine Vermehrung der älteren, stärker segmentierten Granulozyten findet man bei: Perniziöser Anämie und anderen megaloblastischen Anämien, bei chronischer Sideropenie und manchmal nach Strahlenexposition.

Kleines Blutbild: (peripheres)

Es werden hier die klassischen Methoden beschrieben, obwohl heute die Zählung in den Zählautomaten erfolgt.

Leukozytenzahl

Methode: In der Leukozytenpipette (weiße Perle) wird Blut bis zur Marke 1 (bei starken Leukozyten nur bis 0,5) und hierauf Türk-Lösung bis zur Marke 11 aufgezogen, womit eine Verdünnung 1:10 (bzw. 1:20) hergestellt ist

Nach Mischung wird ausgezählt in einer Zählkammer, die 0,1 mm Tiefe hat, pro 1 mm^2 erfaßt man damit 0,1 mm^3 Flüssigkeit, bei einer Verdünnung von 1:10 also 0,01 mm^3 Blut. Ausgezählt werden sollen 4 mm^2. Diese entsprechen in der Zählkammer 64 Quadraten mit 0,25 mm Seitenlänge.

Die Berechung erfolgt nach der Formel:

$$\frac{\text{Gesamtzahl der gezählten Zellen}}{\text{ausgezählte Fläche in mm}^2 \text{ x Kammerhöhe in mm x Blutverdünnung}} = \text{Zellen/mm}^3$$

z.B. bei 160 gezählten Zellen in 64 Quadranten:

$$\frac{160}{4 \times 0{,}1 \times \frac{1}{10}} = 4000 \text{ Zellen/mm}^3$$

Normalwert:	4 000 - 10 000 Zellen/mm^3	für	Erwachsene
	4 500 - 13 500 "	"	8 - 12jährige
	6 000 - 15 000 "	"	4 - 7jährige
	6 000 - 18 000 "	"	bis zu 1 Jahr
	10 000 - 25 000 "	"	Neugeborene

Physiologisch ist eine Vermehrung bei Gravidität, Anstrengungen, Verdauung, Angst, Schmerz.
Physiologisch ist eine Verminderung im Greisenalter.

Pathologisch vermehrt oder vermindert sind die Leukozyten bei so vielen Erkrankungen, daß stets ein Differentialblutbild erfolgen muß, um etwas weiter differenzieren zu können.

Art	Vermehrung bei	Verminderung bei
Neutrophile Granulozyten	Akute Infektionskrankheiten, akute Tuberkulosen, fortgeschrittene maligne Tumoren mit Gewebszerfall, akuter Blutverlust, akuter Blutzerfall, Myokardinfarkt, Schlafmittelvergiftung, diabet. und urämische Azidose, Polyzythämie, Myelofibrose, akute und chron. Myelose, Kortisonmedikation, Cushing, Verbrennung, Gichtanfall	Knochenmarksaplasien (Agranulozytose, Panmyelopthise, Strahlenschäden, Gifte, Zytostatika), initialer Infekt, schwere toxische Infektwirkung, als typ. Reaktionsbild bei verschiedenen Infektionen Typhus, Paratyphus, Bang, Maltafieber), Virusinfekte, Histoplasmose, Perniziosa, schwerer Eisenmangel, chron. Milztumoren (splenopath. Markhemmung), nach Lupus
Eosinophile	Allergische Erkrankungen, Arteritis nodosa, Endocarditis fibroblastica, Wurminfektionen ins Blut, trop. Eosinophilie, Biß der schwarzen Spinne, maligne Tumoren, Lymphogranulomatose, Retikulose, Leukämie, nach Milzentfernung, Parasympaticomimetica, konstitutionell, eosinophiles Knochengranulom, Scharlach, Dermatitis herpetiformis, Ekzema, Dermatitis exfoliativa, Pemphigus, Psoriasis, Prurigo	Im anaphylaktischen Schock, am Höhepunkt akuter Infektionen (Typhus, Pneumonie, Diphtherie, Peritonitis), Adrenalin und Glukokortikoide (Thorn-Test), akute Leukämie, Perniziosa, Cushing. Akromegalie, Lupus erythematodes
Basophile	Chron. myeloische Leukämie, Polycythämie, Diabetes mellitus, Myxödem, Mastzellenleukämie, Urticaria pigmentosa	Hyperthyreose, Schwangerschaft, Perniziosa, Cortison
Monozyten	Im Verlauf von Infektionskrankheiten (monozytäre Überwindungsphase nach Schilling), M. Pfeiffer, Monozytenleukämie, Retikulose, Infektionskrankheiten (Endocarditis lenta, Variola, Flecktyphus, chron. Malaria, Röteln, Mumps), Lymphogranulom, Viruspneumonien, Lebererkrankungen	Auf der Höhe akuter Infekte, Agranulozytose, Perniziosa
Lymphozyten	Lymphat. Leukämie, in der Heilphase akuter Infektionen (postinfektiöse Lymphozytose), chron. Infektionskrankheiten, chron. Rheumatismus, Viruserkrankungen (Röteln, Mumps, Hepatitis epidemica, Viruspneumonie), Keuchhusten, Exanthema subitum, häufig im Kindesalter auftretende lymphat. Reaktionen, lymphat. Konstitution, vegetativ, Lymphocytosis infectiosa, M.Pfeiffer	Lymphogranulomatose, evtl. Lymphosarkom, ausgedehnte Lymphknotentuberkulose, schwere toxische Schädigung des gesamten lymphat. Apparates, ACTH- und Kortisonbehandlung, Verbrennungen, Traumen, Lupus erythematodes.

Erythrozytenzahl

Methode: Einstich in Fingerbeere oder Ohrläppchen. Ersten Tropfen verwerfen. Danach in die Erythrozytenpipette (rote Perle) aufziehen (keine Luftblasen!) bis zur Marke 0,5, danach Hayem-Lösung bis zur Marke 101. Das ergibt eine Verdünnung 1:200. Pipette in Lösungsachse 1 Minute schütteln zur Durchmischung. Ersten Tropfen verwerfen, dann in Zählkammer (Türk, Bürker, Neubauer, Zeiss-Thoma) geben, auf feste Haftung des Deckglases achten (Newtonsche Ringe). Nach etwa 3 Minuten, wenn sich die Erythrozyten gesetzt haben soll gezählt werden.

Es sollen mindestens 80 (besser 160) Quadrate ausgezählt werden. 1 Quadrat hat 1/20 mm Seitenlänge. Das ergibt 1/400 mm^2 Fläche. Bei 0,1 mm Kammertiefe ergeben sich 1/4000 mm^3 Volumen. Bei einer Verdünnung von 1:200 entspricht das 1/800 000 mm^3 Blut, bei 80 Quadraten 1/10 000 mm^3. Nimmt man mit 10 000 mal, erhält man die Erythrozyten pro mm^3.

Normalwerte:	Männer		5,0	Millionen/mm^3
	Frauen		4,5	"
	Kinder	bis 1. LJ	4,5	"
		bis 10. LJ	4,7	"
		Nabelschnur	4,0 - 5,6	"

Erhöhung:
- Polycythaemia vera
- Polyglobilie
- Höhentraining

Verminderung: Anämie

Hämatokrit

Def.: Volumen der Blutzellen in % des Gesamtvolumens des Blutes

Meßmethode: Nach Einstich in die Fingerbeere oder in das Ohrläppchen läßt man Blut in das Hämatokritröhrchen (heparinisierte Kapillare) einfließen und verschließt es einseitig durch Eindrücken in eine Plastikmasse. Die Röhrchen werden dann in einer speziellen Zentrifuge (z.B. Clay-Adams-Hämatokritzentrifuge 3 Minuten bei 12 000 U/min, entsprechend 14 300 g) zentrifugiert und damit das Serum von den Blutzellen getrennt.

Ein einfaches Ablesegerät erlaubt dann, den prozentualen Anteil des Zellvolumens vom Gesamtvolumen zu ermitteln

Normalwerte:	♂	42 - 52 Vol %
	♀	37 - 47 Vol %

Hämoglobin

Normalwerte:	♂	14 - 18 gHb/100 ml Blut = 2,0 - 2,7 mmol/l
	♀	12 - 16 gHb/100 ml Blut = 1,8 - 2,4 mmol/l

Prinzip:

Hämoglobin wird mit Kaliumferricyanid zu Hämiglobin oxidiert. Dieses wird mit Kaliumcyanid in Hämiglobincyanid überführt, welches das einzige stabile Hämoglobinderivat ist. Sein breites Extinktionsmaximum liegt bei 540 mm, das Lambert-Beer'sche Gesetz somit über einen weiten Bereich gültig.

Durch Zusatz eines Netzmittels beschleunigt man die Umsetzung, durch Pufferung der Transformationslösung vermeidet man eine Trübung.

Nach der Messung im Photometer erfolgt die Berechnung über den molaren Extinktionskoeffizienten.

2.3.5 BLUTGASANALYSE

Indikationen:

- Bei Operationen in der Anästhesie
- Bei Lungenerkrankungen

Meßgrößen:

Die notwendige Untersuchung des Säure-Basenstatus im arteriellen Blut soll umfassen:

- pH (aktuelles! Parameter der Wasserstoffionenkonzentration)
- pCO_2 (CO_2-Partialdruck, Parameter der respiratorischen Komponente)
- Bikarbonat (Parameter für die metabolische Komponente).

  Es ist aus pH und pCO_2 errechenbar. Angegeben wird

es neben dem aktuellen Wert als Standardbikarbonat, umgerechnet auf Standardbedingungen.

Die vollständige Untersuchung kann noch folgende Größen hinzunehmen:

- pO_2 (Sauerstoffpartialdruck)
- B.E. (Base Excess. Angabe, wieviel mMol Base pro Liter Blut im Überschuß oder zu wenig vorhanden sind. Errechenbar aus pH, pCO_2 und Hb).
- B.B. (Buffer base = Pufferbase. Angabe als Summe aller Pufferanionen des Vollbluts in mMol/l. Ihre Aussagekraft ist wegen ihrer pH-Abhängigkeit nicht eindeutig).
- Hämoglobin (interessant wegen seiner Pufferwirkung)

Meßmethode:

In den Blutgasanalysegeräten werden in einer Meßkammer gleichzeitig 3 aktuelle Werte gemessen:

pH, pCo_2 und pO_2.

Für alle 3 Messungen wird das Prinzip einer Meßelektrode verwendet. Die pH-Messung erfolgt über eine pH Glas- und Referenz-Elektrodenmeßkette. O_2 wird nach dem Clark'schen Prinzip mit einer Elektrode gemessen, die aus einer Platinkathode und einer Silberchlorid-Anode besteht. Zum Blut hin sind die Elektroden durch eine Membran abgedichtet. Diffundiert nun Gas durch die Membran, so erfolgt eine Sauerstoffreduktion an der Platinkathode, woraus sich eine meßbare Spannungsänderung ergibt.

Die Messung von CO_2 erfolgt ganz ähnlich.

Hämoglobin wird nach der Cyanhämoglobinmethode bestimmt.

Normalwerte:

pH	7,40 ± 0,4	
pCO_2	40,0 mmHg	(35 - 45)
pO_2	85 mmHg	(80 - 100)
Bikarbonat	26 mMol/l	(24 - 28)
B.E.	0 ± 2,0 mMol/l	
B.B.	48 mMol/l	

Störungen:

Metabolische Acidose

Hauptstörung: Bicarbonat oder Base $\downarrow$ oder Säure $\uparrow$

Folgereaktion: pH $\uparrow$, pCO_2 $\downarrow$ (kompensatorische Hyperventilation)

Metabolische Alkalose

Hauptstörung: Bicarbonat oder Base $\uparrow$ oder Säure $\downarrow$

Folgereaktion: pH $\downarrow$, pCO_2 $\uparrow$ (kompensatorische Hypoventilation)

Respiratorische Acidose

Hauptstörung: pCO_2 $\uparrow$ (Ventilationsstörung)

Folgereaktion: pH $\uparrow$, Bicarbonat $\uparrow$

Respiratorische Alkalose

Hauptstörung: pCO_2 $\downarrow$ (Hyperventilation)

Folgereaktion: pH $\downarrow$, Bicarbonat $\downarrow$

2.3.6 B S G = BLUTKÖRPERCHENSENKUNGSGESCHWINDIGKEIT

Synonyme: BKS, Blutsenkung

Indikation:

Eine erhöhte Senkungsgeschwindigkeit ist ein unspezifischer Krankheitsindikator (bei jeder Entzündung) und sollte daher bei keiner internistischen Untersuchung fehlen.

Methode:

Standardisiert wurde die Methode nach Westergreen:

- In eine 2 ml Spritze zieht man zunächst 0,4 ml einer 3,8 - 5 prozentigen Natriumcitratlösung auf (Gerinnungsverhütung). Danach entnimmt man venös 1,6 ml Blut, so daß die Spritze bis zu 2 ml gefüllt ist.
- Nach Mischung spritzt man den Inhalt in eine Westergreenpipette, die 2,4 mm Weite und 200 mm Länge markiert hat.
- Man liest danach die Senkung der Blutsäule ab, nach 1 Stunde und nach 2 Stunden.

Normalwerte:

	nach 1 Std	nach 2 Std	d.h. bis
Männer	2 - 10	5 - 18	10/18
Frauen	3 - 13	7 - 20	13/20

Prinzip:

Die Erythrozyten im Serum stoßen sich gegenseitig ab, weil ihre Oberfläche negativ geladen ist. Dadurch sinken sie in einer Blutsäule langsamer ab, als sie es infolge ihres im Vergleich zum Plasma größeren spezifischen Gewichtes eigentlich tun müßten. Einige Eiweißfraktionen, die bei bestimmten Krankheiten auftreten (Infektionen, Entzündungen, Malignomen) führen zur Agglomeration der Erythrozyten und damit zu ihrem schnellerem Absinken.

s. 1.1.3 BSG-Beschleunigung, S. 9.

ELEKTROPHORESE

Prinzip:

In einem elektrischen Feld wandern + geladene Teilchen zur Kathode, - geladene zur Anode. Damit ist die Wanderungsrichtung bestimmt. Die Wanderungsgeschwindigkeit wird durch Größe und Form der Teilchen bestimmt.
Eiweißmoleküle verändern ihre Ladung in Abhängigkeit von pH und Ionenstärke. Deshalb muß die Trennung in einem Puffer erfolgen. Damit sich die einzelnen Proteinkomponenten nicht durch Diffusion vermischen, verwendet man ein Trägermedium, wofür sich Cellulose-Acetat-Folie bewährt hat.
Man arbeitet im alkalischen Milieu, in dem die negativ geladenen Proteine zur Anode wandern können (Am isoelektrischen Punkt, wo gleich viele positive und negative Ladungen vorhanden sind, ist eine Wanderung nicht möglich!).
Die Folien aus einer schaumartigen Struktur enthalten zu 80% ihres Volumens einen Puffer. Zur photometrischen Auswertung können sie glasklar durchsichtig gemacht werden, indem man die Struktur des

Trägermaterials mit einem Lösungsmittel auflöst. Das Eiweiß kann mit Farbstoffen angefärbt werden (Amidoschwarz oder Poinceau).

Die Auswertung erfolgt in einem Photometer, dem ein Integralkurvenschreiber und Rechner angeschlossen ist. Die Angabe der Fraktionen erfolgt in % vom Gesamteiweiß.

Gesamteiweiß im Serum:
Zur Elektrophorese gehört immer die quantitative Bestimmung des Gesamteiweiß im Serum. Dazu wird die Biuretmethode verwendet.
Normalwert: 65 - 80 g/l

Diagnostik:

Bei der elektrophoretischen Auftrennung von Blutserum stellen sich 5 Eiweißfraktionen dar:

- Albumin
- α_1-Globuline (Transcortin, α_1-Glycoprotein, Thyroxinbindendes Globulin, u.a.)
- α_2-Globuline (Coeruloplasmin, u.a.)
- β -Globuline (Transferrin, u.a.)
- γ -Globuline (vorwiegend aus Antikörpern zusammengesetzt: Immunglobuline, u.a.)

Die Globuline sind inhomogen und aus vielen differenten Proteinen zusammengesetzt. Die Albuminfraktion ist ziemlich einheitlich.
Der Syntheseort ist für alle die Leberparenchymzelle, nur die Immunglobuline werden von Plasmazellen und im RHS-System (Leber, Milz, LK, HM) gebildet.
Verschiebungen innerhalb der einzelnen Fraktionen sind charakteristisch für bestimmte Erkrankungen:

- Albumin:
  Verringert i.S. bei: Nephrotischem Syndrom (↑ i.U.)
  Synthesestörungen in der Leber, z.B. bei Cirrhose
- α-Globuline:
  Erhöht i.S. bei: akut entzündlichen Prozessen
- β-Globuline und γ-Globuline:
  schmalgipfliche Banden bei: Paraproteinämien (M. Waldenström, Plasmocyten, chronisch lymphatische Leukämie).

- Paraproteine sind abnorm strukturierte Immunglobuline, die sich als schmalgipfliche Banden vorwiegend im β- und γ- Bereich zeigen.-

• γ-Globuline:

Erhöht bei:	chronisch entzündlichen Prozessen chronische Lebererkrankungen
Erniedrigt bei:	Antikörpermangelsyndrom Leukämie

2.3.8 LIQUORZELLEN, EIWEIß IM LIQUOR

Lumbalpunktion s. unter 2.2.6, S. 363

Liquorzellen

Die Liquorzellen sollen innerhalb von 1 Stunde in der Fuchs-Rosenthal-Kammer gezählt und differenziert werden.

Normal sind: Bis 10/3 mm^3, davon:
60% Lymphozyten
40% Monozyten

Bei pathologischen Prozessen zeigen die Zellen eine große Vielfalt. Es gibt jedoch keine zelluläre Veränderung, die für irgendeine Erkrankung spezifisch wäre. Pathologische Zellen sind:

Reizformen von Lymphozyten, Lymphoidzellen,
Zellen der lymphoretikulären Entwicklungsreihe,
Plasmazellen, historetikuläre Zellen, Phagozyten,
Speicherzellen, Mastzellen, Riesenzellen,
Leukozyten, Erythrozyten, Arachnoideazellen,
Plexuszellen, Ependymzellen, Mitosen, Leukämiezellen,
Tumorzellen, Bakterien, Parasiten.

Bis 50 000 Zellen/3 mm^3 zählt man bei akuter eitriger Meningitis mit 50% Leukozyten.

Bis 6 000/3 Zellen mit nur 10 - 50% Leukozyten hat die akute seröse Meningitis, bis 3 000/3 mit 10 - 30% Leukozyten die

Tbc-Meningitis, ebenfalls die Meningiosis blastomatosa, die man dann aber an den Blastomzellen (10 - 80%) erkennt.

Einige Liquorsyndrome:

Akute eitrige Meningitis: Man findet:

Erreger: Staphylo-, Strepto-, Meningo-, Pneumokokken, E.coli, Influenzabakterien, Enterokokken und Friedländerbakterien (meist nur in Phase I nachweisbar). Immer Blutkultur anlegen!

Farbe: Trübe, gelblich grün in der akuten Entzündungsphase (I), in der subakuten Proliferationsphase (II) wird er wieder klarer, die Färbung schwindet, in der Reparationsphase (III) ist er wieder klar und farblos.

Druck: erhöht (I und II, geht erst in III zurück)

Zellzahl: 2000 - 50 000/3 mm^3 mit 85 - 98% neutrophilen Leukozyten (I).
In Phase II Leukozytensturz auf 20 - 40% bei bis zu 5000/3 Zellen.
In Phase III unter 100/3.

Eiweiß: meist über 100 mg %/Pandy +++ (I und II)

Laktat: erhöht, metabolische Azidose

Akute seröse Meningitis (lymphozytär, abakteriell, viral)

Erreger: meist Virus

Farbe: klar

Zellen: Phase I mit bis 6000/3 und 10 - 50% Leukozyten ist so kurz, daß man sie meist verpaßt. Man untersucht meist die Phase II mit bis 400/3 Zellen und 60% Lymphozyten, sowie nur 5 - 10% Leukozyten.

DD zur Tbc-Meningitis: Brutschrank Spinngewebsgerinsel (→ Tbc) bilden lassen.

Eiweiß im Liquor:

Eiweiß: Das Gesamteiweiß ist im Liquor niedriger als im Plasma (1 : 200)

Erhöhung kann von verschiedenen Mechanismen und Ursachen herrühren.

- Störung der Blut-Liquorschranke, Hirn-Liquorschranke, Blut-Hirnschranke. Ursachen sind Blastome, Erweichungen, Blutungen, Traumen, Entzündungen.
- Resorptionsstörung: Bei Verlegung des Liquorabflusses
- Neuproduktion: Bei Entzündungen (IgG), vor allem bei akuter eitriger Meningitis (in der 1. entzündlichen Phase, im weiteren Verlauf abnehmend), Tbc-Meningitis, Meningiosis blastomatosa, akuten subarachnoidalen Blutungen.

S C H W A N G E R S C H A F T S T E S T

Immunologischer Test

Prinzip:

Nachweis des von Trophoblasten gebildeten Human-Chorion-Gonadotropin (HCG) im Harn. Dazu verwendet man eine Häm- bzw. Latex-Agglutinationshemmreaktion.

Durchführung:

Zunächst wird Anti-HCG-Serum mit dem Harn vermischt. Ist in ihm HCG enthalten, so werden die Antikörper gebunden. Dann gibt man die Latexpartikelemulsion hinzu. Sind die Antikörper gebunden, so können sie nicht mehr mit den Partikeln agglutinieren und die Emulsion bleibt milchig glatt (= Positiver Agglutinations-Hemmtest). Ist kein HCG im Harn, agglutinieren die Antikörper mit den Partikeln. Die Emulsion wird flockig (= Negativer Test).

Ein positiver Test kann bei Schwangerschaft etwa 3 Wochen nach Konzeption erwartet werden.

Eine früher anzeigende Methode ist die Messung der Basaltemperatur. Eine Verlängerung der hyperthermen Phase über 14 Tage hinaus, läßt bereits ab 16. Tag die Diagnose einer Schwangerschaft mit 97% Zuverlässigkeit zu.

Bei dem hormonalen Schwangerschaftstest wird eine Östrogen-Gestagen-

Kombination oral gegeben. Handelt es sich nur um eine Amenorrhoe, tritt innerhalb von 10 Tagen eine Blutung ein. Das Ausbleiben der Blutung spricht zu 90% für eine Schwangerschaft.

2.3.10 STUHL AUF BLUT

Prinzip:

Der Blutnachweis beruht auf der peroxidatischen Wirkung des Hämoglobins. Beim Kontakt von Hämoglobin mit Wasserstoffperoxid wird von diesem Sauerstoff abgespalten. Dieser kann zu einer Oxidation benutzt werden, die farblich sichtbar gemacht werden kann.
Bei dem verbreiteten Haemoccult®-Test ist ein Filterpapier mit Guajak-Harz imprägniert, das sich bei Oxydation blau färbt. Der Test ist sehr empfindlich. Selbst in Verdünnungen bis 1:5000 ist Blut nachweisbar.

Durchführung:

Auf ein in einem Briefchen steckendes präpariertes Filterpapier werden etwas Faeces gestrichen und das Briefchen verschlossen.
Im Labor öffnet man die Rückseite des Briefchens und gibt Wasserstoffperoxid auf die Rückseite des Filterpapiers. Bei Anwesenheit von Hämoglobin wird dann Sauerstoff frei, der die Blaufärbung hervorruft.
Der Test soll 3x, an 3 verschiedenen Tagen durchgeführt werden.
Er gehört zur Vorsorgeuntersuchung.

Diagnostik:

Siehe unter 1.3.4, S. 140, Blut im Stuhl

URINSEDIMENT

Das Harnsediment wird durch Zentrifugieren von Harn gewonnen. Dazu reicht zunächst entleerter Urin zur Suchmethode in der Routine aus. Bei pathologischem Befund sollte die Untersuchung mit Mittelstrahlurin wiederholt werden. Eine Katheterurinentnahme ist nur bei schwierigen bakteriologischen Fragestellungen indiziert.

Der Harn ist möglichst frisch, höchstens nach 24 Std. im Kühlschrank noch zu verwenden. Zentrifugiert wird etwa 5 Min. bei 1500 - 3000 U/min. Der Überstand wird dekantiert, der Satz mit dem verbleibenden Resttropfen gut aufgeschüttelt. Ein Tropfen davon wird auf einen Objektträger gebracht, mit einem Deckglas abgedeckt und bei einer Vergrößerung von ca. 400fach im Mikroskop betrachtet.

Bei Gesunden dürfen bei etwa 100facher Vergrößerung pro Gesichtsfeld nur zu sehen sein:

Erythrozyten	0 - 2	
Leukozyten	0 - 5	(Männer nur 0 - 1)

Der Addis-Count gestattet eine quantitative Bestimmung der Zellzahl im Urin. Hier werden Harnvolumen und Zeit mit berücksichtigt. Unter Standardbedingungen (Bettruhe) wird über mehrere Stunden exakt Harn gesammelt. Aus einer Probe davon mit bestimmten Volumen (10 ml) wird nach Zentrifugieren 9 ml abpippetiert und aus dem verbleibenden gut aufgerührten Rest der Gehalt an Zellen, Zylindern usw. in einer Zählkammer (Fuchs-Rosenthal) bestimmt und als Ausscheidung pro Tag oder pro Minute umgerechnet angegeben.
Obere Grenzwerte des Normalen sind dabei:

1390 Erythrozyten/Minute
2780 Leukozyten/Minute

Die Zellzählung im Nativharn wird heute wegen des geringeren Arbeitsaufwandes und der Vermeidung von Pipettierfehlern immer mehr bevorzugt. Anstelle des Sediments wird hier frischer Nativharn in der Fuchs-Rosenthal-Kammer ausgezählt.
Zur besseren Sichtbarmachung werden gelegentlich Färbeverfahren für Kernsedimente angewendet. Auch Betrachtungen im Polarisations-

mikroskop (doppelt brechende Substanzen in Form von Malteserkreuzen in Fetttröpfchen, Kristalle) und im Phasenkontrast (kontrastarme Elemente wie hyaline Zylinder) werden vorgenommen.

Bewertung der Sedimentbestandteile

Erythrozyten

Erythrozyturie (oder Hämaturie) findet man häufig bei:

- Glomerulonephritis (akut oder chronisch)
- Tumoren der Nieren und ableitenden Harnwege
- Pyelonephritis (akute)
- Zystennieren
- Kollagenosen (Lupus e.d., Panarteriitis nodosa, Goodpasture-Syndrom, Sklerodermie)
- Nierentuberkulose
- Nephrolithiasis
- Traumen

Weniger häufig findet man Erythrozyturie bei:
Interstitieller Nephritis, chron. Pyelonephritis, Zystitis, Amyloidose der Nieren, maligner Nephrosklerose, hämorrhagischen Diathesen, Prostataadenom, Schockniere, Plasmozytomnieren, Nierenintoxikation.

Selten tritt Erythrozyturie auf bei:
Diabetischer Glomerulosklerose, Arterio-Arteriolosklerose, Hydronephrose, Herzinsuffizienz, starker körperlicher Anstrengung.

Erythrozytenzylinder deuten hin auf eine renale Genese von:

Hämaturien im Verlauf von Glomerulonephritiden und Kollagenosen, seltener auch auf Zystennieren oder Amyloidose der Nieren.

Leukozyturie ist häufig bei:

Akuter und chronischer Pyelonephritis, Nierentuberkulose, Zystitis, Urethritis, Prostatitis. (Die Leukozyten sind fast immer nur Granulozyten der typischen Entzündungszelle).
Weniger häufig bei:

Akuter und chronischer Glomerulonephritis, Kollagenosen

Leukozytenzylinder beweisen eine renale Beteiligung an einer Entzündung, meist eine:

Akute oder chronische Pyelonephritis. (Selten treten sie auch auf bei Glomerulonephritis und Interstitieller Nephritis).

Hyaline Zylinder (eiweißhaltige Substanz) sind häufig bei:

(allen Proteinurien)
Akute und chronische Glomerulonephritis
Akute und chronische Pyelonephritis
Stauungsnieren bei Herzinsuffizienz
Zystennieren, Amyloidose, Plasmozytom, Tbc, Kollagenosen, fieberhaften Infekten.
Nephrotischem Syndrom.

Granulierte Zylinder (aus degenerierten Tubuluszellen) sind häufig bei:

Allen akuten und chronischen entzündlichen Nierenkrankheiten (meist besteht eine Pyelonephritis), Zystennieren, Amyloidose, Tbc, maligne Nephrosklerose, Plasmazytom.

Wachszylinder Treten granulierte Zylinder auf, liegt die Entzündung immer in der Niere. Wachszylinder entstehen aus granulierten Zylindern bei verlangsamten Harnstrom.
Sie zeigen immer eine schwere chronische Nierenerkrankung im fortgeschrittenem Stadium einer Niereninsuffizienz an.

Allgemein bedeuten Zylinder fast stets eine Nierenerkrankung.

Epithelzellen (aus abgeschilfertem Nieren- oder Harnwegsepithel) kommen vor bei:

Glomerulonephritis, Pyelonephritis, Entzündungen, Akutem Nierenversagen. (Ihr diagnostischer Wert ist gering).

Epithelzylinder sind ein seltener Befund. Man beobachtet sie nach Wiedereintritt der Diurese bei ANV (akutem Nierenversagen) bei dem Tubulusnekrosen (ischämisch oder toxisch) aufgetreten sind.

Bence-Jones-Proteinzylinder kommen bei Bence-Jones-Proteinurien im Verlauf eines Plasmozytoms vor, jedoch nur sehr selten.

Bakterien sind mit Vorsicht zu bewerten, wenn man nicht auf Sterilität bei Urinabnahme und Aufbewahrung in Gefäßen geachtet hat.

Trichomonaden sind etwa 2 - 3 mal so groß wie Leukozyten und fallen durch ihre Beweglichkeit auf (4 Geißeln an einem Ende)

Pilze sind an ihren Sprossungen meist leicht zu erkennen. Sie sind besonders häufig in zuckerhaltigen Urinen. Meist kommt ihnen keine besondere Bedeutung zu, mit Ausnahme von Candida albicans, die auf Soor in Vagina, Urethra oder Blase hinweisen.

Schleimfäden finden sich sehr häufig im Urin, besonders nach Abkühlung. Eine pathologische Bedeutung kommt ihnen nicht zu.

Fetttropfen können ebenso wie Fettkörnchenzellen und -zylinder beim nephrotischen Syndrom im Urin enthalten sein. Im polarisierten Licht zeigen sich dann oft die "Malteserkreuze".

Kristalle kommen in vielfältigen, von der chemischen Substanz der Temperatur und dem pH abhängigen, Formen vor. Verglichen mit den anderen Urinbestandteilen ist der Nachweis von Kristallen nur in wenigen Fällen von diagnostischer Bedeutung:

Harnsäurekristalle → Gicht

Leucin- und Tyrosinkristalle: stets pathologisch → schwere Leberparenchymerkrankung

Calciumoxalatkristalle → calciumoxalathaltige Konkremente in der Niere

Neben diesen Kristallen trifft man ebenfalls häufiger an, ohne daß sie jedoch eine Diagnose beweisen:

Urate (Ziegenmehl): bei Fieber oder Gicht

Amorphe Phosphate: → Phosphaturie, tritt auch bei vegetativ Labilen auf.

Tripelphosphate (Sargdeckelkristalle, selten auch in Farnkrautform) finden sich bei Bakteriurie (→ akute Zystitis), da sie bei ammmoniakalischer Gärung entstehen.

Arzneimittel kristallisieren häufig im Urin bei ihrer Ausscheidung

Sehr selten kann man noch viele andere finden, z.B.: Calciumsulfat, -carbonat, Dimagnesiumphosphat, Zystin, Cholesterin, Hippursäure. Auch Bilirubin kann bei deutlichem Ikterus in Form kleiner gelbbrauner Körnchen oder als rhombische Tafeln oder Nadeln auftreten.

Hämoglobin: kann in Form von gelblich-bräunlichen Körnchen, in Zylinder- oder Schollenform gefunden werden.

2.3.12 SEROLOGIE

Zum Nachweis von immunologischen Systemerkrankungen, organspezifischen Autoimmunerkrankungen und Infektionskrankheiten stehen heute für die Diagnostik serologische Methoden zur Verfügung.

Entweder wird dabei mit Hilfe eines bekannten Antiserums ein Antgen bestimmt oder, und das ist meistens der Fall, mit Hilfe eines bekannten Antigens das Vorhandensein eines bestimmten Antikörpers im Serum festgestellt.

Die Antikörper gehören chemisch zu den Globulinen. Man unterteilt sie in 5 Klassen von Immunglobulinen:

	MG	Vorkommen
Ig G	150 000	85% aller Ig, intra- und extrazellulär. Plazentagängig.
Ig M	900 000	Nur intravasal
Ig A	60 000	Blut, Speichel, Tränen, Bronchial-, Magen-, Darmsekrete. Wichtig bei Infektabwehr.
Ig D		Sehr wenig im Serum. Rolle unbekannt.
Ig E		Als Reagine an Mastzellen angelagert setzen sie Histamin und Serotonin frei.

Nicht jeder Antikörper reagiert gleich und ist daher auch nicht mit jeder Methode erfaßbar. Die Methoden erlauben qualitative, semiquantitative (Titer) und quantitative (µg/ml) Messungen.

Die häufigsten Methoden sind:

Immunelektrophorese (Präzipitation)

Prinzip: Antigen und Antikörper bilden beim Zusammentreffen ein unlösliches Präzipitat, das durch Ausfallen sichtbar wird.

Durchführung:

1. Gelpräzipitation (Ouchterlony-Test).
   Auf einer Gelplatte diffundieren Antigen und Antikörper von 2 Seiten aufeinander zu und bilden beim Aufeinandertreffen bogenförmige Schlieren, die für die einzelnen Ig-Klassen typisch sind.
   Die Immunelektrophorese ist eine Screeningmethode, die auch semiquantitative Aussagen (Titer) zuläßt.

   Anwendung:

   - Ig M-Erhöhung bei M. Waldenström.
   - Ig G und Ig A beim Plasmozytom
   - Ig M bei akuter Virushepatitis
   - Ig G (stärker als Ig M und Ig A erhöht) bei chronisch-aggressiver Hepatitis
   - Ig M beim akuten rheumatischen Fieber
   - Ig A (stärker als Ig G erhöht) bei alkohol-toxischer Lebercirrhose
   - Ig A und Ig G erhöht (bei normalem Ig M) bei akuter Glomerulonephritis
   - Ig A und Ig G erniedrigt (Ig M normal) bei Nephrotischem Syndrom

2. Präzipitation im flüssigen Medium
   Durch Röhrchenreihen mit steigenden Antigenmengen ist eine semiquantitative Bestimmung möglich

Agglutination

Prinzip:

Hier werden Antigene, die an Zellstrukturen (Erythrozyten, Leukozyten, Thrombozyten, Spermatozoen) gebunden sind mit Antiserum in Reaktion gebracht. Bei Übereinstimmung wird deren Reaktion durch Agglutination sichtbar.
Das Ergebnis wird als Titer angegeben. Man bezeichnet damit die höchste Serumverdünnung, die gerade noch Agglutination hervorruft.

Anwendung:

- Nachweis von gegen Erythrozyten gerichteten Antikörpern
- Nachweis von Autoantikörpern gegen Leukozyten bei Immunogranulozytopenie.
- Nachweis von Autoantikörpern gegen Thrombozyten bei Immunothrombozytopenie.
- Nachweis von Isoantikörpern gegen Leukozyten und Thrombozyten nach Transfusionen.
- Nachweis von Histokompatibilitätsantigen durch Leukozytenagglutination.
- Nachweis von bakteriellen Antigenen
- Nachweis von Spermaagglutininen bei Azoospermie

Praktische Durchführung:

Latex - Test

Hier werden lösliche Antigene erst an Latexpartikel gebunden. Bei Agglutination wird diese besser sichtbar.

Anwendung:

- Anwendung von Rheumafaktoren
- Nachweis von Autoantikörpern gegen Thyreoglobulin bei Hashiomoto-Thyreoiditis.
- Nachweis von Antikörpern gegen Nukleoprotein bei Lupus erythematodes
- Nachweis des C-reaktiven Proteins bei Entzündungen, Nekrosen, Neoplasien

Antikörperbestimmung nach Widal

Man prüft damit die nach Infektionen einsetzende Antikörperbildung auf ihre Fähigkeit, Bakteriensuspensionen zu agglutinieren.
Man bestimmt Titer in Verdünnungsreihen. Diese Methode ist für Verlaufsbeobachtungen geeignet.

Antistreptolysintiterbestimmung

Nachweis von: Streptokokken-O-Antikörpern

Anwendung bei: Streptokokkeninfekten, Scharlach, rheumatischem Fieber, akuter Glomerulonephritis (AGN).

Prinzip: Steptokokken der Gruppen A, c und G bilden Streptolysin-O, das zur Hämolyse von Erythrozyten führt, falls nicht Antikörper dies verhindern.

Das auf Antikörper zu prüfende Serum wird mit Streptolysin-O in einer geometrischen Verdünnungsreihe inkubiert. Dann werden Erythrozyten hinzugesetzt. Agglutination erfolgt dort, wo die Menge an Streptolysin-O die Menge an Antikörpern übersteigt.

Die genaue Menge des vorhandenen Antistreptolysins wird im Vergleich mit einem Standardserum ermittelt und in IE/ml angegeben. Latex-Test heißt, daß die Antigene an Latexpartikel als Träger adsorptiv gebunden sind (geeignet für Schnell-Verfahren).

<u>Normalwert</u>: Mit ziemlicher Schwankung kann jedes Normalserum eine geringe Menge Antistreptolysin besitzen. Resultate von 100 IE/ml sollte man nach 1 Woche wiederholen, um herauszufinden, ob der Individualtiter so hoch liegt (wäre dann unverändert).

Titer ab 400 IE/ml sind eindeutig positiv (d.h. Streptokokkeninfekt, Scharlach, rheumatisches Fieber oder AGN).

Rheumafaktorbestimmung

Unter Rheumafaktoren versteht man Antikörper, die mit ß-Globulinen spezifisch gegen IgG reagieren. Chemisch sind es Proteine, Makroglobuline, die immunelektrophoretisch in die β_{2M}-Globulinfraktion fallen und sich von den anderen β_2-Globulinen dadurch unterscheiden, daß sie mit γ-Globulin reagieren. Darauf beruhen verschiedene Nachweisverfahren.

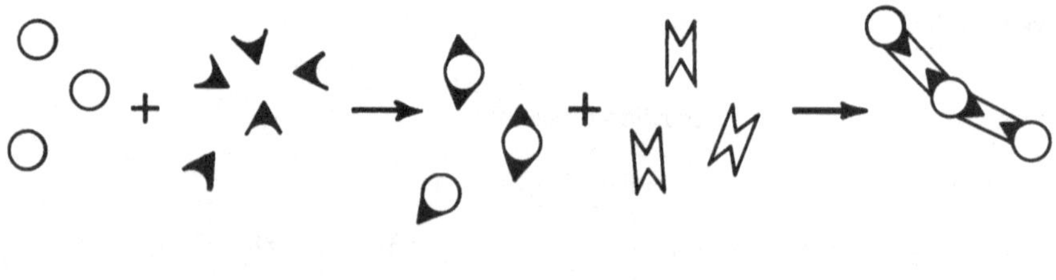

Latex + ß-Globulin → Latex-RF Reagenz + Rheumafaktor = Agglutination

Der Rheumafaktor reagiert besonders gut mit ß-Globulin, wenn dieses an Partikeloberflächen fixiert ist. Dazu verwendet man nach

Waaler und Rose Hammelerythrozytensuspensionen, in einer Variation heute vielfach Latex-Partikel.
Gibt man zu einer käuflichen Latex-RF-Reagenz rheumafaktorhaltiges Serum, so tritt sichtbare Agglutination ein. Man läßt immer ein Kontrollserum mitlaufen, um falsch positive Ergebnisse zu erkennen.

Bewertung:

Bei der chronischen Polyarthritis ist dieser Test in 80% der Fälle positiv. Deshalb wird er dort bevorzugt angewendet. Der Rheumafaktor allein ist jedoch nicht beweisend. Dazu müssen noch 6 weitere von 11 Kriterien vorhanden sein, die folgenden 5 für mindestens 6 Wochen: Steifigkeit am Morgen, Bewegungsschmerz oder Druckdolenz in mindestens einem Gelenk, Schwellung oder Erguß in mindestens einem Gelenk, Schwellung mindestens eines anderen Gelenkes nicht später als 3 Monate nach dem ersten, symmetrische Schwellungen der Phalangealgelenke. Weitere Kriterien sind:
Subkutane Knoten in Gelenknähe, radiologische Veränderungen, pathologische Synovialflüssigkeit, histologische Veränderungen der Synovialmembran und histologische Veränderungen in granulomatösen Knoten.
Bei den Kollagenkrankheiten, z.B. Lupus erythematodes und der Sklerodermie, läßt sich der Rheumafaktor in 35% der Fälle nachweisen.
Falsch positive Resultate kann man vereinzelt finden bei:
Hepatitis, Leberzirrhose, Mononukleose, M. Boeck, Endocarditis lenta, Silikose, Lues, idiopathischer interstitieller Fibrose (Hamman-Rich-Syndrom) und einigen anderen Erkrankungen. Die Häufigkeit falsch positiver Ergebnisse steigt im Alter an.

DD.: Das rheumatische Fieber hat einen hohen Antistreptolysintiter aber keinen positiven Rheumafaktor. Die chronische Polyarthritis hat einen negativen Antistreptolysintiter.

Komplementbindungsreaktion

Mit dieser Methode sind spezifisch Antikörper nachweisbar, die außer der Haftstelle für das Antigen noch eine für das Komplement haben. Serum und Komplement werden miteinander inkubiert und später Hammelerythrozyten als Indikator hinzugefügt. Waren Antigene im Serum, so ist das Komplement gebunden. Es tritt keine Hämolyse der Erythrozyten ein (positiver Test). Waren keine Antigene im

Serum, so ist das Komplement frei und verursacht die Hämolyse der Hammelerythrozyten (negativer Test).

Anwendung:

- Wassermann-Reaktion

BAKTERIOLOGISCHE UND PARASITOLOGISCHE UNTERSUCHUNGSMETHODEN

2.3.13 A N T I B I O G R A M M

Antibiogramm nennt man die Resistenzprüfung einer Bakterienkultur auf Antibiotika und Chemotherapeutika.

Durchführung:

Von einem Abstrich, Sputum oder Urin wird eine Suspension auf einen Agar in einer Petrischale gebracht und inkubiert. Legt man einen Antibiotika-Testring darauf, der aus Fließpapier bestehend verschiedene antibiotische oder chemotherapeutische Substanzen enthält, so entstehen an den Stellen Hemmhöfe, an denen eine Substanz gegen das Wachstum der Bakterien wirksam ist.

2.3.14 B L U T K U L T U R

Bei Endokarditis und allgemein bei Sepsis ist die Anlage von Blutkulturen erforderlich. Es sind stets mehrere, z.B. 5 über den Tag verteilt an 2 - 3 aufeinanderfolgenden Tagen zu nehmen. Außerdem entnimmt man stets Blut für 2 Kulturen (1 aerobe, 1 anaerobe).
Für jede Probe braucht man ungefähr 10 ml frisches Venenblut.
Meist sind Bouillon-Kulturflaschen in Benutzung. Aber es werden auch Agargußplatten verwendet. Bebrütet wird mindestens 5 Tage bei

$37^{0}C$. Die Gußplatten täglich mit Lupe auf Mikrokulturen untersuchen. Aus den Flaschen nach 5 Tagen Prüfung im hängenden Tropfen unter dem Mikroskop, ferner Überimpfung auf Spezial-Nährböden (Blutagar).

Mit der Gruber-Widal-Reaktion untersucht man dann Bakterienaufschwemmungen von Kulturen auf Agglutinine durch Agglutination mit bekannten Bakterienstämmen. Bei Typhusverdacht fängt man 2 ml Blut in 4 ml steriler Rindergalle auf.

2.3.15 MIKROSKOPISCHER DIREKTNACHWEIS

Viele Bakterien lassen sich schon nativ z.B. aus dem Harnsediment oder einem Abstrich erkennen. Zum besseren Erkennen aus einem Blutausstrich wendet man Färbungen an.

Methode:

Für Bakterien verwendet man meistens wäßrige Lösungen basischer Anilinfarbstoffe. Einfache Färbungen sind mit:

- Methylenblau
- Fuchsin

Für Bakterien, die damit nicht anfärbbar sind, verwendet man mehrschrittige Verfahren wie:

- Gramfärbung
- Ziehl-Neelsen-Färbung (Mykobakterien)
- Giemsa-Färbung (Protozoen, Treponemen, Rickettsien)

Die Gramfärbung dient gleichzeitig zur Differenzierung von:

- Grampositiven Keimen: Staphylo-, Strepto-, Pneumokokken, Listerien, Mykobakterien, Sproßpilze (Candida), Korynebakterien
- Gramnegativen Keimen: Gono-, Meningokokken Haemophilus, Pasteurella, E.coli, Klebsiella, Proteus, Pseudomonas, Vibrio

Nachweis im dicken Tropfen:

1 Tropfen Blut auf einen Objektträger auf etwa 1 cm^2 Fläche breit laufen lassen. Nicht fixieren. Nach vollständiger Austrocknung Färbung nach Giemsa. Dadurch wird gleichzeitig hämolysiert. Diese Methode ist einmal eine Anreicherung zum anderen sind die Blutzellen lysiert.
Dieses Verfahren wird vor allem beim Nachweis der Malaria angewendet.

2.3.16 P A R A S I T E N N A C H W E I S

Wurmeiernachweis im Stuhl

Die Diagnose der Wurmkrankheiten stützt sich in erster Linie auf den Nachweis von Wurmeiern im Stuhl und erst in zweiter Linie auf den Nachweis der ausgereiften Würmer, bzw. deren Larven. Für den Nachweis der Wurmeier ist eine mikroskopische Untersuchung erforderlich.
Man verreibt dazu mehrere an verschiedenen Stellen der Faeces entnommene Proben auf einem Objektträger mit physiologischer NaCl-Lösung und streicht dünn aus. Dann deckt man mit einem Deckglas ab und durchmustert bei schwacher Vergrößerung.
Es gibt mehrere Methoden die Wurmeier anzureichern:

Anreicherung nach Telemann

Etwa 5 erbsengroße Faecesproben versetzt man in einem Reagenzglas mit 8 ml 16% HCl, gibt einige Glasperlen hinzu und emulgiert durch kräftiges Schütteln. Dann fügt man das gleiche Volumen Äther hinzu, schüttelt und gießt das ganze durch ein Drahtnetz oder Gaze in ein Zentrifugenglas, zentrifugiert 1 Minute bei 1000 UPM und dekantiert den Überstand. Im Sediment befinden sich neben Zellresten die Wurmeier. Man betrachtet dann wieder Proben unter dem Mikroskop.
Diese Methode eignet sich für alle Wurmeier.

Anreicherung nach Fülleborn

Hier mischt man die Faecesproben tropfenweise mit gesättigter Kochsalzlösung bis zur 20-fachen Menge und läßt das Gemisch stehen. Dabei steigen die Wurmeier wegen ihres geringeren spez. Gew.

nach oben. Nach etwa 30 Minuten entnimmt man mit einer Platinöse Material von der Oberfläche und bringt es auf einen Objektträger.

Mit dieser Methode werden Nematoden- und Hyemnolepsiseier nachgewiesen.

Askariden

Ascaris lumbricoides, die Spülwürmer sind weltweit verbreitet. Die Eier sind 4 Jahre lebensfähig. Die Übertragung erfolgt durch Schmutzinfektion. Nur bei etwa der Hälfte der Befallenen treten abdominelle Beschwerden auf. Die Diagnose erfolgt durch Nachweis der Eier (s.o.). Auch Larven und Würmer selbst kann man im Stuhl finden.

Bandwürmer

Taenia saginata, der Rinderbandwurm, kommt häufiger als Taenia solium, der Schweinebandwurm, vor. Die Infektion erfolgt über nicht gut gekochtes Fleisch. Symptome macht der im Dünndarm wohnende Bandwurm, außer einer Gewichtsabnahme, meist nicht. Die Diagnose erfolgt durch Nachweis von Gliedern im Stuhl.

S P U T U M D I A G N O S T I K

Sputum ist ein inhomogenes Gemisch aus Sekreten der Tracheal- und Brocheal drüsen und den Exsudationsprodukten des gesamten Respirationstraktes. Es ist vermischt mit Speichel und enthält Zellelemente des Bronchialsystems und des Alveolarparenchyms.

Methoden:

1. Ungefärbter Ausstrich

Nach Aufschwemmung in physiologischer NaCl wird eine Eiterflokke mit einer Platinöse entnommen und auf einem Objektträger ausgestrichen. Unter dem Mikroskop kann man dann sehen: Leukozyten, Erythrozyten, Epithelien, Salze, Hefezellen, Pilze u.a.

2. Laugenausstrich

Nach vorsichtiger Erwärmung des Sputums in 10 %iger NaOH oder KOH quellen Pilzelemente und werden dadurch besser sichtbar.

D.: Nachweis von *Actinomyceten*, *Aspergillus*, *Streptomyceten*, *Candida albicans*, *Neocardien*.

Durch Kochen mit diesen Laugen werden alle zelligen Bestandteile zerstört, nicht jedoch elastische Fasern.

D.: Elastische Fasern sind nachweisbar bei Lungengewebszerfall (Abszesse, *Gangrän*, *Kavernen*, *Bronchiektasen*. Elastische Fasern und Tuberkelbakterien im Sputum beweisen eine offene *Tuberkulose*.

3. Gefärbter Ausstrich

Nach Färbung eines Ausstrichs nach 1. mit May-Grünwald erscheinen Eosinophile Granula leuchtend rot.

D.: Eosinophile Zellen sind nachweisbar bei *Asthma Bronchiale*. Im Nativpräparat kann man beim Asthmatiker auch Charcot-Leydensche Kristalle und Curshmannsche Spiralen finden.

4. Nachweis von **Herzfehlerzellen** gelingt mit der Berliner-Blau-Reaktion. Es sind Alveolarepithelien, die Hämoglobin bzw. Abbauprodukte enthalten und hierdurch braungelb pigmentiert erscheinen. Nach der Berliner-Blau-Reaktion (1 Stunde in Petrischale färben, dann blaue Stippchen mit der Öse herausfischen und ausstreichen) erscheinen die Herzfehlerzellen blau.
D.: Hinweis auf Stauungserscheinungen im kleinen Kreislauf.

5. Nachweis von **Tuberkelbakterien** erfolgt mit der Färbung eines Ausstrichs nach Ziehl-Neelsen: Rote Stäbchen auf hellblauem Grund = säurefeste Stäbchen, und/oder durch eine Sputumkultur.
Die Sputumkultur besitzt für den Nachweis einer offenen Tuberkulose eine höhere Empfindlichkeit und eine größere Spezifität. Man überträgt das Material dazu auf Spezial-Nährböden, flüssige oder feste.
Ein weiterer Nachweis für Tuberkulose erfolgt im Tierversuch, bei dem Material auf Meerschweinchen überimpft wird.

Die Sputumkultur für alle nichttuberkulösen Lungenerkrankungen ist nicht so aussagekräftig, vor allem dann nicht, wenn die Erreger auch in der physiologischen Schleimhautflora vorkommen.

6. Zum Nachweis eines Bronchialkarzinoms wird bevorzugt die relativ einfache zytologische Untersuchung mit der Färbung eines Abstriches nach Papanicolaou angewendet.

2.1.18 URINKULTUR

Die Urinkultur gehört heute zur Routinediagnostik bei Verdacht auf Harnwegsinfekt.
Wichtig ist die sorgfältige Gewinnung des Urins. Am genauesten ist die Entnahme von Katheterurin, die jedoch beim Mann auf Schwierigkeiten stößt. Bei der Frau kann die Indikation leichter gestellt werden, jedoch sollte die Entnahme unter strenger Sterilität stattfinden. Mancherorts wird auch die Blasenpunktion gepflegt.

Am meisten verwendet wird jedoch die Verwendung von Mittelstrahlurin, die in allen einfachen Fällen auch ausreicht, vor allem dann, wenn die Patienten die Prozedur sorgfältig ausführen.

Als Nährböden stehen mit Uricult ® und ähnlichen Fabrikaten Fertignährböden zum Eintauchen zur Verfügung, die eine semiquantitative Aussage über die Keimzahl und durch 2 oder 3 verschiedene Nährböden auch eine erste Differenzierung gestatten.
Beurteilt wird die Keimzahl nach einem Schema. Bei 10 000 Keimen wiederholt man den Test. Über 100 000 Keime sieht man als pathologisch an und überimpft eine Kultur mit einer Platinöse auf Spezialnährböden zur weiteren Differenzierung. Man kann auch um Zeit zu sparen auf die genaue Differenzierung verzichten und sofort eine Resistenzprüfung vornehmen (s. 2.3.13, Antibiogramm, S. 402).

2.3.19 D U R S T V E R S U C H

Synonym: Konzentrationsversuch
Er dient als Funktionstest für das gesamte Tubulussystem, weil nur dann die volle Konzentrationsfähigkeit erhalten ist.

Normale Nieren besitzen die Fähigkeit, die Substanzen, die sie im Harn ausscheiden mit einem kleineren oder größeren Flüssigkeitsvolumen zu eliminieren. Das spezifische Gewicht des Plasmas beträgt 1,010. Die Niere kann normalerweise verdünnen bis zu 1,001 und konzentrieren bis 1,040.

Bei Erkrankungen der Nieren bleibt das Verdünnungsvermögen normalerweise länger erhalten als das Konzentrationsvermögen. Man geht daher davon aus, daß eine Niere, die konzentrieren kann, auch verdünnen kann und kann sich daher auf die Prüfung der Konzentration beschränken.

Störungen des Konzentrationsvermögen finden sich bei:
Verminderung des funktionstüchtigen Parenchyms
Hypotonie
Natriummangel
Hypokaliämie
Hypercalcämie
Hypoproteinämie
ADH-Mangel
Nach Infektionen

Bei einseitigen Nierenerkrankungen erschwert die gesunde Niere die Beurteilung, wenn deren normal konzentrierter Harn mit dem unkonzentrierten der kranken Niere zusammenläuft.

Die bekannte Tagesrhythmik der Konzentration wird im Konzentrationsversuch berücksichtigt.

Der Konzentrationsversuch

Man beginnt am günstigsten morgens 8 Uhr nach normalem Frühstück,

zu dem 1 Tasse Tee gegeben werden kann. Danach erhält der Patient nur noch Trockenkost bis zum Ende des Versuchs.
Nach dem Frühstück wird der Patient gewogen.
Alle 2 Stunden wird dann die Blase entleert und die Urinmenge gemessen und das spezifische Gewicht bestimmt. In den 2 konzentriertesten Proben soll die Osmolalität gemessen werden.
Normalerweise soll die Harnmenge abfallen und das spezifische Gewicht bis auf mindestens 1,028 (Osmolalität 900-950) ansteigen.

Sobald ein spezifisches Gewicht von 1,028 erreicht ist, kann der Versuch abgebrochen werden.

Wird diese Konzentration nach 24 Stunden nicht erreicht, kann der Versuch beendet werden. Der Patient ist zur Kontrolle zu wiegen. Er sollte etwa 1 kg abgenommen haben. Die Urinmenge sollte etwa 600 ml betragen (max. 900 ml). Fehlende Gewichtsabnahme und größere Urinmengen lassen auf heimliches Trinken während des Versuchs schließen. Abnahme des Körpergewichts und größere Urinmengen deuten auf ausgeschwemmte latente Ödeme hin.

Zu beachten sind mögliche Fehlerquellen:

Temperatur (Urometer sind auf 15 $^{\circ}$C geeicht)
Glucosegehalt (pro 0,3% Glucosegehalt des Harns ist 0,001 vom Urometermeßwert abzuziehen)
Proteingehalt (pro 3g/1000 ml Protein sind 0,001 abzuziehen)
Kontrastmittel, Diuretika (Sorbit, Mannit), Dextrane und Gelantinederivate führen auch zur Erhöhung des spez. Gewichts. Das muß ebenfalls berücksichtigt werden.

2.3.20 G L U C O S E B E L A S T U N G S T E S T

Indikation:

- Ausschluß eines Diabetes mellitus bei Verdacht
- Nachweis eines subklinischen Diabetes mellitus

Durchführung:

3 Tage kohlenhydratreiche Kost, 12 Stunden nüchtern über Nacht, dann 100 ml Glucose in 400 ml Tee oder Wasser in 5 min. trinken. Blutzuckerbestimmung: nüchtern und 30, 60, 90, 120 min. nach dem ersten Schluck.

Diagnose	Blutzucker mg/100 ml		
	Nüchtern	60 Min.	120 Min.
Normal	< 100	< 160	< 110
Diabetes		> 160	> 120

Abnormale Werte können auch nichtdiabetische Ursachen haben. Bei normalem Nüchternblutzucker: Längeres Fasten, Kachexie, kohlenhydratarme Ernährung, chronische Krankheiten, hohes Alter mit körperlicher Inaktivität, Hypokaliämie, akuter Streß (Fieber, Trauma, Op.), Leberkrankheiten.
Bei erhöhtem Nüchternblutzucker: Aktive Akromegalie, Phäochromozytom, Thyreotoxikose und Cushing (nur bei Prädiabetes, primärer Hyperlipämie).
Schwangerschaft erniedrigt den Nüchternblutzucker, flacht den Gipfel ab aber verzögert den Abfall, so daß der 120 Min.-Wert erhöht ist. Dieses ist normal. Abweichungen von dieser Norm bedeuten ein späteres Manifestationsrisiko.

Grundlagen:

Das Thyreotropin Releasing Hormon (TRH) gelangt aus dem Hypothalamus in den Hypophysenvorderlappen und induziert dort die Synthese und die Sekretion von TSH, das wiederum die Bildung und Sekretion der Schilddrüsenhormone stimuliert. Die Serumkonzentrationen von freiem T3 und T4 regeln die TSH-Ausschüttung in einem direkten Regelkreis. TRH moduliert dieses Regelsystem ohne direkt in die Steuerung einzugreifen.

Methode:

Beim TRH-Stimulationstest wird TRH i.v. (neuerdings auch oral) gegeben und nach 30 Minuten TSH aus dem Serum bestimmt. (Eine TSH-Messung vor TRH-Gabe ist vorausgegangen, um einen Bezugswert zu haben).

Deutung des Ergebnisses:

- TSH steigt nicht an: → hyperthyreote Stoffwechsellage
  (< 1,5 μU/ml) (hohe T3/T4-Serumkonzentrationen bremsen TSH-Ausschüttung)
- TSH steigt um 2-10 μU/ml an: → Euthyreote Stoffwechsellage
- TSH-Anstieg zwischen 10-25 μU/ml: → subklinische Hypothyreose
- TSH-Anstieg über 25 μU/ml: → larvierte oder manifeste primäre Hypothyreose

Indikation:

- Früherkennung einer Störung im Regelkreis Hypophyse - Schilddrüse - Serumkonzentration.
  Das Ausmaß einer Hyperthyreose oder Hypothyreose läßt sich erkennen. Die Diagnose eines autonomen Adenoms ist jedoch ohne Szintigraphie nicht erlaubt.
- Nach Strumaresektion zur Indikation der Schilddrüsenhormonsubstitution (Dosisfestlegung) und zur Rezidivprophylaxe (Kontrolluntersuchungen)

Zu beachten ist:

Verschiedene extrathyreoidalen Erkrankungen und Medikamente können den TRH-Test stören:
Hohes Alter, Hypercortizismus, M. Cushing, Akromegalie, Anorexia nervosa, Endogene Depression, Leberzirrhose, schwere Niereninsuffizienz, Pseudohypoparathyreoidismus, schwere Allgemeinerkrankungen.

D-Thyroxin, L-Dopa, Kortikoide, Acetylsalizylsäure, Bromocriptin, Cyproheptadin, Testosteron.

2.3.22 NIERENFUNKTIONSTEST MIT CLEARANCEVERFAHREN

Prinzip:

Erstes Ziel ist die Bestimmung der glomerulären Filtrationsrate (GFR).
Man benötigt dazu eine Substanz, die:

- im Plasma in optimaler Konzentration ziemlich konstant vorhanden ist
- frei glomerulär filtriert wird
- tubulär nicht sezerniert noch rückresorbiert wird
- chemisch nicht verändert wird
- pharmakologisch indifferent ist.

Diesen Forderungen entsprechen folgende Substanzen:
Inulin, Natriumthiosulfat, EDTA, Vit B12 und,
in bestimmten Breichen der Nierenfunktion, Kreatinin (bei eingeschränkter Nierenfunktion wird Kreatinin auch tubulär sezerniert).

Zweites Ziel wäre die Messung des renalen Plasmaflusses.
Eine dafür geeignete Substanz müßte:

- frei glomerulär filtriert
- tubulär sezerniert
- tubulär nicht rückresorbiert

werden. So eine Substanz ist das PAH.

Methode:

Die Methode beruht auf folgender physikalischen Beziehung:

$$UK \cdot UV = PK \cdot PV$$

UK =	Urinkonzentration	mg/100 ml (z.B. von Kreatinin)
UV =	Urinvolumenfluß	ml/min
PK =	Plasmakonzentration	mg/100 ml
PV =	Plasmavolumenfluß	ml/min (durch die Niere. Bei Kreatinin entspricht das der GFR)

Die GFR errechnet sich damit aus 3 Meßwerten:

$$GFR = \frac{UK \cdot UV}{PK} \text{ ml/min}$$

KREATININCLEARANCE

Wegen seiner ständigen Verfügbarkeit im Plasma bevorzugt man in der Praxis die Kreatininclearance. Sie hat den Vorteil des einfachen Urinsammelns. Bei den anderen Substanzen, die injiziert werden müssen, ist meist eine Katheterisierung zur Urinvolumenmessung erforderlich.

Praktisches Vorgehen:

1. Unter ausreichender Flüssigkeitszufuhr (1,5 Liter am Tag) wird der 24-Stunden-Urin gesammelt. Der Urinfluß sollte nicht unter 1 ml/min liegen und möglichst konstant über die 24 Stunden sein.
2. Entnahme von Venenblut (Genauer: Vor und nach dem Sammeln zur Mittelwertbildung)

   Aus beiden Proben (Urin und Blut) bestimmt man die Kreatininkonzentration.

   Aus dem Gesamturin/24 Std errechnet man den Urinvolumenfluß in ml/min.

   Mit den erhaltenen 3 Werten läßt sich GFR errechnen.

Normalwerte:

Kreatininclearance:	80 - 180 ml/min	
Inulinclearance:	100 - 150 ml/min	(Männer)
	96 - 122 ml/min	(Frauen)
PAH-Clearance:	500 - 800 ml/min	(Männer)
	450 - 750 ml/min	(Frauen)

2.4 Radiologische Diagnostik

Standardverfahren bei den wichtigsten Organen

2.4.1 THORAX

Zum Standard gehört die Aufnahme in 2 Ebenen :
p - a = posterior - anterior und seitlich. Der Patient steht dabei.

HERZ

Wird das Myokard einem chronischen Überdruck ausgesetzt, hypertrophiert es. Dadurch wird es ischämisch und schließlich kontraktionsinsuffizient mit Volumenbelastung als Folge.

Bei einer hohen akuten Druckbelastung des Myokards (z.B. Blutdruckkrise bei Glomerulonephritis, Lungenembolie, plötzlicher Volumenbelastung bei Herzinfarkt oder bei ulceröser Klappenendocarditis) tritt die Myokardinsuffizienz unmittelbar ein.

Bei Lungenstauung oder Lungenödem tritt Myokardinsuffizienz des linken Herzens durch Dekompensation ein.

Druckbelastung des linken Ventrikels

Im Röntgenbild zeigen sich Zeichen einer konzentrischen Hypertrophie:

Allgemein: Dilatation und Verbreiterung des Herzens nach links unten und hinten.

Im einzelnen:

- Verlagerung der Herzspitze nach links unten (Verlängerung der Ausflußbahn)
- Verlängerung und kräftige Rundung des linken Kammerbogens mit verstärkt ausgeprägter Herzbucht
  ("aortale Konfiguration" genannt) [d-v-Bild, dorso-ventral]
- Verlagerung der Dorsalkontur des linken Ventrikels über das Cava-Dreieck nach hinten (Verlängerung der Einflußbahn) [linkes Schrägbild].

Beispiel: Aortenklappenstenose, Hochdruckherz

Volumenbelastung des linken Ventrikels

Neben der Herzform ist die Weite der Aorta (Dilatation) für die Beurteilung des linken Ventrikels wichtig. Eine verstärkt pulsierende Aorta weist auf eine gesteigerte Volumenbelastung des linken Ventrikels hin. Vermehrtes Restblut, Pendelblut oder Shuntblut können die Ursache sein.

Im Röntgenbild:

- Vergrößerung des linken Ventrikels nach links und dorsal
- Vergrößerung des transversalen Herzdurchmessers
- Rechtsrotation des Herzens (Herzspitze dreht nach ventral).

Beispiel: Aortenklappeninsuffizienz

Kontraktionsinsuffizienz des linken Ventrikels

Wenn man bei einer aortalen Konfiguration eine vermehrte Zeichnung der Lungengefäße erkennen kann, so deutet das auf eine muskuläre Kontraktionsinsuffizienz des linken Ventrikels hin. Es liegt dann eine myogene Dilation vor.
DD.: Lungenstauung anderer Genese

Druck- und Volumenbelastung des rechten Ventrikels

Der rechte Ventrikel, der zum größten Teil an der rechten Vorderfläche des Herzens liegt, dehnt sich bei seiner Vergrößerung nach oben aus. Dadurch wird die Pulmonalarterie nach kranial in die Herzbucht hineingeschoben. Außerdem dehnt sich der Ventrikel bei seiner Vergrößerung nach links aus. Das kann bis zur linken Randständigkeit gehen. Dabei erfolgt auch eine Rotation des Herzens nach links, wodurch der linke Ventrikel weitgehend an die linke Herzhinterhälfte verlagert wird. Die Mehrarbeit, die der rechte Ventrikel bei Druck- und Volumenbelastung leisten muß, führt meist zu einer Dilatation der zentralen Lungenarterien, die bei einer ausgrägten Volumenbelastung verstärkt pulsieren (Hilustanz).

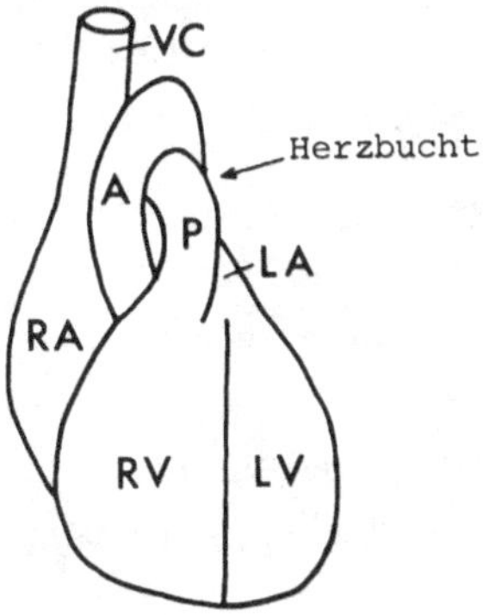

dorso-ventrale Ansicht
(normale Konfiguration)

Beispiele für Druckbelastung:	chronische pulmonale Hypertension Pulmonalklappenstenose
Beispiele für Volumenbelastung:	Rechtsinsuffizienz bei chronischer pulmonaler Hypertension, Shuntvitium (z.B. Vorhofseptumdefekt)

Erworbene Klappenfehler

Aortenklappenfehler

Auch Aortenklappenfehler und Hypertonie im großen Kreislauf können zu einer Vergrößerung des linken Ventrikels (Dilation und Hypertrophie) führen.
Ist nur der linke Ventrikel vergrößert, so ergibt sich die sogenannte "aortale Konfiguration" (Verbreiterung des Herzens nach links und konkave Herzbucht).

DD.: Offener Ductus arteriosus, der auch die verstärkten Pulsationen der Aorteninsuffizienz an allen Aortenabschnitten zeigt. Bei ihm fehlt jedoch die aortale Konfiguration.

Mitralklappenfehler

Am häufigsten ist die Stenose, häufig sind nicht kombinierte Fehler, selten ist die alleinige Insuffizienz. Die röntgenologische Differenzierung zwischen den einzelnen Fehlern ist exakt nicht möglich.

Gemeinsam ist allen Fehlern:

- Vergrößerung des linken Vorhofs. Dadurch Verlagerung des Ösophagus nach hinten (Di.: Kontrastmitteluntersuchung des Ösophagus im linken Seitenbild)
- Vergrößerung des rechten Ventrikels nach oben (besonders bei der Mitral-Stenose. Dadurch wird die Herzbucht durch die Pulmonalarterie ausgefüllt. Man nennt diese Konfiguration insgesamt:
  "stehende Eiform", die dann typisch für Mitralfehler ist, wenn gleichzeitig eine Vergrößerung des linken Vorhofs nachweisbar ist.
- Bei Mitralinsuffizienz sind der linke und meist auch der rechte Ventrikel vergrößert.

Lungenstauung (typisch für Mitralfehler): unscharfe Hilusverbreiterung, verstärkte netzartige periphere Lungenzeichnung, diffuse Trübung beider Lungen.

Aorta: schmal und abgeschwächte Pulsationen (infolge des verminderten Schlagvolumens).

Trikuspidalklappenfehler

Sowohl bei der Stenose als auch bei der Insuffizienz wird der rechte Vorhof vergrößert.
Meist sind Trikuspidalfehler mit Mitralfehlern kombiniert.

Angebornene Herzfehler

Einteilung:

Anatomisch: Fehler ohne Zyanose
Fehler mit Zyanose

Röntgenologisch: Fehler mit vermehrtem Lungendurchfluß
Fehler ohne vermehrten Lungendurchfluß

Vermehrte Lungengefäßzeichnung

(erweiterte zentrale Lungenarterien, oft mit Eigenpulsation) zeigen:

a. Vitien ohne Zyanose

1. VSD mit pulmonaler arterieller Hypertonie
2. Transposition der großen Gefäße (TGA)
3. Echter Truncus arteriosus

Verminderte Lungengefäßzeichnung

(enge zentrale Lungenarterien, helle Lungenperipherie) zeigen:

a. Vitien ohne Zyanose

1. Isolierte Pulmonalstenose
2. Ebstein-Anomalie der Trikuspidalklappen ohne ASD

b. Vitien mit Zyanose

1. Fallot-Tetralogie
2. Fallot-Trilogie
3. Pseudotruncus arteriosus
4. Trikuspidalatresie

5. Transposition der großen Gefäße
6. Ebstein-Anomalie der Trikuspidalklappen mit ASD

Differentialdiagnostisch wichtig ist auch die Weite der Aorta.

Erweiterte Aorta kommt vor bei:

1. Fallot-Tetralogie,
2. Pseudotruncus arteriosus,
3. Trikuspidalatresie,
4. offener Ductus arteriosus,
5. hoher und großer Ventrikelseptumdefekt,
6. echter Truncus arteriosus,
7. Isthmusstenose der Aorta (A. ascendens und arcus sind nur dilatiert)
8. valvuläre Aortenstenose (poststenotische Dilatation der A. ascendens).

Enge Aorta kommt vor bei:

1. Vorhofseptumdefekt
2. Lutembacher-Syndrom
3. falsche Einmündung von Lungenvenen in den rechten Vorhof.

Im einzelnen sind die röntgenologischen Zeichen:

Vorhofseptumdefekt (ASD):

1. Herz meist nach links verbreitert mit ausgefüllter Herzbucht durch vergrößerten rechten Ventrikel, der links randständig wird. Leichte Verbreiterung nach rechts durch vergrößerten rechten Vorhof.
2. Vorwölbung des Herzens nach vorn oben (linkes Seitenbild) durch den dilatierten Ausflußtrakt des rechten Ventrikels.
3. Hochgradige Dilatation der Pulmonalarterie und ihrer Äste mit verstärkter Pulsation ("Hilustanz"). Keine Lungenstauung.
4. Enge Aorta mit verminderten Pulsationen

Lutembacher Syndrom:

Vorhofseptumdefekt und Mitralstenose in Kombination

Ventrikelseptumdefekt (VSD):

1. Herz nach links verbreitert (nur bei großem Defekt).
2. Truncus pulmonalis erweitert (nur bei großem Defekt mit Links-Rechts-Shunt) mit Pulsationen.
3. Linker Vorhof manchmal leicht vergrößert.

Die Aorta ist unauffällig.

Offener Ductus arteriosus Botalli

Blut fließt von der Aorta in den Truncus pulmonalis
→ Volumenbelastung des linken Vorhofs und Ventrikels und der Lungenstrombahn, sekundär auch des rechten Ventrikels.

1. Herz nach links verbreitert durch vergrößerten linken Ventrikel. Herzbucht ganz ausgefüllt.
2. Linker Vorhof leicht vergrößert.
3. Vermehrte Lungengefäßzeichnung.
4. Erweiterte Aorta mit verstärkten Pulsationen bis zum DAB.

LUNGE

Grundformen der röntgenologisch sichtbaren Lungenveränderungen sind:

- Verschattung
- Aufhellung
- Verlagerung

Verschattung (auf dem Positiv) entsteht durch herabgesetzte Strahlentransparenz. Ursachen dafür können sein:

- Verminderter Luftgehalt der Alveolen (Atelektase, Pneumonie, Tumor)

  Flächige Verschattung: Atelektase, Pneumonie, Ödem, fleckige: Tumor, miliare: Tbc, Silikose, Boek.

- Volumenzunahme des Interstitium (Ödem, Entzündung, Fibrose)
- Pleuraerguß
- Vergrößerung der Gefäßkaliber (Lungenstauung, vermehrtes Durchflußvolumen bei Shuntvitien)

Aufhellung entsteht durch verstärkte Strahlentransparenz.

Ursachen:

- Vermehrter Luftgehalt ohne und mit Obliteration der kleinen Gefäße (exspiratorische Bronchusventilstenose, Lungenemphysem),
- arterieller Gefäßverschluß (Lungenembolie)
- Engstellung der peripheren Arterienäste (pulmonale Hypertension)

Verlagerung

Ursachen:

- Erguß (Ergüsse machen eine Verschattung)
- Tumor
- Hilusvergrößerung (vergrößerte Lymphknoten, erweiterte Gefäße)
- Vergrößerung anderer Organe

Vermehrter Lungendurchfluß

Röntgenologische Zeichen sind:

- Erweiterte A. pulmonalis (betontes Pulmonalsegment) und ihre Äste sowie der Lungenvenen: scharfe Gefäßkonturen, fehlende Kalibersprünge bei den Arterien.
- Verstärkte Eigenpulsationen der Lungenarterienstämme (nicht bei Shuntumkehr und gekreuztem Shunt)
- Volumenbelastung des rechten Ventrikels

Ursachen: Shuntvitium

Verminderter Lungendurchfluß

Röntgenologische Zeichen:

- Periphere Gefäßzeichnung vermindert bis aufgehoben.
- Sprunghafter Kalibersprung (Reduzierung) zur Peripherie hin,
- Trübung mit Intensitätsabnahme zur Peripherie hin (durch Begleitödem),

Ursachen: Pulmonalsklerose, chronische pulmonale Hypertension, Lungenembolie, Lungenstauung.

DD.:

Lungenstauung

- Verbreiterung der Venen- und Arterienkaliber, dadurch verstärkte Gefäßzeichnung (bis in die Lungenperipherie oder bei zentraler Stauung nur im Lungenkern)
- Vergrößerte Hili
- unscharfe Gefäßstrukturen
- interstitielles Begleitödem

Chronische pulmonale Hypertension, Pulmonalsklerose

- Verminderung der peripheren Gefäßzeichnung (durch spastische Engstellung der kleinen Arterien)
- Kaliberverbreiterung der A. pulmonalis und deren Hauptästen
- Sprunghafte Reduktion der Arterienkaliber zur Peripherie hin.
- Rechtsherzvergrößerung

Shuntvitium

- Kaliberverbreiterung von Arterien und Venen bis weit in die Peripherie
- scharfe Gefäßkonturen
- keine Kalibersprünge
- Eigenpulsationen der Lungenarterienstämme
- Rechtsherzvergrößerung

Umschriebene Perfusionsstörungen

Ursachen: Embolie, Infarkt

Ein typisches Röntgenbild des Lungeninfarktes gibt es nicht. Es zeigen sich vielmehr die unterschiedlichsten Formen vom runden, scharf begrenzten Herd bis zur unscharfen Trübungszone und nur selten ein keilförmiger Schatten, wie im anatomischen Präparat. Lokalisation ist vorwiegend in Unterlappen.
Bei jeder flächenhaften Verschattung, die mit einer Stauungslunge, Herzverbreiterung oder Mitralfehler kombiniert ist, muß immer ein Lungeninfarkt diskutiert werden.

Belüftungsstörungen

Ursachen:

- Obturationsatelektase durch Verlegung des Bronchiallumens zentral z.B. durch ein Bronchial-Ca (häufigste Ursache beim Erwachsenen), Fremdkörper oder Bronchus-Tbc oder einen extrabronchialen Prozeß, Lymphknoten, Mediastinaltumoren) oder peripher durch entzündliche Exsudate oder Schleim
- Kontraktionsatelektase bei schrumpfenden chronischen Lungenprozessen (Tbc, chronische Pneumonie)
- Kompressionsatelektase (Pneumothorax oder Pleuraerguß drücken die Luft aus den Alveolen)

Röntgenologische Zeichen:

Die Atelektase wird als homogener und flächenhafter Schatten sichtbar.

DD.: Zur Infiltration ist die Volumenverkleinerung des atelektatischen Lungenlappens differentialdiagnostisch abzuwägen. Es ist bei einer Obturationsatelektase immer nach einem Bronchial-Ca zu fahnden, am besten durch Schichtaufnahmen (Tomographie).

Intraalveoläre Lungenerkrankungen

Pneumonie

Röntgenologische Zeichen sind:

flächenhafte Verschattung, meist lappenbegrenzt, durch Exsudation (nur bei primären Pneumonien durch Bakterien, Viren, Rickettsien, Bruzellosen, Spirochäten, Pilze, Allergien und die Pneumonien durch Bronchusstenose).

Unspezifische röntgenologische Zeichen: mehr- oder weniger flächenhaft oder herdförmig multipel, aber fast immer inhomogen und nicht lappenbegrenzt bei allen anderen Pneumonien.

Oedem

Das alveoläre Oedem ergibt grobfleckige Herdschatten über beide Lungen verteilt, die im weiteren Verlauf zu großen Flächenschatten konfluieren. Die Spitzen bleiben im allgemeinen frei.

Interstitielle Lungenerkrankungen

Oedem

Das interstitielle Oedem zeigt mehr diffuse Verschleierung oder Eintrübung und verwaschene Gefäßkonturen.

Fibrose

Vorwiegend streifige Verschattungen

DD.: Bei Silikose oder Boeck beidseits symmetrisch ausgeprägt, bei Zirrhose häufig nur 1 Lappen befallen.

Pleuraerguß

Röntgenologische Zeichen:

- Flächenhafte Verschattung (durch die Flüssigkeit im Pleuraspalt) deren Intensität durch die Schichtdicke des Ergusses und die Ausdehnung von der Ausdehnung des Ergusses abhängig ist. Die gesamte Lunge kann verschattet sein.

DD.: Totale Atelektase, bei der aber die Mediastinalorgane nicht wie beim Erguß verdrängt sondern in die verschattete Seite gezogen sind.
Pleuraschwarte: fleckige Verschattung, Verkalkung.

A B D O M E N

Zum Standard gehört hier die Abdomen-Übersichtsaufnahme, auch Abdomen-Leeraufnahme genannt, da sie ohne Kontrastmittelfüllung erfolgt. Sie wird p - a im Stehen durchgeführt.
Die Abdomen-Leeraufnahme ist die erste diagnostische Maßnahme bei Verdacht auf Ileus. Es zeigen sich dann geblähte Darmschlingen mit den charakteristischen Spiegeln. (s.S. 429)

2.4.3 G A S T R O I N T E S T I N A L T R A K T

Die radiologischen Standarduntersuchungen im Gastrointestinaltrakt werden mit Kontrastmitteln (meist Bariumsulfat) durchgeführt.

ÖSOPHAGUS

Da sich der Ösophagus im Röntgenbild normalerweise nicht darstellt, muß man Kontrastmittel (KM) verwenden, meistens werden Bariumsulfat-Breischlucke durchgeführt. Der Patient liegt dabei am besten, weil dann das KM langsamer läuft. Auch ist eine schräge Stellung zur Abhebung von der Wirbelsäule angebracht. Zur Übersicht ist hier anfangs die Durchleuchtung angezeigt, wobei man beurteilt:

- Konturen
- Faltenverlauf
- Weite
- Passage

Wichtige Befunde, wie Stenosen, werden dann mit einer Aufnahme dokumentiert.

Die wichtigsten Ursachen der röntgenologisch nachweisbaren Stenosen sind:

- Carcinom des Ösophagus ist die wichtigste (wenn auch nicht die häufigste) Ursache. Ferner Ca des Hypopharynx, des Kehlkopfes, der Schilddrüse.
- Angeborene Stenosen (Fehlbildungen, Atresien)
- Lymphknotenvergrößerungen
- Varizen
- Hiatusstenose
- Achalasie → Reflux → Stenose
- Aortenaneurysma

MAGEN - DUODENUM

Bei Verdacht auf Magen-Duodenalerkrankungen sind folgende röntgenologischen Maßnahmen notwendig:

- Thorax-Übersicht

• Abdomen-Übersicht (Leeraufnahme)

• Kontrastmitteluntersuchungen (→ Ausgußbilder der Wand)

  • Reliefdarstellung mit kleiner Kontrastmittelmenge und Drehen des Patienten zur Wiedergabe von benignen und malignen Ulcerationen und deren Umgebung, zur Beurteilung des Faltenreliefs (Faltenabbrüche bei Tumoren, Füllungsdefekte bei submucösen Varizen oder Tumoren).

  Ulcusnische: Schleimhautfalten ziehen radiär zur Nische hin, (beim Tumor nicht).

  Unregelmäßig begrenzte Nischenkontur deutet auf maligne entartetes Ulcus hin.

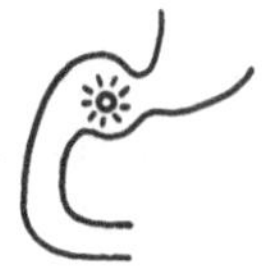

Ulcus duodeni

  • Prallfüllung zur Beurteilung der Konturen und zur Überprüfung der Wandverhältnisse (Rigidität, Dehnbarkeit)

Durchleuchtung mit Breischluck

Doppelkontrast: Bariumbrei zur Erzielung eines Wandbeschlags, dann Gasfüllung zur Entfaltung des Hohlorgans.

Hypotone Duodenographie: Nach Ausschaltung der Peristaltik mit einem Spasmolytikums wird das Duodenum über orale Schlauchsonde mit KM prall gefüllt. Danach Luftinsufflation zum Doppelkontrast.

Röntgendiagnostische Kriterien der gutartigen Magen- und Duodenalerkrankungen:

Ulcus

Ulcusnische: KM füllt die Nische, d.h., einen Wanddefekt aus (= positiver Defekt)

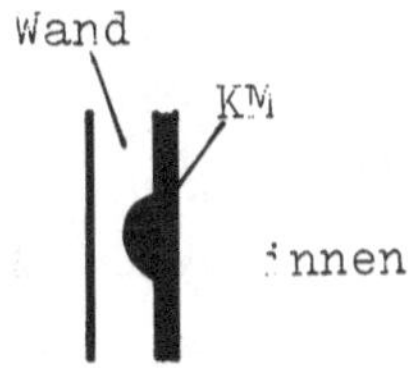

Bei Abheilung des Ulcus kommt es häufig zu narbiger Schrumpfung des Bulbus mit oft bogenförmiger Einziehung an der dem Ulcus gegenüberliegenden Seite zu sogenannten Faltensternen und Pseudotaschenbildungen (Schmetterlingsbulbus)

Polypen

Scharf begrenzte rundliche Füllungsdefekte (bes. bei Prallfüllung), d.h., KM-Aussparungen, evtl. mit Stiel.

Carcinom

Lo.: Im Magen, 50% in der Pars pylorica ventriculi

3 Typen:

- ulzerierend
- exophytisch-polypös
- infiltrierend

Röntgenologische Zeichen:

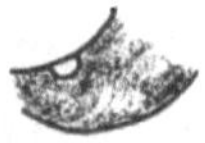

- Füllungsdefekt (KM-Aussparung = negativer Defekt)
- Wandstarre
- lokale Faltenreliefveränderungen
- bei ulzerierenden Formen auch die Nische. Die karzinombedingte Nische liegt innerhalb der Magenkontur. Dazu kommen Wandstarre und Faltenveränderungen (DD zum benignen Ulcus).

Möglichkeiten und Grenzen der Röntgendiagnostik

Eine sichere Diagnose für Carcinom bringt erst die Histologie. Endoskopie und Biopsie sind daher notwenige Folgemaßnahmen nach einem Röntgenbefund.
Die Pharmakoradiographie verwendet tonussteigernde Mittel (z.B. Paspertin i.v.) um die Peristaltik anzuregen Die unmittelbar darauf folgende Röntgenuntersuchung macht Stellen fehlender Peristaltik sichtbar, die immer ein Zeichen für Malignität sind.

DÜNNDARM

Fraktionierte Dünndarmdarstellung
Für die Beurteilung des Dünndarms muß man eine möglichst gleichmäßige Verteilung des Kontrastmittels über den gesamten Dünndarm erreichen. Das erzielt man durch in Abständen (alle 5-10 Minuten) schluckweise Gabe des Bariumbreis.

Durch Palpation kann man jede Schlinge darstellen

Man kann dem Brei auch einen Beschleuniger (z.B. Sorbit) zusetzen und die Untersuchungszeit dadurch beträchtlich abkürzen.

Indikation:

Tumoren, Stenosen, Dilatation, Reliefzerstörungen und -aussparungen, regionale Enteritis (Ileitis terminalis).

Aussagekraft:

Bei der Röntgenuntersuchung liegt das Hauptaugenmerk auf der Suche nach organischen Veränderungen. Funktionelle Störungen kann man wegen Vielgestaltigkeit und Flüchtigkeit schlecht beurteilen.

DICKDARM

Röntgenologische Möglichkeiten

- *Kontrastmitteleinlauf* (KE)
  wird insbesondere bei der Tumorsuche angewendet, weil sich morphologische Veränderungen nur mit einem Kontrastmittel nachweisen lassen. Zur Vorbereitung ist eine Entleerung des Dickdarms notwendig. Das Kontrastmittel (Bariumsulfat) wird dem Patienten in Rücken- oder Bauchlage als körperwarmer Einlauf langsam zugeführt. Der Kontrastmittelbehälter steht dazu am besten nur 40 cm über dem Durchleuchtungstisch, damit kein zu hoher Druck erzeugt wird. Bei langsamer fraktionierter Applikation kann man das Kolon so bis zum Zökum auffüllen.

- *Doppelkontrastmethode*
  Sie schließt sich meist an den KE an. Dazu wird der Darm mit Luft gefüllt. Man kann jedoch auch von Anfang an mit Doppelkontrast arbeiten, weil sich im Beschlagbild kleinere Wandveränderungen (kleinere Tumoren oder Polypen) besser darstellen.

Die perorale Kontrastmitteluntersuchung wird für das Kolon nur ausnahmsweise angewendet, z.B. zur Beobachtung der Dickdarmfunktion bei Obstipationstypen.

Zur Darstellung von Polypen und Divertikeln wendet man nach einer sehr gründlichen Darmreinigung die Doppelkontrastmethode und die Schleimhautaufnahme (Kontrastmitteleinlauf mit Tanninzusatz) an.

Entzündliche und neoplastische Dickdarmerkrankungen

Beim Dickdarm-Ca findet man in folgender zeitlicher Reihenfolge:

Faltenabbruch
wandständige Füllungsdefekte
Stenose

Bei der Doppelkontrastmethode sieht man die Wandkontur unterbrochen und den Tumor in das Darmlumen vorgewölbt (Schüssel-, oder Blumenkohlform). Bei der Prallfüllung würde man ihn nur im Profil erkennen.
Bei Stenosen muß man versuchen sie aufzuweiten. Echte Stenosen bleiben starr. Meist ist der Darmabschnitt davor dilatiert.

Bei Entzündungen sind ebenfalls oft lokale Stenosen und Konturaussparungen nachweisbar, die nicht immer sicher von Tumorstenosen zu unterscheiden sind. Dies gilt besonders für die divertikulitische Sigmastenose. Die Kolitis ist röntgenologisch sicher nur im fortgeschrittenen Stadium zu erkennen. Im Frühstadium kann man aus breiten querverlaufenden Wülsten mit Randzacken auf Spasmen, Hypermotilität und Schleimhautdeformierungen schließen. In späteren Stadien stellen sich spiculae (ausgefranste Konturen) und bei großen Geschwüren Doppelkonturen dar. Im akuten Stadium sind die Schleimhautfalten durch ein Ödem verdickt, im chronischen Stadium schrumpft das Darmlumen, jedoch stenosiert es nicht so eng wie beim Carcinom. Dagegen kann die Schrumpfung des Lumens über größere Längen erfolgen. Ein über längere Strecken enges Lumen mit aufgehobener Haustrierung, unregelmäßigen Konturen und fehlendem Schleimhautrelief deutet daher auf einen entzündlichen Prozeß hin. Nach der Breientleerung fällt im entzündlichen Bereich das völlige Fehlen eines Schleimhautbelages auf (wie ausradiert).

Röntgendiagnostik und Endoskopie

Zur Sicherung der Diagnose eines Röntgenbefundes ist die Endoskopie in vielen Fällen angezeigt. Besonders ist dies beim Carcinom erforderlich, dessen Diagnose erst nach Biopsie (PE = Probeentnahme) und Hitologie gesichert ist.
Auch ist die Lokalisation der Tumoren von Bedeutung. Während im Colon ascendens, transversum und descendens Tumoren durch den Füllungsdefekt oder durch die Stenose röntgenologisch leicht zu

erkennen sind, kann ihr Nachweis im Sigma schwierig werden. Dies ist durch die Projektion des Sigmas bedingt. Dazu kommt, daß durch das häufige Vorkommen von Divertikeln im Sigma, Die Trennung einer divertikulitischen Stenose von einer Tumorstenose dort besonders schwierig ist. Carcinome sind besonders häufig im Rektum-Sigmabereich (60%), besonders dort auch am Übergang vom Rektum zum Sigma. Im Analbereich bis etwa 10 cm oberhalb des Analringes läßt die Röntgenuntersuchung bei Tumoren auch oft im Stich.

Im Rektum-Sigma-Bereich ist die Endoskopie wegen der guten Zugängigkeit auch einfach durchführbar. Zudem ist ihre Indikation leicht zu stellen, die zur Röntgenuntersuchung des Dickdarms hingegen wegen der Strahlenbelastung streng zu stellen, besonders im zeugungsfähigen Alter. Kontraindiziert ist die Röntgenuntersuchung in den ersten 3 Monaten der Schwangerschaft.
Im Endbereich des Darmes bis einschließlich des Sigmas liegen die Vorteile also klar bei der Endoskopie, im Colon hat die Doppelkontrastmethode Vorteile.

ILEUS, MAGENDARMPERFORATION

Bei Verdacht auf Ileus ist die wichtigste erst diagnostische Maßnahme die Abdomem-Leeraufnahme, möglichst am stehenden Patienten.

Man sieht beim Ileus als typisches Röntgenzeichen die lufthaltige, geblähte Schlinge mit Flüssigkeitsspiegel. Man kann röntgenologisch auch oft schon den mechanischen (organische Stenose) vom dynamischen (paralytischen) Ileus unterscheiden. Bei der organischen Stenose ist nur der Abschnitt proximal von der Stenose gebläht. Beim paralytischen Ileus sind alle Dünndarmabschnitte befallen und folglich in allen Sektoren geblähte Schlingen mit Flüssigkeitsspiegeln nachweisbar. Zudem fehlen die Schleimhautfalten.

Wichtig ist die Zuordnung der geblähten Darmschlingen zum Dünn- oder Dickdarm. Beim Dünndarmileus sieht man einen "leeren Rahmen", weil das Colon entleert ist.

Eine retrograde Kontrastfüllung wird bei Verdacht auf einen mechanischen Dickdarmileus an die Leeraufnahme angeschlossen. Sie ist sogar im akuten Ileusstadium durchführbar, die perorale jedoch nicht. Man kann damit die Lokalisation der Stenose und evtl. auch die Ursache (z.B. Karzinom) feststellen.

Bei der freien Perforation zeigen sich Luftsicheln unter den Zwerchfellkuppeln (Pneumoperitoneum).

2.4.4 GALLENBLASE UND GALLENWEGE

Röntgenologische Möglichkeiten

1. Leeraufnahme
   Die Gallenblase ist auf der Leeraufnahme gewöhnlich nicht sichtbar, wohl aber kalkhaltige Konkremente oder eine Porzellangallenblase (Verkalkung der Gallenblasenwand).

2. Cholecystographie
   Kontrastmittelfüllung oral oder i.v. mit jodierten Substanzen (Biligrafin, Bilivistan). Das Prinzip beruht darauf, daß die einen Kontrastschatten liefernde jodierte Substanz von der Leber mit der Galle ausgeschieden wird. Dadurch werden die Gallenwege sichtbar und z.B. Stenosen im Ductus choledochus oder Ductus hepaticus oder nicht schattengebende Konkremente (das ist die Mehrzahl in den Gallenwegen) zeichnen sich als Füllungsdefekte ab.

3. Intraoperative Cholangiographie
   Sie wird heute im Verlauf von Cholecystektomien regelmäßig durchgeführt, wenn der Verdacht auf ein Konkrement oder eine Stenose im Ductus choledochus oder hepaticus besteht.

2.4.5 NIERE UND UROGENITALTRAKT

Zur radiologischen Diagnose von Niere und ableitenden Harnwegen wendet man an:

- Abdomen-Leeraufnahme
- Ausscheidungs-Urographie (Infusions- oder i.v.-)
- Tomographie (mit und ohne Kontrastmittel)
- Retrograde Pyelographie und Refluxmessung
- Renovasographie
- Isotopennephrogramm
- Szintigraphie

Auf der Leeraufnahme wird beurteilt:

- Nierenkontur
- Psoasrandschatten
- Verkalkungen

Im Urogramm (Aufnahmen nach 10, 20, 30 Minuten) werden beurteilt:

- Form der Nierenkelche (zart, plump, scharf, alle vorhanden?) Bei einer Entzündung werden die Kelchenden unscharf bis zur völligen Auflösung. Bei einer Pyelonephritis treten narbige Schrumpfungen über dem betroffenen Kelchabschnitt hinzu. Bei einer Nierenstauung verplumpen die Kelche.
- Form des Nierenbeckens
- Ableitende Harnwege beidseits dargestellt? Dilatationen?
- Konkremente?
- Blasenfüllung gleichmäßig?

Bei Verdacht auf Nierenarterienstenose (z.B. bei Hypertonie) ist ein Frühurogramm angezeigt. Damit ist eine Röntgenaufnahme gleich im Anschluß an die KM-Infusion gemeint.
Ein Späturogramm fertigt man an, wenn eine Nierenseite nicht oder nur schwach ausgeschieden hat.
Bei Verdacht auf Senkniere (Nephroptose) und evtl. Harnleiterabknickung wird eine Aufnahme im Liegen im Vergleich zur Stehaufnahme gemacht.

Hämaturie ist ein Symptom vieler Nierenerkrankungen (meistens bei Entzündungen, jedoch auch bei Tumoren, Steinen, Tbc, Prostatahypertrophie u.a.). Zur Abklärung ist als röntgendiagnostische Maßnahme ein i.v.-Urogramm angezeigt.

2.4.6 A N G I O G R A P H I E

Allgemeine differentialdiagnostische Kriterien:

Gutartige Tumoren zeigen eine Verdrängung
Bösartige Tumoren zeigen eine Hypervaskularisierung

COELIACOGRAPHIE

Def.: Angiographie bei der das Kontrastmittel selektiv in den Truncus coeliacus injiziert wird. Dadurch erzielt man eine Arteriographie von Leber, Milz, Magen und Duodenum. Es ist die Untersuchungsmethode der Wahl bei der Diagnostik vaskulärer Prozesse.

Die wichtigsten mit der Coeliacographie zu diagnostizierenden Krankheiten sind:

- arterielle Verschlüsse
- Aneurysmen
- arterio-venöse Kurzschlüsse
- Nach Trauma: Gefäßabbrüche, Kontrastmittelaustritt in das Parenchym
- Bei Ruptur, Hämatom: Arterienverdrängungen
- Gutartige raumfordernde Prozesse (Adenom, Granulom, Fibrom, Cyste, Abszeß)
  → Gefäßverdrängungen und Parenchymdefekte.
- bösartige Tumoren → Hypervaskularisation, pathologische Gefäßformationen, Arterienokklusionen, arteriovenöse Shunts, Kontrastmitteldeponierungen, frühzeitige Venenfüllungen. Vaskularisierte Geschwülste ab 1 cm Durchmesser können so nachgewiesen werden.
- Echinococcus cysticus → bogenförmige Arteriendistensionen
- Echinococcus alveolaris → multiple Gefäßverschlüsse (DD zu Malignom ist schwierig)

- Milzinfarkt, Aneurysmen, Fisteln, Blutungen, Tumoren
- Milzvergrößerung: Stauung, Infektion → gefäßreiche Splenomegalie.
  Fibrose, M. Banti, Myelofibrose → gefäßarme
- Magen-Darm: Nachweis und Lokalisation unklarer intestinaler Blutungen.

In der Diagnostik von primären Tumoren hat die Leberarteriographie den Vorrang, zum Nachweis von Metastasen die Szintigraphie.
Zur Beurteilung des Pfortaderkreislaufs wird die selektive Splenoportographie angewendet.

PHLEBOGRAPHIE

Indikation:

- Venöse Thrombosen (Nachweis, Ausdehnung, Kollateralkreislauf)
- Erfolgskontrolle einer fibrinolytischen Therapie

Methode:

In eine Vene wird ein Kontrastmittel injiziert und anschließend Röntgenaufnahmen angefertigt.
Je nach Lokalisation unterscheidet man:

- Extremitätenvenographie
- Beckenvenographie
- Cavographie
- Intraossäre Venographie

Es soll immer eine Leeraufnahme vorausgehen, auf der man evtl. Phleboliten sehen kann.

ARTERIOGRAPHIE

Indikation:

- Durchblutungsstörungen (besonders der Beine)

Methode:

Nach einer Leeraufnahme, auf der man bereits Verkalkungen der Arterienwände erkennen kann, wird ein Kontrastmittel intraarteriell injiziert.

Eine isolierte Femoralisarteriographie wird durchgeführt:

- Bei Verdacht auf arterio-venöse Fisteln
- Zur Lokalisation einer peripheren arteriellen Embolie

Ein Aorto-Arteriogramm ist erforderlich

- Zur Beurteilung der Lokalisation und Ausdehnung eines Arterienverschlusses unbekannter Lokalisation
- Zur Beurteilung des Kollateralkreislaufs

2.4.7 SCHÄDEL

Zu den Standardaufnahmen am Schädel gehören:

- posterior-anteriore Aufnahme
- seitliche Aufnahmen

Genügen diese nicht, werden zusätzliche Aufnahmen erforderlich:

- halbaxiale Aufnahme (nucho-frontal)
  Zur Darstellung von Foramen occipitale magnum, Foramen jugulare, Atlasbogen, Sella, Jochbögen, Warzenfortsätzen, Pyramiden
- axiale Schädelbasisaufnahme
  Mittlere und hintere Schädelgrube mit den Foramina, Keilbeinhöhlen, Felsenbeinpyramiden
- Felsenbeinspezialeinstellungen nach Schüller, Stenvers oder Mayer
- Schädel occipito-naso-mental
  Stirn- und Kieferhöhlen, Siebbeinzellen

Befundung:

- Form: Verhältnis Gehirn-/Gesichtsschädel (2:1 beim Erwachsenen),
  Nähte geschlossen (Ende 3. LJ)?
  Fontanellen geschlossen (Ende 2. LJ)?
  Zeichnung der Kalotte (glatte Flächen, Feinstruktur scharf und gleichmäßig), Stirn- und Nasennebenhöhlen frei? (sonst Spezialaufnahmen, evtl. Schichtung),

Sella normal ausgebildet (glatte Begrenzung)?
Verkalkungen?

Röntgenologische Spezialmethoden:

- Angiographie (A. carotis interna, A. vertebralis)
  Nachweis von Gefäßerkrankungen (Arteriosklerose, Stenosen, Verschlüsse, Angiome, Aneurysmen, Fisteln)
  raumfordernde Prozesse (Tumoren, Hämatome)
- Isotopen-Enzephalographie (Hirntumoren reichern bestimmte radioaktive Isotope stärker an als die Umgebung)
- Pneumographie (Kontrastdarstellung durch Luftfüllung)
  - Ventrikulographie (durch direkte Punktion der Ventrikel)
  - Enzephalographie (durch lumbale oder subokzipitale Punktion)

Diese Methode ist heute weitgehend verlassen.

2.4.8 BEWEGUNGSAPPARAT

SKELETTERKRANKUNGEN

OSTEOPOROSE

Röntgenologische Kriterien sind:

- Verstärkte Transparenz gegenüber den gesunden Knochen
- Grobmaschiges Netzwerk durch die Rarefizierung der Spongiosabälkchen
- Verdünnte und aufgesplitterte Kompakta, erweiterte Markräume, die Kortikalis kann völlig verschwinden.
- Fisch- oder Plattwirbel
- Entkalkung ist erst spät (ab 30% Verlust) im Röntgenbild sichtbar

SUBAKUTE UND CHRONISCHE ENTZÜNDUNGEN

Knochen

Röntgenologisch sind Veränderungen durch die akute Osteomyelitis erst nach 3 - 4 Wochen nachweisbar: Begrenzte Rarefizierung (Osteoporose), partielle Destruktion der Kompakta und mäßige periostale Knochenapposition sind die Folgen eines subperiostalen Abszesses.
Später stellen sich diese Abszesse als unregelmäßige Aufhellungen dar, umgeben von sklerotischen Randsäumen. Noch später kommen Sequester zur Darstellung. Die "Totenlade", ein großer Sequester aus der vorderen Tibia ist heute durch die Antibiotikatherapie selten geworden.
Nehmen die Destruktionen zu und treten neue Sequester auf, so besteht der Verdacht auf Übergang in eine chronische Osteomyelitis. Es finden gleichzeitig ein Anbau und ein Abbau von Knochen statt.

Gelenke

Röntgenologisches Zeichen einer Arthritis ist die Gelenkspaltverschmälerung infolge der Knorpelzerstörung. Damit gehen eine regionäre Entkalkung und eine Destruktion der subchondralen Knochenanteile einher.

Bei der chronischen Arthritis entwickeln sich Usuren an den Gelenkflächen und sekundär tritt eine Arthrosis deformans ein.

DIFFERENTIALDIAGNOSTIK

Degenerative Knochen- und Gelenkveränderungen:

- Osteoporose: Transparenz, verdünnte Kompakta und Kortikalis, Entkalkung
- Osteolyse: Innen Zysten, außen Usuren
- Dystrophie: Ersatz normalen Knochengewebes durch vermehrt osteoplastisch oder osteoklastisch tätiges Bindegewebe. Es zeigt sich eine verwaschene Spongiosazeichnung.
- Osteomalazie: Mineralstoffwechselstörung des Knochens mit vermindertem Knochenanbau durch fehlende Mineralisation des Osteoids. Die Knochenmatrix wird

vermehrt aufgebaut, erhält aber keine Festigkeit.

Rö.: Erhöhte Strahlendurchlässigkeit, aber milchglasartige Trübung des Knochens und unscharfe Struktur infolge übermäßiger Osteoidproduktion. Die Corticalis ist unscharf begrenzt oder fehlt.

Bei degenerativen Gelenkerkrankungen:

- Osteophyten an den Knochenrändern
- Schliffflächen an den Gelenkenden
- Sklerosierung der gelenknahen Knochenabschnitte durch die Knorpelzerstörung.
- Geröllzysten werden als randständige Defekte oder glattwandige Aufhellungen mit stark sklerotischen Rändern sichtbar.

Entzündliche Knochen- und Gelenkerkrankungen

- Osteoporose
- Destruktion der Kompakta (lokal)
- periostale Knochenapposition
- Abszeßaufhellungen mit sklerotischen Randsäumen
- Sequester
- Gelenkspaltverschmälerung

Neoplastische Knochen- und Gelenkerkrankungen

Chondro-, Osteoid-, Fibro-, Myxosarkom

Typische Röntgenzeichen sind:

- Periostsporne
- Corticalis und Spongiosa werden rasch zerstört
- zwiebelschalenartige Auflagerungen auf den Knochen (Ewing) oder spiculae
- Cysten (mehrkammrig beim Fibrom)
- Auftreibungen des Knochens (beim Osteoklastom, Riesenzelltumor)

Bei osteolytischen Formen steht die Destruktion, bei den osteosklerotischen Formen die Knochenneubildung im Vordergrund.

KNOCHENMETASTASENSUCHE

Skelettdestruktionen, solitär oder multipel, sind besonders bei älteren Menschen auf Metastasen verdächtig, wenn sie in Wirbelsäule, Becken, Rippen, Schädel oder in den proximalen Humeri oder Femora lokalisiert sind.
Pathologische Frakturen oder Wirbelkompressionen sind oft das erste Symptom im Skelett metastasierender Carcinome der Bronchien, Mammae, Prostata, Thyreoidea sowie des Hypernephroms.
Bei Metastasen hat jedoch die Szintigraphie den Vorrang, da sie schon vor einem röntgenologischen Zeichen eine Aufdeckung erlaubt (der röntgenologische Nachweis setzt immer eine 30%ige Entkalkung voraus). Eine differentialdiagnostische Abgrenzung gegenüber entzündlichen und atrophischen Knochenveränderungen ist jedoch nicht möglich.

TRAUMATOLOGIE

Indikation:

Eine Aufnahme sollte bei Verdacht auf Fraktur oder Luxation immer gemacht werden, eine Durchleuchtung dagegen nur bei konservativen Repositionen und operativen Korrekturen, wobei auf sie nicht verzichtet werden kann.

Kontraindikationen:

In den ersten 3 Monaten der Schwangerschaft sollte möglichst nicht geröntgt werden.
Bei Kindern sollte wegen des noch wachsenden Skeletts möglichst eine Durchleuchtung vermieden werden.

Traumatische und spontane Frakturen

Traumatische Frakturen treten durch ein einmaliges, kräftiges und kurzes Trauma ein. Spontanfrakturen können durch Dauerbelastungen als Ermüdungsbrüche erfolgen (Spontanfrakturen I. Ordnung) oder nach pathologischer Festigkeitsschädigung als pathologische Fraktur (Spontanfrakturen II. Ordnung).
Das bekannteste Beispiel für die I. Ordnung ist die Deutschländer-Marschfraktur im Os metatarsale II. oder III.
Sie sind von einer starken Kallusbildung gefolgt und werden beim Röntgen oft erst daran erkannt.

Pathologische Frakturen treten durch geringfügige Belastungen ein (fehlende traumatische Anamnese) und zeigen im Röntgenbild die Zeichen ihrer Ursache:
Osteoporose, Osteomalazie, Dystrophie, Osteolyse und Osteosklerose.

Spezielle, häufige Erkrankungen

WIRBELSÄULE

Standardaufnahme: WS in 2 Ebenen

Zusatzaufnahmen:

- Schrägaufnahmen der HWS und LWS zur besseren Beurteilung von: Bogenwurzeln, Foramina intervertebralia, Wirbelgelenken.
- Extensions- und Flexionsaufnahmen zur besseren Beurteilung von Fixationen oder Lockerungen (z.B. Bandscheibenschaden, Blockwirbel)
- Dens axis-Aufnahme durch den offenen Mund
- Tomographie

Beurteilung:

Frakturen: Deckplatteneinbrüche, Stufenbildung im Bereich der Deckplatten

Luxationen

Bandscheibenschäden:
Spaltverschmälerung (Chondrose), Osteophyten

M. Scheuermann: Multiple Grund- und Deckplatteneinbrüche Schmorl-Knötchen, Keilwirbel

Spondylitis: Spaltverschmälerung (Frühzeichen), dann Osteoporose mit Grund- und Deckplatteneinbrüchen, paravertebraler Weichteilabszeß, Abheilung mit Blockwirbelbildung.
Bei diesem Verlauf besteht immer Tbc-Verdacht.

M. Bechterew: Entkalkung und unscharfe Konturen der Ileosakralfugen, später Ankylose. An der WS Syndesmophyten, Verknöcherung der Längsbänder.

Spondylose: Osteophyten

CHRONISCHE POLYARTHRITIS:

- Arrosionen, Usuren, Zysten, Osteoporose
- Subluxation, Luxation, Ankylose

ARTHRITIS: Erst Ausweitung der Gelenkkapsel durch Erguß, danach Knorpelzerstörung und Gelenkspaltverschmälerung, Entkalkung und Destruktion.

ARTHROSE: Gelenkspaltverschmälerung
Randusuren, -wülste, -zacken (= Osteophyten), Sklerosierung, Subchondrale Geröllzysten, Subluxation, Instabilität, Verkalkungen (Sehne, Meniscus etc.)

ARTHRITIS URICA:

Erst im späten Verlauf zeigen sich röntgenologische Zeichen: Substanzdefekte (ausgestanzte Löcher) an den Epiphysenkanten.
Im Spätstadium Arthrosis deformans.

2.4.9 RÖNTGENKONTRASTMITTELVERFAHREN

Kontrastmittel werden angewendet

- bei der röntgenologischen Darstellung des Gastrointestinaltraktes
- bei Angiographie, Phlebographie, Lymphographie
- bei Nieren- und Gallenwegsdarstellungen
- bei Myelographie

Gefahren bei ihrer Anwendung

Das wichtigste wasserunlösliche KM ist das Bariumsulfat zur Darstellung des Verdauungstraktes. Es ist mit keinen Komplikationen behaftet, wenn man von Obstipationen absieht. Wenn allerdings im Darm, wo es unter Druck eingeführt wird, die Gefahr der Perforation besteht, ist Vorsicht geboten.

Von Bedeutung sind die i.v. oder i.a. applizierten KM, die aus Verbindungen mit molekular gebundenem Jod bestehen. Mit Ausnahme der gallengängigen werden sie über die Nieren ausgeschieden. Richtig dosiert und appliziert erfolgen bei den heutigen wasserlöslichen Mitteln kaum Komplikationen. Bei den öligen, die aber nur noch bei verschiedenen Indikationen der Myelographie und Lymphographie verwendet werden, besteht die Gefahr von entzündlichen Reaktionen.
Kontrastmittelzwischenfälle treten bei den wasserlöslichen Mitteln heute nur noch in 0,01% auf (tödlich 0,001%,bei der Gallenblase 0,0003%) und zwar in Form von

<u>leichten Reaktionen</u>:

- allergischen Hautreaktionen (Urtikaria, Quaddeln, Juckreiz, Lidödem)

  Th.: Calcium i.v., Antihistaminika (z.B. Tavegil i.v.), Cortison i.v.

- Übelkeit, Brechreiz, Hustenreiz, Niesen, Hitzegefühl

  Th.: Frischluft, evtl. Sauerstoff, evtl. Valium

<u>schweren Reaktionen</u>:

- respiratorisch: Tachypnoe, Dyspnoe, Bronchospasmus, Asthma, Glottisödem
- kardio-vaskulär: Blässe, Schweißausbruch, Todesangst, Vernichtungsgefühl, Blutdruckabfall, Kollaps
- zerebral: Pfötchenstellung, Krampfzustände bis zu echten tonisch-klonischen Krämpfen.

Th.: 1. Atmung regulieren (Atemwege freihalten, O_2, beatmen)
2. Volumensubstitution (z.B. Rheomacrodex 10%, Haemaccel)
3. Kortikoide (i.v. hochdosiert)

Zusätzlich, je nach Bedarf:

Antihistaminika (z.B. Tavegil, Atosil, Synpen)
Vasopressoren (z.B. Novadral, Akrinor, Arterenol)
Azidosebekämpfung (Na-bi, THAM)
Diurese in Gang halten (Sorbit 40%, Lasix)
Sedativa (Valium, Dolantin, Thalamonal)
Barbiturate (Luminal, Trapanal)

Eine Vortestung auf KM-Allergie wird heute nicht mehr durchgeführt, da man dadurch höchstens sensibilisiert und einen späteren Zwischenfall nicht ausschließt. Bei Verdacht kann man das KM unter Kortisonschutz applizieren oder für alle Fälle Kortison bereithalten.

Regel: Bei Zwischenfall Kanüle liegen lassen.

2.4.10 SZINTIGRAPHISCHE METHODEN UND FUNKTIONSDIAGNOSTIK MIT ISOTOPEN

Prinzip:

Kurzlebige radioaktive Isotope geben bei ihrem Zerfall einen elektrischen Spannungsimpuls ab, der meßbar ist. Die Impulse können mit einem hochempfindlichen Szintillationsdetektor gezählt, nach einem Programm verarbeitet, gemittelt und von einem Anzeigegerät aufgezeichnet werden. Dazwischen ist noch ein Impulsverstärker und ein Diskriminator (Auslesegerät, das nach einer bestimmten Impulshöhe selektiert) geschaltet.

Durchführung:

Man injiziert bestimmte Isotope und kann damit verschiedene Messungen machen:

- Sättigungsanalysen (z.B. PBI = Protein Bound Iodine, oder Eisen im Blut)
- Transportanalysen (Vit B 12)
- Zeit-Aktivitätsmessungen (Ferrokinetik, Erythrozytenüberlebenszeit, Schilddrüsen-Zweiphasentest, Nierenfunktion, Leberfunktion, Hirndurchblutung, Herzzeitvolumen)
- Lokalisationsanalyse (eigentliche Szintigraphie)

GEHIRN - SZINTIGRAPHIE

In der Hirnszintigraphie kann die große Mehrzahl der Hirntumoren zur Darstellung gebracht werden, weil krankhafte Prozesse die Blut-Hirnschranke zerstören und so die Diffusion eines radioaktiven Tracers in den intra- oder extrazellulären Raum der Laesion ermöglichen.

In gewissem Umfange sind auch Schlüsse auf die Artdiagnose möglich. Besonders ^{131}J-Human-Serum-Albumin (RIHSA) ist bei einer zeitspezifischen Anreicherung, wie sie Laesionen durch Meningeome, Glioblastome und Metastasen verursachen, als Differentialdiagnostikum geeignet.

SCHILDDRÜSEN - SZINTIGRAPHIE

Das Szintigramm läßt folgende Beurteilung zu:

- Gesamtgröße des funktionsfähigen Schilddrüsengewebes
- Feststellung von atopischem funktionsfähigem Schilddrüsengewebe
- Funktionstüchtigkeit von umschriebenen Veränderungen (z.B. Knoten)

Heiße Knoten

Der heiße Knoten ist ein dekompensiertes autonomes Adenom. Es stellt sich im Szintigramm als umschriebener Schilddrüsenherd dar. In ihm läuft der Jodumsatz beschleunigt und autonom ab, wird also nicht von der Hypophyse gesteuert oder beeinflußt. Das übrige Schilddrüsengewebe wird funktionell ruhiggestellt, so daß man im Szintigramm nur diesen Knoten sieht. Gibt man TSH als Stimulierung, so kommt auch das übrige Schilddrüsengewebe zur Darstellung.

Warmer Knoten

Der warme Knoten ist ein kompensiertes autonomes Adenom. Er entspricht einer Struma nodosa und kann sich nach Strumektomie oder einer Schilddrüseninsuffizienz entwickeln. Auch hier findet sich im Szintigramm ein Herd vermehrter Jodaufnahme, doch ist die Speicherung durch Trijodthyroningabe in gleichem Maße wie im übrigen Schilddrüsenparenchym zu unterdrücken. Meist stellt sich anfangs außer dem Knoten auch noch das übrige Schilddrüsengewebe dar. Bei Trijodthyroningabe verschwindet es zuerst.

Kalte Knoten

Ursachen eines kalten Knotens, d.h. eines Bezirks, der sich nicht im Szintigramm darstellt, können sein: Struma mit regressiven Veränderungen, Thyreoiditis oder Tumoren.

Zur Diagnosesicherung sind weitere Maßnahmen zu ergreifen:

Bei warmen und heißen Knoten entscheidet der Suppressionstest zwischen primärer und sekundärer Hyperthyreose, die TSH-Stimulation bestätigt das heiße Adenom.

Bei kalten Knoten sind immunologische Tests und Cytologie erforderlich.

RADIOJODTEST

Beim Radiojodtest wird radioaktives Jod ^{131}J oral (nur bei Resorptionsstörungen i.v.) verabreicht und dessen Speicherung (Jodaufnahme in die Schilddrüse) nach 2 und 24 Std. und die Plasmaaktivität nach 48 Std. bestimmt.

Normalbereich:

Radiojodspeicherung	nach 2 Std.:	15 - 30% der Dosis
	nach 24 Std.:	35 - 65% der Dosis
Plasmaaktivität	nach 2 Std.:	1,0 - 3,5% der Dosis/l
	nach 48 Std.:	< 0,5% der Dosis/l (Bei Eu- und Hyperthyreose sind 80 - 100% eiweißgebunden)

Ein gegenüber der Norm veränderter Jodumsatz hat folgende Ursachen:

bei beschleunigtem Umsatz:

- Hyperthyreose
- Strumaresektion

bei verlangsamtem Umsatz:

- Hypothyreose
- erhöhte Jodraffung (Jodavidität bei Jodmangel, avidus = begierig nach)

Bei Hyperthyreose reichert die Schilddrüse das aufgenommene Jod abnorm rasch an und bildet im Überschuß Schilddrüsenhormone. Der Jodumsatz der Schilddrüse ist erhöht. Daher ist schon der 2 Std.-

Speicherwert hoch, die 2 Std.-Plasmaaktivität niedrig. Nach 48 Std. ist oft ein Teil der Aktivität schon als Hormonjod ans Blut abgegeben. Daher ist der Speicherwert schon wieder niedriger als nach 24 Std., die 48 Std.-Plasmaaktivität ist hoch.

Bei der Hypothyreose liegen die Verhältnisse umgekehrt. Das Jod wird nur langsam aufgenommen. Der 2 Std.-Speicherwert ist niedrig, die 2 Std.-Plasmaaktivität dagegen hoch.

Bei Jodavidität findet man hohe Speicherwerte und eine niedrige Plasmaaktivität. Die Speicherung erfolgt beschleunigt. Da sie aber häufig mit einer ungenügenden Hormonproduktion einhergeht, ist der Umsatz zur Plasmaaktivität und die folgende Reutilisation des Jods verlangsamt.

Nach ausgedehnter Resektion des Schilddrüsengewebes können auch "hyperthyreote" Radiojodtests mit hohem Plasmafaktor beobachtet werden, obwohl funktionell eine Hyperthyreose vorliegt. Plasmafaktor ist das Verhältnis 48/2 Std.-Aktivität.

SUPPRESSIONSTEST

Man gibt eine Woche lang Trijodthyronin und wiederholt dann den Radiojodtest.
Bei Normalfällen und bei sekundärer Stimulierung durch die Hypophyse wird die Jodaufnahme deutlich gesenkt (auf unter 30% der verabreichten Dosis). Bei Hyperthyreose und heißen Adenomen läßt sich die Erhöhung der Speicherung nicht unterdrücken.
Es läßt sich somit eine autonome Überfunktion der Schilddrüse von einer sekundären durch hypophysäre Stimulierung unterscheiden.

TSH - STIMULATIONSTEST

Nach TSH-Gabe (also dem schilddrüsen-stimulierenden-Hormon der Hypophyse) wird der Radiojodtest wiederholt. Steigen hier die Meßwerte an, so spricht das für eine HVL-Insuffizienz. Dieser Test dient auch zur Unterscheidung der Hypothyreoseformen. Bei sekundärer Hypothyreose steigen die Meßwerte an, bei primärer dagegen nicht.

TRH - TEST

TRH wird im Hypothalamus gebildet und regt die Sekretion von TSH aus der Hypophyse an.

Nach i.v.-Applikation von TRH wird der TSH-Anstieg gemessen. Man kann damit die Funktion der Hypophyse überprüfen.

TSH und neuerdingst auch TRH können mit der Radioimmunassay-Methode bestimmt werden.

Diese Tests verwendet man also zusätzlich zum einfachen Radiojodtest um zu unterscheiden zwischen:

- Hyperthyreose
- autonomen Adenom
- Hypothyreose primärer Ursache
- Hypothyreose sekundärer Ursache
- Hypophysenvorderlappen-Insuffizienz

s. auch S. 411 (2.3.21 TRH-Stimulationstest)

LUNGEN - PERFUSIONS - SZINTIGRAPHIE (LPS)

Diese Untersuchungsmethode ist geeignet für den Nachweis primärer (Lungenembolie) und sekundärer (Tumorinfiltration) Durchblutungsausfälle.
Hierfür wird makroaggregiertes Human-Serum-Albumin (MAA) verwendet, das mit ^{113m}J markiert ist. Sie bilden in den Lungenkapillaren kleinste Emboli. Man injiziert soviel, daß nur etwa jede 10.000ste Kapillare verlegt wird, was klinisch ohne Bedeutung ist. Nach einigen Stunden wird das Eiweiß abgebaut.
Die regionalen Verhältnisse der Durchblutung werden somit im Szintigramm bildlich dargestellt. Ausfälle im Szintigramm deuten auf die oben genannten Ursachen hin.

VENTILATIONS - SZINTIGRAPHIE

Nach Einatmen eines diffusiblen, radioaktiv markierten Gases (^{133}Xe) stellt sich das funktionstüchtige Lungenparenchym dar. Löcher im Szintigramm deuten auf Ventilationsstörung hin.

Man läßt das Gas bis zur Äquilibrierung einatmen und macht eine Serie von Aufnahmen, woraus sich eine "Einwaschkurve" erstellen läßt. Durch Injektion eines gelösten Gases läßt sich die Ventilation der perfundierten Alveolen auch über eine "Auswaschkurve" ermitteln.

Bei Kombination der Perfusionsszintigraphie mit der Ventilationsserienszintigraphie läßt sich eine unkomplizierte Lungenembolie beweisen. Man bildet aus Ventilation und Perfusion einen Quotienten V/Q (Q = Kapillardurchblutung). Durch Messung dieses Quotienten ist eine Differentialdiagnose zwischen Embolie bzw. Infarktpneumonie und obstruktiv bedingten entzündlichen Prozessen möglich.
Bei verminderter Durchblutung z.B. bei frischer unkomplizierter Embolie muß die Ventilation noch nicht eingeschränkt sein. Bei Ausbildung einer Infarktpneumonie tritt dann eine Verminderung der Ventilation ein, die aber noch nicht so hochgradig sein muß wie die Durchblutungsstörung.
Bei Obstruktionen der Atemwege (z.B. Asthma bronchiale) ist die Durchblutung zwar auch gestört, aber weniger vermindert als die Ventilation. Daher ist hier der V/Q-Quotient niedriger.

LEBER - SZINTIGRAPHIE

Mit der Leberszintigraphie sind diagnostizierbar:

- Metastasen
- primäre Lebercarcinome
- Leberzysten
- Leberabszesse

Sie erzeugen durch Ausfall der Speicherung "kalte Bezirke". Der Nachweis gelingt bei Defekten, die mindestens 3 cm groß sind. Eine sichere Differentialdiagnose zwischen benignen und malignen Tumoren, sowie den anderen Aktivitätsausfall verursachenden Erkrankungen ist jedoch nicht möglich.
Form und Größe der Leber sind mit der Szintigraphie auch feststellbar, mit der Szintillationskamera auch der Verschluß eines Gallengangsystems.
Eine chronische Hepatitis ist relativ früh durch eine diskrete Milzspeicherung zu bemerken, wenn das in der Leber gelegene speicherfähige RES zugrunde gegangen ist.
Eine verminderte Speicherfähigkeit zeigen ausgeprägte Zirrhosen bei gleichzeitiger Darstellung von Milz und Knochenmark.

MILZ - SZINTIGRAPHIE

Die moderne Methode ist heute, die chemische Alteration der Erythrozyten mit ^{197}Hg-BMPH (Brom-Mercury-Hydroxy-Propan) zu erfassen. Mit dieser Methode kann man diagnostizieren:

- Splenomegalie (Lage und Form der aufnehmenden Pulpa)
- Splenomegale Leberzirrhose
- Parenchymdefekte (Infarkte, Rupturen, Metastasen)

NIEREN - SZINTIGRAPHIE

Intrarenal raumfordernde Prozesse sind mit dem Scanner und zugleich Nierenfunktionsstörungen mit der Szintillationskamera erkennbar.

Die Szintillationskamera ermöglicht eine Sequenzszintigraphie in kurzen Abständen (15 - 30 sec). Nach einer i.v. Injektion von radioaktivem Hippuran kann man bereits nach 15 - 30 sec die Nieren erkennen und somit die Durchblutung beurteilen. Man läßt die Aufnahmen dann in Abständen von zunächst 30 sec, später bis zu 2 Min. folgen. In den ersten 3 Minuten (corticale Phase) zeigt sich die Radioaktivität vorwiegend in der Nierenrinde, danach im Nierenmark (medulläre Phase) und danach im Nierenbecken. Nach etwa 15 Minuten ist normalerweise die Niere wieder frei davon.

Nierendurchblutungsstörungen zeigen sich durch verzögerten Aktivitätsanfall, verspäteten Transport und verspätete Entleerung. Ursache kann auch eine Entzündung sein. Bei Abflußhindernissen ist besonders die Verweildauer im Nierenbecken verlängert.

RADIOISOTOPENNEPHROGRAPHIE (RIN)

Die RIN ermöglicht:

- die Feststellung und Verlaufskontrolle von Abflußbehinderungen (Harnleiterstein, Tumoren)
- die Beurteilung der seitengetrennten globalen Nierenfunktion

Dieses ist sehr nützlich nach Operationen, nach Bestrahlung und bei hämodynamisch wirksamen Nierenarterienstenosen.

Nach i.v. Injektion von radiojodmarkiertem Hippuran wird der Aktivitätsverlust über beide Nieren und nach Möglichkeit auch über die Blase mit Hilfe von Strahlendetektoren verfolgt. Unmittelbar nach der Injektion steigt die Aktivität über den Nieren rasch an (Initialphase 10 - 30 sec). Danach folgt die Sekretionsphase (Funktionsphase 2 - 4 Min), in der der Anstieg der Aktivität langsamer wird. Diese Phase, die bis zum Aktivitätsmaximum reicht, erfaßt die tubuläre Sekretion und ist dem effektiven renalen Plasmafluß parallel. Danach folgt die Exkretionsphase (5 - 15 Minuten) in der die Aktivität aus den Nieren abfließt.

Erniedrigung der Initialphase und völliges Fehlen der Sekretionsphase findet man bei stummer Niere. Eine Erniedrigung der Initialphase findet man auch bei Nierenarterienstenose.

Eine Verminderung der Sekretionsphase (erniedrigtes und verzögertes Maximum findet sich ausgeprägt bei Niereninsuffizienz (Isostenurietyp). Eingeschränkt ist die Sekretion bei allen Erkrankungen, die einen größeren Parenchymausfall bedingen wie chronische Pyelonephritis, Angiosklerose, Nierenarterienstenose nach Strahlentherapie.

Verzögerung der Exkretionsphase tritt bei Hindernissen in den Abflußwegen, aber auch bei starker Einschränkung des Glomerulumfiltrates auf.

RENALE CLEARANCE - BESTIMMUNG

Diese Methode ermöglicht in Verbindung mit der RIN die seitengetrennte Bestimmung der glomerulären und tubulären Clearance, ohne einen Harnblasenkatheter benutzen zu müssen.

Man verwendet radiojodmarkiertes Hippuran zur Bestimmung des renalen Plasmaflusses und ^{51}Cr-EDTA zur Bestimmung des Glomerulumfiltrates. Der Aktivitätsverlauf ist ohne Katherismus durch äußere Messung über der Niere, über der Blase und im Blut möglich. Auch kann man den Aktivitätsabfall im Organismus mit Hilfe eines Ganzkörperzählers messen. Die Bestimmung der Serumaktivität nach 15 und 30 Minuten erlauben die Errechnung der Clearance ohne Katherismus.

KNOCHEN - SZINTIGRAPHIE

Die Szintigraphie der Knochen läßt Skelettmetastasen oft noch vor entsprechenden Zeichen im Röntgenbild entdecken, da sich diese erst bei einer Entkalkung von mindestens 30% zeigen. Daher hat die

Knochenszintigraphie zum Nachweis von Knochenmetastasen eine große Bedeutung erlangt.

Allgemein werden Zonen vermehrten Knochenumbaus dargestellt, was besonders bei malignen Prozessen der Fall ist. Bei Entzündungen können multifokale Herde erkannt werden. Eine differentialdiagnostische Abgrenzung gegenüber entzündlichen bzw. atrophischen Knochenveränderungen ist jedoch nicht möglich.

HERZBINNENRAUM - SZINTIGRAPHIE

Die Darstellung des Herzbinnenraums kann man mit einem Radiopharmakon erreichen, das streng intravasal bleibt (^{99}Tc-HSA, ^{113m}In-HSA, ^{131}J-HSA).

Diese Methode dient vorwiegend der Abgrenzung pathologischer Prozesse im Bereich des Herzmuskels und Herzbeutels:

- Herzdilatation
- Pericarderguß

Bei Letzterem muß man die Szintigraphie des Herzbinnenraumes auf diejenige der Lunge überprojizieren, um den Erguß zu entdecken.

RADIOVITAMIN B12 - TEST (SCHILLING - TEST)

Ein Mangel an Vitamin B12 führt zur perniziösen Anämie. Ursache ist das Fehlen des Intrinsic-Faktors der Magenschleimhaut, der die B12-Resorption ermöglicht.

Prinzip:

Der Resorptionstest prüft, ob das markierte Vitamin durch die Darmwand in das Blut und weiter in den Urin gelangen konnte. Die Aktivität im Urin zu der Aktivität der Testsubstanz in Prozent gibt die Resorption des Vitamins an.

Durchführung:

Man gibt oral radioaktives Vitamin B12. Dieser Überschuß bewirkt die Ausschwemmung des resorbierten radioaktiven Vitamins durch die Nieren und zwar in 24 Std normalerweise 20%. Eine Ausscheidung von 10 - 5% ist mäßig vermindert. Bei weniger als 5% liegt eine sichere Resorptionsstörung vor.
In so einem Falle gibt man erneut radioaktives Vit B12 und Intrinsic-

Faktor. Normalisiert sich jetzt die Ausscheidung, so liegt ein Mangel an Intrinsic-Faktor vor (z.B. bei Perniziosa). Bleibt die Ausscheidung unter 5% , liegt eine Resorptionsstörung durch ein Malabsorptionssyndrom (z.B. Sprue, pathologische Darmbakterien) vor.

2.4.11 COMPUTERTOMOGRAPHIE (CT)

Def.: Tomographie:

Röntgen-Schichtaufnahme zur gezielten Darstellung interessierender Körperschichten, z.B. zur Lokalisierung von Tumoren, Verkalkungen (besonders in der Niere) oder auch entzündlichen Veränderungen.
Die prinzipielle Indikation ist die Lokalisation eines Geschehens.

Computertomographie:

Mit einem elektronischen Rechner gesteuerte Röntgenanlage für programmierte Serien - Schichtaufnahmen.

Prinzip:

Röntgenröhre und Filmkamera werden über dem ruhenden Patienten in vorprogammierter Weise so bewegt, daß eine bestimmte Ebene (die zum Film parallel liegende Drehpunktebene) in der Abbildung unbewegt und daher scharf bleibt. Die sich bewegende Umgebung über und unter dieser Ebene wird auf dem Film unscharf. Mit besonderen Steueranlagen sind auch Kreisflächen, ja beliebige Flächen scharf aufzuzeichnen.

Indikationen:

- Schädel
  - Hämatom
  - Tumor
  - Aneurysma

- <u>Thorax</u>
  - Tumoren in Lunge, Mediastinum, Pleura, Thoraxwand, Herz
  - Aneurysma
  - Perikarderguß
- <u>Abdomen</u>
  - Tumoren, Zysten, entzündliche Prozesse
  - Aneurysma
  - Lymphknotenschwellung
  - Steine

2.5 Endoskopische Methoden

Die Endoskopie ist ein wertvolles diagnostisches Verfahren, das im Zusammenhang mit der Möglichkeit der Probeentnahme durch Biopsie einen hohen diagnostischen Wert hat, weil sie meistens erst eine Diagnose (z.B. ein Ulcus oder ein Carcinom) sichert.

2.5.1 BRONCHOSKOPIE

Die Bronchoskopie ermöglicht eine Besichtigung des Bronchialbaumes bis hinter die Segmentbronchien.

Indikationen:

- Fremdkörperaspiration
- Bronchialtumoren

  DD.: Carcinom, LK-Schwellung, Abszeß, Atelektase, Tbc, Pneumonie

Kontraindikationen:

- Respiratorische Insuffizienz
- Kehlkopferkrankungen
- schlechter Allgemeinzustand, Herzinsuffizienz

Durchführung:

Vor jeder Bronchoskopie informiert man sich röntgenologisch durch Schichtaufnahmen über das zentrale Bronchialsystem.
Die Bronchoskopie ist für den Patienten sehr unangenehm und wird daher gern in Narkose durchgeführt. Durch die dabei notwendige Muskelrelaxation und Beatmung werden jedoch die Druckverhältnisse der Bronchialwand verändert. Die Lokalanästhesie vermeidet diese unphysiologischen Verhältnisse, beschränkt jedoch die Untersuchungzeit, erschwert die Biopsie durch die Gefahr größerer Blutungen und birgt die Gefahr von tonisch-klonischen Krämpfen bei Überdosierung des Lokalanästhetikums.

Der Patient liegt horizontal, prämediziert mit 0,5 mg Atropin und einem Sedativum. Das Bronchoskop ist heute fast ausschließlich ein flexibles Fiberendoskop mit dem man bis ans Ende der Segmentbronchien vordringen kann.

Proben können durch die üblichen Biopsien entnommen werden, aber auch als Sekret zur zytologischen und bakteriologischen Untersuchung angesaugt werden. Auch transbronchiale Nadelbiopsien werden durchgeführt.

2.5.2 MEDIASTINOSKOPIE

Die Mediastinoskopie ist heute die treffsicherste bioptische Methode zum Nachweis einer Sarkoidose.

Indikationen:

- Zum Nachweis einer Sarkoidose, wenn sich bronchoskopisch kein Material gewinnen läßt.
- Lungenprozesse bei denen Verdacht auf regionäre Lymphknotenbeteiligung besteht
- Präoperativ beim Bronchial-Ca. Bei LK-Beteiligung besteht Inoperabilität.
- Klärung von mediastinalen Verschattungen

Kontraindikationen:

- obere Einflußstauung
- substernale Struma
- hämorrhagische Diathese

Durchführung:

Bei Kopftieflagerung in Intubationsnarkose wird suprasternal am Jugulum ein 2 - 3 cm langer Hautschnitt gelegt. Danach tastet der Finger sich zwischen Halsfaszie und Trachea in Richtung Hilus. Danach wird das Mediastinoskop eingeschoben und die Bifurkation mit einem Saugstab freipräpariert.

Bei der Sarkoidose findet man meist derbe Lymphknoten, die man zur Probe entnimmt (stumpf mit dem Finger oder der Probeexzisionszange).

Komplikationen:

- Blutungen
- Rekurrensparese

LAPAROSKOPIE

Die Laparoskopie ist heute eine als gefahrlos anzusehende diagnostische Methode, die bei vielfältigen Diagnosefragen, vor allem in der Leber- und gynäkologischen Diagnostik, angewendet wird.

Indikationen:

- Leberdiagnostik
  (unklarer Ikterus, Hepatomegalie, Tumorverdacht, Diagnose und Prognose chronischer Lebererkrankungen wie Hepatitis, Zirrhose, Fettleber, Lebermetastasenausschluß oder -nachweis bei Op-Absicht des Primärcarcinoms)
- Karzinose
- Tbc
- unklare Splenomegalie
- Gynäkologische Diagnostik
  (Ovarialtumoren, Myome, Lap mit Blau auf Tubendurchgängigkeit bei Infertilität)

Kontraindikationen:

- Virus-Hepatitis (wegen Übertragungsgefahr nur blind biopsieren)
- sicherer Verschlußikterus (da Op-Indikation)
- entzündliche Erkrankungen im Abdomen
- schwere Gerinnungsstörungen

Durchführung:

Prämedikation mit Atropin, Psyquil und Dolantin und Lokalanästhesie. In der Gynäkologie wird die Narkose bevorzugt. Operationsbedingungen sind einzuhalten.
Die Einstichpunkte richten sich nach der geplanten Untersuchung. In der Gynäkologie geht man dicht unterhalb des Nabels ein, bei der Leberdiagnostik etwa 4 cm oberhalb der Nabelhorizontalen und 4 cm von der Mediallinie nach links (Kalkscher Punkt).
Zuerst wird ein Pneumoperitoneum durch einpumpen von Lachgas gelegt. Danach wird ein Trokar eingestochen, dessen Hülse belassen und das Laparoskop eingeführt. Zur gezielten Biopsie unter Sicht wird meist an einer weiteren Stelle eingegangen.

Befunde:

Verschlußikterus:	Grünfärbung der Leber
Hepatitis bei Ikterus:	Rote, im Verlauf blaßrote Leber mit scharfem Rand
Choledochusverschluß:	Prall gefüllte Gallenblase
Hepatikusverschluß:	Leere Gallenblase

Komplikationen:

- Blutungen
- Verletzungen innerer Organe beim Einstechen des Trokars
- Peritonitis
- Kollaps

2.5.4 ÖSOPHAGO - GASTRO - BULBOSKOPIE

Da die Endoskoplänge heute ausreichend gewählt werden kann, spricht man allgemein von Ösophago-Gastro-Duodenoskopie (ÖGD).
Es ist eine relativ komplikationslos anzuwendende Methode von hohem diagnostischen Wert, die auch ambulant durchgeführt werden kann.

Indikationen:

- Abklärung anhaltender Beschwerden, die auf Entzündung, Ulcus, Tumor hindeuten
- Abklärung nach röntgenologischen Hinweisen auf Erosionen, Ulcus oder Tumor
- Histologische Sicherung oder Ausschluß eines Carcinoms
- Blutungen aus dem Gastrointestinaltrakt (Notfallendoskopie!)
- Fremdkörper
- Kontrolle nach Ulcustherapie und Magenresektion (Ca-Rezidiv-Vorsorge)
- Polypabtragung

Kontraindikationen:

Absolute Kontraindikationen gibt es nicht, nur relative. Das heißt Vorsicht und strengere Indikationsstellung bei:

- Ösophagusproblemen (frische Verätzung, Zenkersche Divertikel, Varizen bei portaler Hypertension)
- Aneurysma dissecans der Aorta
- Intensivsituationen (z.B. frischer Infarkt)

Komplikationen:

In der Hand des geübten Untersuchers treten keine wesentlichen Komplikationen auf. Zu denken ist an:

- Perforation
- Blutung
- Kreislaufreaktionen

Durchführung:

Prämedikation: (30 Min vor)
Atropin (parasympatholytisch, Spasmolyse, Sekrethemmung, Mobilitätsdämpfung)

Triflupromazin (sympatholytisch, sedativ, antiemetisch)

Dolantin

Beim sitzenden Patienten wird die Einführung eingeleitet. Die Spitze des mit Gleitmittel versehenen Endoskops wird bei nach vorn geneigtem Kopf in den Pharynx eingeführt. Der Patient schluckt dann unter vorsichtigem Weiterschieben und geht dann in linke Seitenlage. Sich übersichtlich orientierend geht man zunächst bis in den Bulbus duodeni vor. Beim Zurückgehen werden dann Magen und Ösophagus gründlich betrachtet.
Die Spitze des Fiber-Endoskops ist schwenkbar, so daß alle Blickwinkel vorwärts, seitwärts und rückwärts eingestellt werden können. Es enthält Vorrichtungen zur Insufflation von Luft, zum Spülen, Absaugen und zur Zangenbiopsieentnahme.

Orientierungspunkte sind: im Duodenum die Papilla vateri, der Bulbus mit Rückblick auf den Pylorus; im Magen Pylorus, Magenwinkel, Kurvaturen, Antrum, Kardia. Durch Aufrollen der Sonde kann man den ganzen Magen rundherum ausleuchten und betrachten.

Befunde:

Sehr häufig sind Erosionen. Ferner Ulcera, Tumoren, auch Divertikel im Duodenum. Pathologisch erscheinende Befunde werden biopsiert. Beim Ulcus entnimmt man mehrere Proben aus dem Rand und aus dem Grund. Eventuell wird eine Absaugung zur Zytologie entnommen. Magensaft wird immer abgesaugt zur Säurebestimmung.

2.5.5 KOLOSKOPIE

Die Koloskopie ist heute die wichtigste, weil aussagekräftigste diagnostische Methode im Kolon. Außerdem ist sie leicht erweiterbar zur therapeutischen Abtragung von Polypen.

Indikationen:

- unklarer Röntgenbefund
- Kolonblutung ohne Röntgenbefund
- Biopsie zur histologischen Sicherung
- DD entzündlicher Erkrankungen (M. Crohn, Colitis ulcerosa)
- Polypektomie

Kontraindikationen:

- Akuter Schub einer Divertikulitis
- Peritonitis

Durchführung:

Vorbereitung: Am Vortag nur flüssige Nahrung
2 Stunden vor Untersuchung einen Reinigungseinlauf

Die Technik ist wegen der vielen Darmschlingen schwierig. Nur sehr geübte dringen bis zum Caecum vor. Durch ein Analspekulum schiebt man zunächst bis ins Sigma vor und dann unter Sicht weiter. Es bestehen Möglichkeiten zur Luftinsufflation, Spülung, Absaugung, Biopsie auch Diathermie-Schlinge und Laserkoagulation.

Der Patient liegt in Steinschnitt- oder Seitenlage. Während des Vorgehens kann ein Umlagern und eine palpatorische Unterstützung durch die Bauchdecken hindurch hilfreich sein.

Sigmoidoskopie ist die Untersuchung des Sigmas mit einem kürzeren Fiberendoskop.

2.5.6 PROKTO- UND REKTOSKOPIE

Damit meint man die Untersuchung von Analkanal und Rektum mit starren Endoskopen.

Indikationen:

- Vorsorgeuntersuchung
- Verdacht auf Erkrankungen in diesem Bereich (Hämorrhoiden, Fistelgänge, Polypen, Carcinom)
- Polypabtragung mit der Hochfrequenz- Diathermieschlinge
- Biopsien

Kontraindikationen:

Keine absoluten, aber Vorsicht bei Fissuren, Abszessen.

Komplikationen:

Blutung, Perforation

Durchführung:

Eine Vorbereitung ist nicht nötig und auch nicht erwünscht, da man auch Aufschlüsse über Stuhlbeschaffenheit und Schleim- oder Blutauflagerungen erhalten will.

Nach digitaler Voruntersuchung wird das mit einem Gleitmittel versehene Rektoskop mit einem Mandrin eingeführt. Mit genügend langen Rohren kann man bis ins Sigma vordringen. Betrachtet wird sehr sorgfältig beim Zurückziehen.

Normalerweise sind Rektum und Sigma stuhlfrei, Reste kann man mit langstieligen Tupfern entfernen. Im anderen Falle kann man den Patienten zur Stuhlentleerung schicken. Reicht das nicht, kann auch ein Klysma gegeben werden. Laxantien sind nicht angebracht, weil dem Untersucher dann leicht flüssiger Stuhl entgegenläuft.

2.5.7 ZYSTOSKOPIE

Da es sich um einen aseptischen Eingriff handelt, soll die Durchführung unter entsprechenden sterilen Bedingungen erfolgen.
Die Indikation ist begründet zu stellen.

Indikationen:

Abklärung von:

- Tumoren
- Abklärung von Blut im Urin
- Stenosen
- Entzündungen
- Prostatagebiet vor Trans-Urethraler-Resektion (TUR)

Ferner:

- Operative Abtragungen mit der Diathermieschlinge
- Retrograde Pyelographie

Durchführung:

Der Patient liegt in Steinschnittlage. Unter Spülstrahldruck wird das Zystoskop vorsichtig eingeführt. Danach wird zuerst die Blase entleert und dann mit Wasser gefüllt.
Betrachtet wird:

- Trigonum (Lage, Zahl der Ostien, Harnaustritt?)
- Schleimhaut (Farbe gelblich-weiß glänzend = normal,
  Entzündung: rötlich-fleckig,
  Erosionen, Ulcerationen
- Form der Blase (Divertikel, Balkenbildung, Ureterozelen)

Beim Zurückziehen wird unter Spülwasserdruck die Harnröhre inspiziert, besonders die Austrittsöffnungen der Prostata beachtet.

Komplikationen:

- Traumatisierung (Blutung, Perforation)
- Harnwegsinfekt

2.6 Elektromedizinische und hämodynamische Methoden

2.6.1 EINSCHWEMMKATHETER

Die Einschwemmkathetertechnik dient zu direkten Messungen, hauptsächlich von Drücken im Herzen.
Sie stellt eine wesentliche Vereinfachung gegenüber der klassischen Methode der Rechtsherzkatheterisierung mit den endständigen Cournand-Kathetern (Ch 6-7) dar, die unter Röntgenkontrolle erfolgen mußte. Die heutigen Mikrokatheter nach Grandjean oder Swan und Ganz (Außendurchmesser 2 mm) stellen nur noch eine geringe Belastung für den Patienten dar. Der Katheter kann tagelang liegenbleiben oder die Katheterisierung kann auch häufig wiederholt werden. Weiterhin sind ergometrische Belastungsmessungen bei liegendem Katheter möglich.

Indikationen:

- Herzvitien (angeborene und erworbene)
- Coronare Herzkrankheit
- Kardiomyopathien
- Pulmonale Hypertonie (sekundäre z.B. bei Mitralstenose, Mitralinsuffizienz;
  primäre z.B. Lungenerkrankungen,
  Cor pulmonale)
- Überwachung der Herzinsuffizienz beim Myokardinfarkt
- Gefäßerkrankungen in Herznähe

Komplikationen:

- Herzrhythmusstörungen (Extrasystolen, Kammerflimmern)
- Thromboembolien
- Luftembolien

Durchführung:

Nach Punktion einer Armvene (V. basilica) wird der mit physiologischer Kochsalzlösung gefüllte biegsame Mikrokatheter durch die

Punktionskanüle in die Vene eingeführt und zügig vorwärtsgeschoben (5-10 cm/sec). Mit dem Blutstrom schwimmt der Katheter ohne Röntgenkontrolle zum rechten Vorhof, den er etwa nach 75 cm Weg erreicht. Er kann durch die Kammer bis ins Lungenkapillargebiet weitergeschwemmt werden.
Der Swan-Ganz-Katheter trägt an der Spitze einen kleinen aufblasbaren Ballon, der durch seinen Widerstand das Vorwärtsschwimmen antreibt und außerdem als Stoßdämpfer beim Auftreffen auf die Herzwand die Irritationsgefahr mildert. Der Ballon wird nach 20 cm Weg halb und im Herzen ganz gefüllt.
Es gibt auch eine Ausführung mit 3 Lumina, die neben der Druckmessung zusätzlich eine Blutentnahme (zur Blutgasanalyse) und die Injektion eines Kontrastmittels ermöglichen.
Die Druckmessung erfolgt meist über einen mechano-elektrischen Druckwandler (z.B. Statham Pressure Transducer) und gestattet so eine kontinuierliche Registrierung auf einem Schreiber.

Meßbare Druckwerte:

- Zentraler Venendruck (ZVD)
  er ist gleich dem Druck im rechten Vorhof und damit gleich dem Füllungsdruck der rechten Kammer
- Pulmonalarteriendruck
- Pulmonalkapillardruck

Weiterführend kann über den Katheter nach der Farbstoff-Verdünnungsmethode oder mit der Kältebolus-Methode das Herzminutenvolumen bestimmt werden.
Nicht gemessen werden können arterielle Drücke im großen Kreislauf oder Drücke im linken Herzen, weil auch bei Perforation des Vorhofseptums normalerweise keine Strömung in den linken Vorhof entsteht, die der Katheter zum Schwimmen braucht.

2.6.2 ZENTRALER VENENDRUCK (ZVD)

Wie bereits im vorigen Kapitel gesagt ist der

ZVD = Druck im rechten Vorhof
= Füllungsdruck im rechten Ventrikel

Indikationen:

Der ZVD entspricht dem Füllungsgrad des venösen und damit des gesamten Kreislaufsystems.
Es bedeuten:

Absinken des ZVD: Ungenügender Füllungsgrad (Hypovolämie)
Ansteigen des ZVD: Übermäßiger Füllungsgrad (Hypervolämie)

Damit ist der ZVD ein Maß für die Leistungsfähigkeit des rechten Herzens. Der erhöhte ZVD entspricht somit dem Grade der Rechtsherzinsuffizienz (z.B. beim Cor pulmonale, Lungenembolie, Trikuspidalvitien).
Die Linksherzinsuffizienz zeigt der ZVD also erst dann an, wenn auch das rechte Herz insuffizient geworden ist. Vorher jedoch kann die Linksherzinsuffizienz durch die Messung des diastolischen Pulmonalarteriendruckes erkannt werden, der nahezu gleich dem enddiastolischen Druck im linken Ventrikel ist.

Normalwerte:

ZVD	=	5,5	± 0,5	mmHg	= PRA (Druck im rechten Atrium)
					= PRVD (Füllungsdruck im rechten Ventrikel)
PRVS	=	28	± 3,5	mmHg	= systolischer Druck im rechten Ventrikel
PAPD	=	12	± 2	mmHg	= diastolischer Pulmonalarteriendruck
PLVED	=	10	± 1	mmHg	= enddiastolischer Druck im linken Ventrikel
PLVS	=	124	± 4	mmHg	= systolischer Druck im linken Ventrikel
Dsyst	=	124	± 4	mmHg	= systolischer Druck in der Aorta
Pdiast	=	74	± 3	mmHg	= diastolischer Druck in der Aorta

Durchführung:

Die Meßmethode mittels Einschwemmkatheter wurde bereits beschrieben. In der täglichen Praxis der Klinik bedient man sich einer einfacheren

Meßmethode. Ein zentral liegender Venenkatheter, wie er für Infusionen meistens liegt, wird an einen einfachen klassischen Druckmesser, einem mit Wasser gefüllten U-Rohr, angeschlossen, das den Druck in mm Wassersäule direkt anzeigt (1 mmHg ≙ 13,6 mm WS).
Normaler ZVD = 75 mm WS.
Man kann sich die Anlage leicht selbst aufbauen. Ein Plastikschlauch zum U geformt, einen mm-Maßstab, einen 3-Wege-Hahn und 1 Flasche sterile physiologische Kochsalzlösung findet man auf jeder Station.

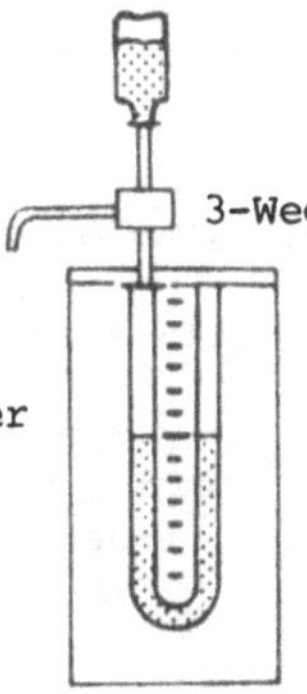

Zuerst läßt man aus der Flasche etwas in das U-Rohr laufen und markiert sich die Nullmarke. Der Patient liegt, die Nullmarke ist in seiner Herzhöhe. Dann läßt man den Verbindungsschlauch zum Venenkatheter voll laufen, schließt den Hahn kurz, verbindet mit dem Venenkatheter und schaltet dann den Hahn so, daß der Venenkatheter mit dem U-Rohr verbunden ist. Die Gesamtdifferenz zwischen beiden Säulenenden in mm ist dann der ZVD.

2.6.3 ELEKTROENZEPHALOGRAMM

Zellen und dabei vor allem die Nervenzellen haben die Eigenschaft, sich elektrisch aufzuladen und wieder zu entladen. Tun dies größere Zellverbände in einem gemeinsamen Rhythmus, bauen sich Potentialfelder auf und ab, die man durch Elektroden abgreifen kann. Auch im Gehirn laufen ähnlich wie beim Herzen rhythmische Potentialschwankungen, besonders in der Hirnrinde ab.
Ist auch die Ursache dieser wellenförmigen Schwankungen noch unbekannt, so kann man sie doch aufzeichnen und bestimmten Zuständen zuordnen, z.B.:

- Wachen (α- und β-Wellen, s.u.)
- Schlafen (α-Verlangsamung → ϑ-Wellen → δ-Wellen, je nach Tiefe)
- Träumen (Spindeln mit 14/sec treten rhythmisch auf, REM-Phasen)

- Lebensalter (im Alter: α-Abnahme, mehr ϑ- und δ-Wellen,
  beim Kleinkind: anfangs langsame ϑ-Wellen mit Steigerung zum α-Rhythmus bis zum 6. LJ)
- Krampfanfälle (abrupte Frequenzwechsel: hoch und schnell - träge und langsam)
- Hyperventilation (ϑ-Aktivität mit Perioden hoher δ-Wellen)
- Hirntumoren (Verlangsamung)
- Sinnesreize (β-Aktivität)
- Bewußtseinsstörungen (Feststellung des Hirntodes = keine Wellen mehr)
- Zirkulationsstörungen des Gehirns (Verlangsamung)
- Entzündliche Erkrankungen des Gehirns (Verlangsamung)
- Traumatische Schädigungen (intrakranielle Blutungen)
- Degenerative Erkrankungen (Verlangsamung)
- Mißbildungen
- Endokrine Krankheitsbilder (Verlangsamung bedeutet Verschlechterung)
- Psychosen, Neurosen (Dysrhythmien, steile Ausbrüche)
- Psychopharmaka-Therapie (vermehrte β-Aktivität)
- Narkosezwischenfall (→ Dezerebration)
- Vergiftungen

Beurteilt werden grob: Frequenz und Amplitude der Wellen
Nach der Frequenz unterteilt man in verschiedene Wellenformen:

		Frequenzbereich
Beta-Wellen	β	14 - 30 /sec
Alpha-Wellen	α	8 - 13 /sec
Theta-Wellen	ϑ	4 - 7 /sec
Delta-Wellen	δ	0,5 - 3 /sec
Sub-δ-Wellen		< 0,5 /sec

Ferner beurteilt man:

- Abnorme Potentialschwankungen (Form, Steilheitsgrad, Phasenbeziehung, Polungsrichtung)
- Lokalisation des pathologischen EEG (Seitendifferenz, Schwerpunktverteilung, herdförmige Störung)
- Anfallmuster, Rhythmus (zeitliche, örtliche Verteilung)

Die Spannung liegt in der Größenordnung von 0,05 - 0,1 mV und ist damit eine Zehnerpotenz kleiner als beim EKG. Entsprechend schwieriger gestaltet sich die Messung besonders durch die erforderliche hohe Verstärkung. Bei den hohen Frequenzen, die auch mit kleineren Amplituden einhergehen, kommt man bald in den Bereich des Rauschens.

Grob übersichtlich bedeuten:

<u>Normalbefund</u>:

α-Wellen: Normalbefund beim wachen, völlig entspannt und mit geschlossenen Augen sitzenden, gesunden Erwachsenen (Frequenz 8 - 12 /sec, 04 - 0,1 mV)

β-Wellen: Gesteigerte Reaktionsbereitschaft, gespannte Aufmerksamkeit, Sinnesreize (Augen öffnen, Geräusche), Angst (Frequenz 4 - 7 /sec, Spannung bis 0,4 mV)

Besondere Zustände bis pathologischer Befund:

ϑ-Wellen
δ-Wellen

<u>Leichte Veränderungen des Normalzustandes</u>:

α-Verlangsamung
Unregelmäßigwerden des α-Rhythmus
Hinweis auf: vegetative Labilität, vasomotorischen Kopfschmerz
Anämie, leichte endokrine Störung
muß aber mit erwähnt werden.

Die α-Beschleunigung ($\rightarrow$ Hirnkontusion, Epileptischer Anfall) paßt nicht in dieses Schema

Mittelschwere Veränderung:

ϑ-Wellen beherrschen das Bild, α-Wellen verschwinden

Hinweis auf: Bewußtseinstrübung, Hirntumor, Hirndrucksteigerung, Hypoxie, Hypoglykämie, Epilepsie, Enzephalitis, Hypothyreose, bei schwerer Hyperthyreose, nahe der thyreotoxischen Krise, Nebennierenrindeninsuffizienz (M. Addison), organischen Hyperinsulinismus ($\rightarrow$ Hypoglykämie).

Ferner kann es auch auf Abfall des Calciumspiegels im Blut hindeuten.

Besteht gleichzeitig ein Hyperparathyreoidismus so deutet das (zusammen mit Ca$\downarrow$) eine drohende Krise an. Beim idiopathischen Hypoparathyreoidismus findet man diese EEG-Zeichen durch den Ca-Mangel gelegentlich auch. Dieses ist aber kein Zeichen für eine drohende Krise.

Schwere Veränderung:

δ-Wellen dominieren, ϑ-Wellen verschwinden, α-Wellen treten gar nicht mehr auf.

Hinweis auf: schwere Bewußtseinstrübung bis Koma

schneller Druckanstieg durch schnell wachsende Tumoren, subdurales Hämatom, Hirnödem bei apoplektischem Insult, Kontusion, schwere Enzephalitis

Schwerste Veränderung:

Isoelektrische Linie

Hinweis auf: ausgedehnte Zerstörung der Hirnrinde

Für wenige Minuten kann sie jedoch nur vorübergehend sein, z.B. bei akutem Durchblutungsstop, bei Herzstillstand oder bei plötzlichem Atemstillstand.

2.6.4 ELEKTROKARDIOGRAMM MIT ERGOMETRIE

Das sogenannte Belastungs-EKG ist eine wertvolle diagnostische Methode, weil sich bei Belastung EKG-Veränderungen zeigen, die in Ruhe nicht auftreten.

<u>EKG-Zeichen sind:</u>

- ST-Senkung über 1 mm
  mit horizontalem, deszendierendem oder nach oben konvexbogenförmigem Verlauf
- ST-Anhebung tritt selten und nur bei schwerster Myokardischämie auf. Prinzmetal-Angina.

Dieses sind Ischämiereaktionen. Das Belastungs-EKG dient also in erster Linie zum <u>Nachweis einer Koronarinsuffizienz</u>. Sie kann aus dem Ruhe-EKG in der Regel nicht diagnostiziert werden.

Zum Belastungs-EKG gehört auch die Verlaufsmessung von Blutdruck und Herzfreqzenz.

Pathologische Befunde sind:

- nicht mit der Belastung ansteigender systolischer Blutdruck
- stark ansteigender diastolischer Blutdruck (> 10 mmHg)
- nicht deutlich ansteigende Herzfrequenz

Weiter können bei Belastung auftreten:

- Rhythmusstörungen. Gelegentliche Extrasystolen sind dabei nicht als pathologisch zu werten, wohl aber gehäufte oder sogar salvenartig auftretende supraventrikuläre oder ventrikuläre Extrasystolen
- Überleitungsstörungen (PQ-Zeit-Verlängerung)
- Intraventrikuläre Leitungsstörungen (QRS-Verbreiterung, Schenkelblockbilder)
- Kleiner werden der T-Wellen im Vergleich zu den R-Zacken
- Ausbildung negativer U-Wellen

Indikationen:

- Koronarinsuffizienz (Koronare Herzkrankheit)
- Rhythmusstörungen
- Erfolgskontrolle einer antianginösen Therapie
- Erfolgskontrolle einer koronarchirurgischen Therapie

Kontraindikationen:

- Angina pectoris in Ruhe
- Frischer Myokardinfarkt (< 2 Monate)
- Dekompensierte Herzinsuffizienz
- Totaler AV-Block
- Infektionen mit Fieber
- Myokarditis
- Schwere Aortenstenose
- Aneurysma dissecans
- Phlebothrombose
- Frische Embolien

Durchführung:

Die Belastung soll stufenweise steigend erfolgen. Dafür eignen sich Fahrradergometer, die mechanisch durch Reibung oder genauer elektrisch durch Wirbelströme abgebremst werden können. Sie können normal im Sitzen aber auch im Liegen getreten werden. Letzteres wird bei den Herzkatheteruntersuchungen verwendet.
Zur Ausrüstung gehört neben dem Ergometer und einem normalen EKG-Schreiber ein 2-Kanal-EKG-Oszillograph zur ständigen Kontrolle einer Ableitung (umschaltbar auf andere Ableitungen) und zum Festhalten des 2. Kanals als Standbild zum Vergleich.
Ferner muß ein Defibrillator in Betriebsbereitschaft für Notfälle vorhanden sein.

Folgender Meßablauf ist sinnvoll:

1. Normales Ruhe-EKG (12 Ableitungen), Blutdruck
2. EKG nach Aufstehen, Blutdruck
3. Belastungs-EKG
   Beginn mit 40 Watt für 2 Minuten
   danach 70, 100, 130, 160 Watt für jeweils 2 Minuten
   Gemessen werden am Ende jeder Belastungsstufe, kurz vor dem

Umschalten, EKG (Ableitungen V4, V5, V6 lassen ST- und T-Veränderungen am besten erkennen) und Blutdruck.
Diese Stufung ist nicht standardisiert. Manche verwenden 25 Watt Stufen. Mit weniger als 40 Watt zu beginnen ist wenig sinnvoll, da diese Belastung nur einem langsamen Gehen entspricht.
Bei Jüngeren ohne bisher aufgetretene Beschwerden kann man bei 70 Watt (flottes Gehen) beginnen. 160 Watt entsprechen einem flotten Dauerlauftempo. Ausdauertrainierte sollten dies auch 10 Minuten lang treten, wobei Herzfrequenz und Blutdruck konstant auf einer Höhe bleiben und nicht laufend weiter ansteigen.

4. Messung im Liegen 2,5 und 10 Minuten nach Beendigung der Belastung.
   Beurteilt wird auch die Erholung, vor allem der Rückgang von Herzfrequenz und Blutdruck.

Maximale Ausbelastung ist erreicht, wenn:

- die Herzfrequenz 220 - Lebensalter erreicht (grober Anhaltswert) besser: mindestens 90% der individuellen maximalen Herzfrequenz erreicht sind. Diese ist jedoch meistens nicht bekannt. Statistische Mittelwerte sind mit 20 Jahren: maximale Herzfrequenz 200, danach alle 10 Jahre um 5 abfallend, also mit 30: 195, mit 40: 190, mit 50: 185, mit 60: 180, mit 70: 175.

Abbruchkriterien:

- Angina pectoris Anfall
- Dyspnoe, Schwindel, Kopfschmerz
- ST-Senkung über 1mm
- Überleitungsstörungen, insbesondere AV-Block
- Erregungsausbreitungsstörungen, insbesondere Linksschenkelblock
- gehäuft auftretende Extrasystolen
- Blutdruck über 250 mmHg systolisch, oder 140 diastolisch
- Kein Anstieg oder sogar Abfall von Herzfrequenzen oder Blutdruck

Treten keine Abbruchkriterien auf, belastet man weiter bis zur maximalen Ausbelastung.

Falsch positive ST-Senkungen ergeben sich bei laufender Digitalisierung des Patienten. Er sollte wenigstens 14 Tage kein Digitalis eingenommen haben.

Falsch negativ kann der Befund bei Einnahme von Nitropräparaten sein (6 Std vorher absetzen).
Ebenfalls sollen β-Blocker seit 12 Stunden nicht eingenommen sein.
Ferner sollte Kalium im Normbereich liegen.

2.6.5 ELEKTROMYOGRAPHIE (EMG)

Die Elektromyographie ist die Aufzeichnung von Aktionspotentialen eines Muskels.
Man verwendet dazu Nadelelektroden

Indikationen:

- Differenzierung myogener und neurogener Muskeldystrophien
  Befund: hohe Riesenpoténtiale bei der spinalen Muskelatrophie, dichte Ausschläge niedriger Amplitude (< 0,05 mV) bei der Muskeldystrophie
- Praktisch bei allen neuromuskulären Erkrankungen
- Bewegungsanalysen

Durchführung:

Die Potentiale werden durch Einstechen von Nadelelektroden in den Muskel abgenommen. Zum Erfassen größerer Muskelbezirke kann man auch die Potentiale mit Hilfe von Plattenelektroden von der Hautoberfläche abnehmen. Sie liegen in der Größenordnung der EEG-Potentiale, also eine Zehnerpotenz niedriger als beim EKG.

2.6.6 ULTRASCHALL - ECHOGRAPHIE DES HERZENS

Prinzip:

Unterschiedlich starke Reflektion von Ultraschallwellen an akustischen Grenzflächen verschieden dichter Medien durch Schallimpedanzänderung.

Das Echo gibt folgende Informationen:

- Entfernung der reflektierenden Fläche vom Schallkopf, der gleichzeitig Sender und Empfänger ist.
  (A - scan = Echolotprinzip. Amplitudenmodulierte Echos)
- Bewegung der reflektierenden Flächen
  (M - scan = Dopplerprinzip. Time - Motion - Registrierung)
- Zusammensetzung von Schnittbildern aus Echos mehrerer nebeneinanderliegender Ultraschallstrahlen.
  (B - scan = Brightness - = helligkeitsmoduliert)

Indikationen:

- Mitralvitien - Diagnostik. Das Echo des vorderen Mitralsegels ist besonders gut zu empfangen. Somit lassen sich Bewegung und Form (z.B. Verdickung) des Mitralsegels und damit Stenosen und Insuffizienz gut beurteilen.

  Befunde: Verzögerte Vorwärtsbewegung des vorderen Segels in der Diastole deutet auf Stenose hin.
  Vergrößerung von linkem Vorhof und Ventrikel bei Mitralinsuffizienz.

  Besonders informatorisch ist die Echokardiographie nach Commissurotomie der Mitralklappe.
- Perikarderguß
- Vorhoftumoren
- Bewegung der Kammerwände
- Abschätzung von Schlagvolumen, Auswurffraktion, enddiastolischem Volumen

Die Aortenklappenfunktion ist nur schwierig, meist nur indirekt über die Mitralklappenfunktion bei bekanntem Aortenvitium zu beurteilen, z.B. durch Flattern des vorderen Mitralsegels in der Diastole bei Aorteninsuffizienz.

2.6.7 ULTRASCHALL - ECHOGRAPHIE DES ABDOMENS

LEBER

Indikationen:

- Herde (Zysten, Metastasen)
- Diffuse Leberschäden (Fettleber, Hepatitis, Zirrhose)
- Formänderung

Durchführung:

Patient in Rückenlage. Abfahren mit dem Schallkopf von ventral nach rechts lateral.

Befunde:

Normal: homogene Strukturechos, Gallengänge und Lebervenen erkennbar

Strukturverdichtung: → diffuser Leberschaden (Zirrhose, Fettleber, Hepatitis)

Herde: ab 1 - 2 cm Größe erkennbar an der Strukturabweichung
Zysten: strukturfrei
Tumoren: feines, weniger dichtes Strukturmuster als normal

MILZ

Indikationen:

- Vergrößerung
- Hämatome

Durchführung:

Patient in Rücken- oder Rechtsseitenlage. Von links lateral her durch die Rippen untersuchen.

Normalbefund: etwas weniger dicht als die Leber, Gefäße nicht abgrenzbar

Pathologischer Befund: Hämatom: strukturarm, evtl. unregelmäßige Begrenzung.

GALLENBLASE

Indikationen:

- Steine
- Tumor
- Hydrops

Durchführung:

Patient nüchtern in Rückenlage. Evtl. auch im Stehen bei unklarem Stein. Reizmahlzeit zur Kontraktilitätsprüfung.

Normalbefund: strukturfreie Gallenblase, Durchmesser nicht über 3,5 cm

Gallenwege, dünne Bänder, nur wenige mm breit

Pathologische Befunde: Steine: helle Reflexe mit nachfolgender Auslöschzone

DD.: Tumor

Erweiterte Gallengänge

PANKREAS

Indikationen:

Alle Pankreaserkrankungen

Durchführung:

Patient nüchtern, Darm von Meteorismus durch Medikamente oder Einläufe befreit.

Befunde:

Normal: gleichmäßige Struktur

Pathologisch: Zysten (DD: V. cava, V. mesenterica superior)
Karzinom, Insulinom: geringere Strukturdichte, ab 2 cm Größe erkennbar
Akute Pankreatitis: Vergrößerung des Pankreas

MAGEN - DARM - TRAKT

Es besteht keine besondere Indikation. Normalerweise sieht man nur die verschiedenen Inhalte wie Luft, Flüssigkeit, Kot als unterschiedliche Dichte. Evtl. kann man Wandverdickungen des Darms als Verdichtung sehen, jedoch ist die DD schwierig.

BAUCHRAUM

Indikationen:

- Aszites
- Tumoren, Abszesse, Hämatome
- Resistenzen

Befunde: Aszites: strukturfrei oder -arm (Prüfung durch Umlagerung des Patienten)

NIEREN

Indikationen:

- Tumoren
- Zysten
- Stauung der ableitenden Harnwege

Durchführung:

Patient in Bauchlage und in Rückenlage

Befund:

Normal: Parenchym echoarm (dunkel), Pyelon reflexreicher (hell)
Pathologisch: Zyste strukturfrei,
Tumor strukturarm
Stein: heller Reflex mit nachfolgendem Schallschatten

HARNBLASE

Pathologische Befunde: Impression der Harnblase, Tumor, Polyp
Prostatahypertrophie

NEBENNIEREN

Pathologische Befunde: Tumoren über 2 cm Größe
Zysten

GEFÄSSE

Pathologische Befunde: Aortenaneurysma

LYMPHKNOTEN

Vergrößerte LK sind echoarme Bezirke, maligne Lymphome fast echolos. Evtl. an der Einengung von Gefäßen erkennbar.

2.6.8 ULTRASCHALL-ECHOGRAPHIE VON THORAX UND SCHILDDRÜSE

THORAX

Pathologische Befunde: Erguß: strukturfrei
Empyem: feinere Strukturechos
Hämatothorax: gröbere Strukturechos

SCHILDDRÜSE

Indikation:

- Bei einem szintigraphisch kaltem Bezirk zur DD zwischen Zyste und soliden raumfordernden Prozessen.
  Zyste: strukturfrei
  Tumor: strukturarm

2.7 Bioptische Methoden

Im eigenen Sinne versteht man unter Biopsie die histologische Untersuchung von Gewebe eines lebenden Organismus.
Sie ist die sicherste Methode zur differentialdiagnostischen Klärung von auffälligen Befunden durch Röntgen, Endoskopie oder Tasten. Ihre wichtigste Anwendung ist der Nachweis von Carcinomen.

2.7.1 BIOPSIE VON BRONCHIEN, PLEURA, LUNGE

BRONCHIENBIOPSIE

Sie wird vermittels einer Bronchoskopie durchgeführt. Man verwendet dazu eine durch das Bronchoskop einführbare flexible, steuerbare Probeexzisionszange, die man unter Sichtkontrolle durch die Fiberoptik des Bronchoskops direkt zu der verdächtigen Stelle steuern kann.
Die Sicherheit in der Erfassung eines malignen Prozesses ist wesentlich höher als bei der Sputumdiagnostik durch Kathetersaugbiopsie.

TRANSBRONCHIALE NADELBIOPSIE

Mit einer durch das Bronchoskop einführbaren Nadel kann man auch durch eine Bronchialwand hindurch in röntgenologisch diagnostizierte Verschattungen hinein biopsieren. Diese muß jedoch dem Bronchus anliegen. Meist handelt es sich um Lymphknoten.
Man gewinnt mit dieser Methode Stanzzylinder für die histologische Untersuchung.
Die Methode ist nicht ungefährlich. Komplikationen sind: Verletzung von großen Gefäßen, Blutungen, Pneumomediastinum.

PLEURABIOPSIE

Indikation zur Biopsie der Pleura ist eine nicht anderweitig abklärbare pleurale Verschattung.
Kontraindikation ist ein Empyem, das sich vorher bakteriologisch klären läßt.

Die Biopsie wird meistens halbblind durchgeführt, d.h. blind nachdem man sich die Stelle unter dem Röntgenschirm angezeichnet hat. Nach Lokalanästhesie punktiert man mit einer Pleurapunktionskanüle oder Spezialkanülen nach Cope und aspiriert mit einer Spritze. Gelingt es nicht, damit einige Bröckel zu erhalten kann man eine Spreiznadel nach Vim - Silverman nehmen, die sich am Ende der Kanüle auseinanderspreizt und nach innen mit Widerhaken besetzt ist.

Komplikationen sind der Pneumothorax, mit ca. 3% relativ häufig aber durch spontane Ausheilung nicht als gefährlich anzusehen, und selten, dafür aber gefährlich, die Luftembolie bei Verletzung einer Lungenvene.

LUNGENBIOPSIE

Indikation zur Biopsie der Lunge ist eine nicht anderweitig abklärbare größere intrapulmonale Verdichtung, besonders Rundherde falls sie mit Sicherheit keine Ecchinokokkuszyste sind.

Eine Methode ist die transthorakale Nadelbiopsie mit einer dicken Punktionskanüle. Wegen der Gefahr einer Luftembolie liegt der Patient in Kopftieflage. Am besten erfolgt sie in Kurznarkose. Bei Lokalanästhesie ist auf ausreichende Sedierung und Hustenreiz verhindernde Medikation zu achten.

Am sichersten ist, den Einstich unter Röntgensicht vorzunehmen. Diese Methode ist nur bei größeren kompakten Tumoren erfolgversprechend, bei diffusen Lungenprozessen ist die Gewinnung von pathologischem Material zur Histologie nicht sicher, weil diese Stellen im weichen Lungengewebe ausweichen können.

Wegen der hohen Komplikationsgefahr (Pneumothorax, Spannungspneumothorax, Hämatothorax, Hämoptoe, Luftembolie, Keimverschleppung) wird diese Methode benachteiligt gegenüber der Thorakoendoskopie.

Die Thorakoendoskopie gestattet die Inspektion des Pleuraraumes und die gezielte Biopsie unter Sicht. Damit können auch diffuse pleurale und subpleurale Prozesse ferner auch Mediastinaltumoren erfaßt werden.

Auch die gleichzeitige Durchtrennung bindegewebiger Verwachsungen der beiden Pleurablätter sowie die Verschorfung von Fisteln oder die Blutstillung mit dem Elektrokauter ist möglich.

Die Exzision ist mit einer Biopsiezange oder mit einer Nadelstanze möglich. Die Treffsicherheit liegt bei Lungenerkrankungen mit

Pleurabeteiligung bei 95%, bei Mediastinaltumoren bei 85%.

Kontraindikationen sind: Fieber, Abszesse, hämorrhagische Diathese, obere Einflußstauung, pulmonale Hypertonie und respiratorische Insuffizienz.

2.7.2 LEBERBIOPSIE

Am häufigsten wird die Leberblindpunktion (perkutane Leberbiopsie) durchgeführt, jedoch ist ihr Aussagewert geringer als der einer über eine Laparoskopie durchgeführten gezielten Biopsie. Erweiterungen dieser Methoden sind die unter Sonographie gezielte Feinnadelbiopsie von umschriebenen Leberprozessen und die perkutane transjugulare Leberbiopsie.

PERKUTANE LEBERBIOPSIE

Der Patient liegt in halbschräger Lage auf der linken Seite, die rechte Hand über dem Kopf. Der Arzt steht hinter dem Patienten und perkutiert den Punkt der größten Leberdämpfung.
Bei der Methode nach Menghini wird nach Hautdesinfektion und Lokalanästhesie die Biopsienadel in den Interkostalraum vorgeschoben. Danach wird die Nadel mit etwa 1 ml physiologischer Kochsalzlösung gespült. Der Spritzenstempel ist damit weit vorn. Etwa 1 ml NaCl ist noch in der Spritze. Die eigentliche Biopsie muß dann schnell gehen und besteht aus 3 Schritten:

- Spritzenstempel ganz ans Ende ziehen (Vakuum erzeugen)
- Einstechen in die Leber
- Herausziehen

Der Biopsiezylinder wird mit dem Kochsalzrest auf ein Schälchen ausgespritzt und auf einen Löschblattstreifen aufgesogen.
Die Einstichstelle wird komprimiert (Sandsack oder auf ein Kissen legen), stündlich Puls- und Blutdruck messen und 8 - 12 Stunden Bettruhe.

Makroskopische Grobdiagnose:

- Grüne Farbe: → Cholestase
- Braune Farbe: → Dubin-Johnson-Syndrom
- Weiße Farbe: → Carcinom
- Glatter Zylinder, der in Formalin oben schwimmt: → Fettleber
- Zerbröckelter Zylinder: → Zirrhose
- Fluoreszierender Zylinder: → Porphyrie

Indikationen zur perkutanen Leberbiopsie:

- Verdacht auf alkohol-toxische Hepatitis
- Verdacht auf reaktive Hepatitis (Mitreaktion der Leber bei anderen Erkrankungen)
- Hepatitis (Kontrolle der Ausheilung)
- Verlaufskontrolle chronischer Hepatitiden
- Fettleber (nach Tastbefund: vergrößert, glatt, hart)
- Hyperbilirubinämie (Verdacht auf funktionelle Ursache)

Kontraindikationen:

- Schwere Gerinnungsstörungen (Quick < 50%, PTT > 60 sec, Blutungszeit > 5 min, Thrombozyten < 50 000)
- Aszites
- Leberabszeß, eitrige Cholangitis
- Echinococcus cysticus und Zystenleber
- Verschlußikterus seit mehr als 8 Tagen
- Cholestase nach unklarer Genese
- Atrophische Leberzirrhose mit portaler Hypertension
- Seitlich verlagerte Gallenblase
- Chilaiditi-Syndrom (Interposition der flexura hepatica des Colons zwischen Leber und Zwerchfell)
- Hämangiom

Komplikationsrate:

Komplikationen 0,34%
Todesfälle 0,015%

INDIKATIONEN ZUR GEZIELTEN LEBERBIOPSIE WÄHREND LAPAROSKOPIE

- Leberzirrhosen (Diagnose und Klassifizierung, Ausmaß und Lokalisation von Komplikationen, z.B. Umgehungskreisläufe bei portaler Hypertension)
- Tumorabklärung (Ca., Metastasen, Zysten, Granulome)
- Hepatomegalie, Splenomegalie (Abklärung)
- Ikterus (Differentialdiagnose)

Kontraindikationen:

- Gerinnungsstörungen
- Abszeß, Echinococcus, Zysten
- Hämangiom
- Verschlußikterus seit mehr als 8 Tagen und Bilirubin > 10 mg%

ZUSÄTZLICHE UNTERSUCHUNGSVERFAHREN BEI DER LAPAROSKOPIE

- Transhepatische Cholangio-Cholecystographie
- Splenoportographie, Portographie
- Arteriographie über den Truncus coeliacus oder die A. hepatica
- Venographie (Lokalisation eines posthepatischen Blocks, Budd-Chiari-Syndrom)
- Lymphographie
- Pfortaderdruckmessung

2.7.3 MAGEN - DARM - SCHLEIMHAUT - BIOPSIE

Biopsien aus der Schleimhaut des Gastrointestinaltraktes werden bei allen Endoskopien mit der Knipszange der Endoskope unter Sicht ausgeführt. Die Probe soll immer dem Rande oder dem inneren Wall der Läsion entnommen werden, nicht aus nekrotischen Gebieten und nicht aus blutenden Stellen. Bei einigen entzündlichen Darmerkrankungen wird auch noch die Saugbiopsie zur Zytologie angewendet.

Indikationen:

- Carcinom
- Ulcus
- Polypöser Prozeß (Polypen mit Schlange gleich ganz entfernen)
- anormale Falten (Vergröberung, Riesenfalten)
- Colitis ulcerosa , M. Crohn
- chronische Diarrhoe und Malabsorption → Dünndarmbiopsie (z.B. Zottenatrophie → Sprue)
- Amyloidose
- Amöbiasis, Schistosomiasis

Kontraindikationen:

Hämorrhagische Diathese, Gerinnungsstörungen, Antikoagulantientherapie.
Nicht in thrombosierte Hämorrhoiden biopsieren.

L Y M P H K N O T E N B I O P S I E

Lymphknoten, die vergrößert sicht- oder tastbar sind, werden meist in toto exzidiert.
Biopsien oder Feinnadelpunktionen werden durchgeführt bei der Mediastinoskopie oder der Bronchoskopie (transbronchiale Nadelbiopsie).

N I E R E N B I O P S I E

Die perkutane Nierenbiopsie mit einer Biopsienadel soll nur nach strenger Indikationsstellung nach allen anderen diagnostischen Verfahren erfolgen und wenn sich daraus therapeutische Konsequenzen ergeben würden. Selbst bei erfahrenen Nephrologen ergeben sich Blutungen in 1% der Fälle. Tödliche Zwischenfälle bei 0,1% (jeder 1000ste!)

Indikationen (falls nicht anders abklärbar):

- Differentialdiagnostische Abklärung von Glomerulonephritiden, besonders bei schnell abnehmender Nierenfunktion
- Nephrotisches Syndrom
- Nierenveränderung im Zusammenhang mit anderen Erkrankungen: Amyloidose, L.E., Wegenersche Granulomatose, Goodpasture-Syndrom, M. Kimmelstiel-Wilson

Kontraindikationen:

- Gerinnungsstörungen, hämorrhagische Diathese
- Niereninsuffizienz
- Nur eine voll funktionsfähige Niere
- Renale Hypertonie, generalisierte Gefäßsklerose, Aneurysma der Aorta abdominalis oder der A. renalis
- Abszeß in Niere oder Umgebung
- Zystenniere

2.7.6 SCHILDDRÜSENBIOPSIE

Die Feinnadelpunktion der Schilddrüse hat heute nur noch eine Indikation:

Zytologische Untersuchung szintigraphisch kalter Knoten auf Malignität

Treffsicherheit 95%

Kontraindikation: Gerinnungsstörung, Hämorrhagische Diathese

K N O C H E N B I O P S I E

Indikation zur Biopsie des Knochens sind Knochentumoren.
Jedoch hat die Biopsie nur dann Aussagekraft, wenn wirklich Tumorgewebe aspiriert wird und nicht nur Gewebe aus der Umgebung, das nur eine reaktive Knochenneubildung zeigt.
Man bevorzugt daher die Probe-Exzision nach Knochenfreilegung.

K N O C H E N M A R K B I O P S I E

Das Sternum, der Beckenkamm oder ein Lendenwirbeldornfortsatz eignen sich zur Punktion des Knochenmarks.
Das Knochenmark ist die Bildungsstätte von Erythrozyten, Granulozyten und Thrombozyten. Es ist ein Organ mit einer hohen Proliferationsrate und einer großen regulatorischen Breite, d.h. Steigerungsmöglichkeit auf ein Vielfaches ($\sim$ 7) bei Bedarf. Histologisch sieht man ein Netz von Stromaretikulumzellen, die sich in Fettzellen umwandeln können, bei Bedarf aber reaktivierbar sind. In den Netzmaschen liegen die Parenchym-Zellen, die Stätte für die Erythro-, Granulo- und Thrombozytopoese. Die Durchblutung des KM beträgt ebenfalls ein Vielfaches der allgemeinen Durchblutung.

Indikationen:

- Hämatologische Erkrankungen
  besonders z.B. bei: Polycythaemia rubra vera (M. Vasquez-Osler), Panmyelopathie
- Lymphome, Lymphogranulomatose (M. Hodgkin)
- Osteomyelofibrose, Osteomyelosklerose
- Knochenerkrankungen mit Endostbeteiligung
- Knochenmarkmetastasen

Durchführung:

- Hautdesinfektion
- Lokalanästhesie (vor allem das Periost)
- Einstechen der Punktionsnadel (Mittellinie des Sternums in Höhe des 2. - 3. Zwischenrippenknorpels)
  Die Nadel hat eine Anschlagplatte mit der man die Einstichtiefe vorher auf eine bestimmte Tiefe einstellen kann (4-5 mm).
- Aspiration mit einer aufgesetzten Spritze
- Ausspritzen auf einen Objektträger, Ausstrich und Färbung

Befunde:

Erythropoese gesteigert: → bei den meisten Anämien
Megaloblasten überwiegen (schwerste Reifungsstörung) → perniziöse Anämie
Erythropoese vermindert: → aplastische Anämie
Leukopoese stark gesteigert: → myeloische Leukämie
Leukopoese vollständig erschöpft: → Agranulozytose

Normalwerte (pro 100 Leukozyten):

Rote Reihe:	Proerythroblasten	1,2	(0,5 - 2,6)
	Makroblasten	5,4	(0,6 - 10)
	Normoblasten	22	(6,4 - 33)
Weiße Reihe:	Myeloblasten	2,8	(1,8 - 4,0)
	Promyelozyten	3,2	(1,2 - 6,0)
	Myelozyten	24	(15 - 30)
	(Neutro-, Eosino-, Basophile)		
	Metamyelozyten	20	(14 - 26)
	stabkernige Granulozyten	23	(18 - 30)
	Segmentkernige Granulozyten		
	Neutrophile	20	(10 - 28)
	Eosinophile	2,4	(1,3 - 4,8)
Sonstige:	Lymphozyten	3,6	(0,4 - 8,6)
	Monozyten	0,4	(0,4 - 1,4)
	Megakaryozyten	0,4	(0,2 - 0,8)
	Retikulumzellen		
	lymphoide	5,0	(0,6 - 12,2)
	plasmazelluläre	2,0	(1,0 - 3,6)

2.7.9 M U S K E L B I O P S I E

Indikationen:

DD neurogener und myopathischer Erkrankungen
Definitiv lassen sich folgende Erkrankungen diagnostizieren:

- Periarteriitis nodosa
- Trichinosis
- Sarkoidosis
- Glykogenspeicherkrankheiten

Die besten Ergebnisse bringt die rasche Untersuchung eines gefrorenen Gewebestückes und die Anwendung histochemischer Verfahren.

2.7.10 H A U T B I O P S I E

Die Fragestellung von besonderer Wichtigkeit ist immer Melanom oder Nicht - Melanom, weil beim Melanom eine Exzision 5 cm im Gesunden und zur Tiefe hin bis zur Faszie und die eventuelle Mitnahme von Lymphknoten erforderlich ist. An Gesicht und Händen bedeutet das Verstümmelung.

Die exakte Diagnose eines Melanoms ist daher wichtig. Etwa 40% der Melanome kann der Fachmann schon klinisch sicher diagnostizieren.
Schwierig, ja unmöglich kann die makroskopische Abgrenzung sein gegenüber:

- pigmentierten Verucca seborrhoica
- pigmentiertem Basaliom
- thrombosiertem Angiom
- Granuloma pyogenicum

Die Differentialdiagnose ist histologisch mit einem Kryostatschnellschnitt sicher zu stellen.

Nicht sicher zu diagnostizieren mit dem Schnellschnitt sind:

- junktionaler Naevuszellnaevus
- maligner blauer Naevus
- Spindelzellnaevus (sog. juveniles Melanom)
- Halo-Naevus

Es hat sich somit folgendes Vorgehen durchgesetzt:

1. Exzision im Gesunden und Kryostatschnellschnitthistologie

2a. Bei Melanom Radikaloperation weit im Gesunden und Paraffinschnitthistologie

2b. Bei Nicht-Melanom primärer Wundverschluß

Im Zweifelsfalle entschließt man sich zu einer zweizeitigen Operation und wartet eine Paraffinschnitthistologie ab. Die Nachexzision ist dann meist nach 2 Tagen möglich. Hinweise, daß dadurch die Prognose verschlechtert wird, sind nicht gesichert.

Die Schnellschnitt-Exzision erfolgt stets in Vollnarkose oder Leitungsanästhesie (nicht in Infiltrationsanästhesie wegen der Gefahr der Verschleppung von Tumorzellen).
Die Treffsicherheit der Schnellschnittdiagnostik für ein Melanom liegt bei über 95%.

Kontraindiziert ist die Probeexzision aus einem melanomverdächtigen Herd.

SACHWORTVERZEICHNIS

FSC
www.fsc.org
MIX
Papier | Fördert
gute Waldnutzung
FSC® C083411

Kolibri 360 GmbH
Ferdinand-Jühlke-Straße 7
99095 Erfurt, Deutschland
produktsicherheit@kolibri360.de